# 血管外科
## 百例实践题锦

主 编 李拥军 管 强 李红普

中国协和医科大学出版社
北 京

**图书在版编目（CIP）数据**

血管外科百例实践题锦 / 李拥军，管强，李红普主编. —北京：中国协和医科大学出版社，2024.3
ISBN 978-7-5679-2356-0

Ⅰ.①北… Ⅱ.①李… Ⅲ.①血管外科学－临床 Ⅳ.①R654.3

中国国家版本馆CIP数据核字（2024）第042096号

主　　编　李拥军　管　强　李红普
责任编辑　李元君
封面设计　邱晓俐
责任校对　张　麓
责任印制　张　岱
出版发行　**中国协和医科大学出版社**
　　　　　（北京市东城区东单三条9号　邮编100730　电话010-65260431）

网　　址　www.pumcp.com
印　　刷　北京天恒嘉业印刷有限公司
开　　本　787mm×1092mm　　1/16
印　　张　19.25
字　　数　370千字
版　　次　2024年3月第1版
印　　次　2024年3月第1次印刷
定　　价　158.00元

# 编者名单

名誉主编　管　珩　张　玮
主　　编　李拥军　管　强　李红普
副 主 编　刁永鹏　刘建龙　王贵明　吴华平　周　涛　周智勇
编　　者　（按姓氏笔画排序）

刁永鹏　北京医院　国家老年医学中心
马　力　中国医学科学院北京协和医院
王吉阳　北京医院　国家老年医学中心
王祎煊　北京医院　国家老年医学中心
王贵明　山西医科大学第一医院
尹峻楠　北京医院　国家老年医学中心
师柳明　山西医科大学第一医院
刘建龙　首都医科大学附属北京积水潭医院
许政曦　北京医院　国家老年医学中心
李　鹏　北京医院　国家老年医学中心
李红普　郑州人民医院
李志超　益阳市中心医院
李拥军　北京医院　国家老年医学中心
李瑞豪　北京医院　国家老年医学中心
杨　洋　北京医院　国家老年医学中心
吴华平　达州市中心医院
吴志远　北京医院　国家老年医学中心
张　弘　承德医学院附属医院
张　榜　河南中医药大学第一附属医院

张云峰　山西省人民医院

张熙浩　北京医院　国家老年医学中心

陈作观　北京医院　国家老年医学中心

苗雨晴　北京医院　国家老年医学中心

周　涛　河南中医药大学第一附属医院

周智勇　兴安盟人民医院

赵　宁　北京医院　国家老年医学中心

赵文心　北京医院　国家老年医学中心

桂　亮　江苏省人民医院

钱宇轩　山西白求恩医院

高　尚　北京医院　国家老年医学中心

郭亚明　北京医院　国家老年医学中心

蒋　鹏　首都医科大学附属北京积水潭医院

鲁城然　北京医院　国家老年医学中心

管　强　山西省人民医院

# 序 一

近二十年来，我国血管外科发展迅猛，尤其是伴随着新技术、新材料、新器械的不断升级迭代，我国的血管腔内技术，已经逐步接近世界先进水平。血管外科也从一门的新兴学科，发展成为具有独特知识体系和完善技术标准的独立学科，并在探索外周血管疾病的预防手段、诊断方法和治疗方案的同时不断优化、改进现有技术并结合新型设备、器械创新研发新的治疗技术。

然而面对众多的理论知识和日益更新的操作技术，如何简明扼要地理解其中的精髓，并在实际临床工作中灵活运用，就成了血管外科医生所困惑的问题。我认为要将理论活学活用到临床工作中就需要全面理解理论知识、关联临床病例、参与实践活动、持续学习、不断反思。因此，针对血管外科的教材及真实临床的案例分析著作是十分必要的。

本书面向广大血管外科医学生及从业医生，从临床实践出发，归纳并总结临床工作中常见的或疑难的真实案例，结合前沿临床诊疗指南，对真实案例进行深入浅出的分析讲解，通过理论与实践相结合的方式，灵活运用书本上的知识，将抽象的概念融入到常见病例中去，以便血管外科医生能够充分借鉴，更好地处理临床工作中遇到的常见问题。

随着我国近年来对住院医师规范化培训的不断深入，专科培训也在有条不紊地进行中。希望本书可以提高血管外科领域年轻医师在疾病预防、诊断和治疗等方面的基本理论知识与技能水平。

我热烈祝贺此书的出版并推荐。希望本书能成为引导血管外科年轻医师的实践案例解析指南，进而帮助他们在实际工作中取得更好的成绩，以及成为高年资医生的重要学习及学术参考资料！

2023 年 11 月

# 序  二

血管外科是医学领域中一门备受关注的专业学科，近年来在我国取得了长足的发展。随着人们生活方式的变化和老龄化社会的到来，外周血管疾病的发病率也呈现逐年增加的趋势，因此人们对血管外科医生的需求日益迫切。也正因为血管外科领域的迅猛发展，给广大医生们带来了巨大的机遇和挑战。我们需要深入剖析和解读临床工作中常见及疑难病例并从中汲取诊断、治疗经验，以便更好地应对现实工作中的挑战。然而，现有的书籍及文章多以理论知识为主基调，临床医生们迫切需要一本对于真实的病例详细解析，能够指导其应对实际临床问题的专业书籍。

基于这一需求，《血管外科百例实践题锦》通过分析真实临床病例，结合最新诊疗指南，为广大血管外科领域工作者提供一种全新的学习方法。希望通过这种以病例为基础的学习方式，能够更好地将理论知识与实际应用相结合，提升医生们的临床思维和解决问题的能力。

本书汇集了众多专家学者的经验和智慧，他们在血管外科领域拥有丰富的实践经验和深厚的学术造诣。从病例出发，结合自己的临床经验，对一些常见病例进行了详细的分析和讲解。通过这样的案例剖析，读者可以深入了解疾病的发展过程、诊断的关键点以及治疗的策略选择，从而更好地应对临床工作中遇到的问题。

本书不仅适用于正在学习血管外科的医学生，也是年轻医生们的必备参考资料。无论是面对常见病例还是复杂病例，本书都能给予读者宝贵的启示和指导。通过深入学习真实病例的解析，读者将获得更全面、更系统的专业知识，提高临床实践中的应变能力和解决问题的能力。

最后，我对参与到此书编撰工作的各位专家表示热烈祝贺，希望本书能够为广大血管外科工作者提供实用、可靠的指导，并从中汲取"营养"，不断提升自己的专业能力及素养，并为我国血管外科发展贡献自己的力量。

2023 年 11 月

# 前　言

血管外科是外科学的分支学科。人体除了毛发、指甲、角膜等以外，血管遍布全身，因此，血管外科涵盖的范围很广。血管外科医生可能需要参与全身动脉和静脉系统的各种疾病的预防、诊断和治疗。

早在16世纪，意大利解剖学家Andreas Vesalius详细描述了动脉和静脉的结构及功能，这为后来的血管外科手术打下了坚实的解剖基础。19世纪，法国外科医生Jean Louis Petit首次描述了动脉瘤的手术治疗方法。此后，血管外科手术开始受到更多的重视，相关的研究也逐渐增加。20世纪初，美国外科医生Alexis Carrel与物理学家Charles Guthrie合作，成功进行了血管吻合手术。这项突破性的工作使血管外科手术进入了一个新时代。近些年，随着科学技术和医疗设备的不断进步，血管外科手术变得更加安全和精确。创新介入技术和器械，如血管支架植入术、血管成形术和血管置换术等，进一步扩大了血管外科的应用范围。如今，血管外科是一个日益重要的专业学科，其涵盖广泛的疾病和治疗方法。血管外科医生通过不断的研究和实践，力争为患者提供最佳的血管治疗方案，从而改善患者的生活质量。

自1993年，卫生部印发《关于实施临床住院医师规范化培训试行办法的通知》起，医学生的毕业后教育逐步得到重视，这对培养高层次医师，提高医疗质量极为重要，是医学临床专家成长过程的关键所在。在此基础上，专科医师规范化培训也在大力开展中，其旨在培养能够独立、规范地从事疾病专科诊疗工作的临床医师，使其成为有具有良好医学通识素养、扎实专业素质能力、基本专科特长和相应科研教学能力的临床医师。但目前血管外科领域对年轻从业医师的专业培训工作，除了对公共理论及专业理论的培训外，尚缺乏系统化的临床实战案例指导。

为此我们精心筹备并推出《血管外科百例实践题锦》，这是一本以真实案例为基础，为血管外科医生答疑解惑的实践案例讲解手册，同时也是首部血管外科专业领域案例分析习题集，本书内容涵盖血管外科常见疾病，如颈动脉狭窄、锁骨下动脉狭窄、胸主动脉瘤、胸主动脉夹层、腹主动脉瘤、肾动脉瘤、肾动脉狭窄、肠系膜上动脉夹层、主髂动脉疾病、股腘动脉疾病、膝下动脉疾病、下肢深静脉血栓、下肢静脉曲张、门脉血栓等。同时也将临床罕见疾病如多发性大动脉炎、巨细胞动脉炎、主动脉内膜套叠、主动脉肉瘤等的治疗策略及操作纳入其中。希望可以帮助广大医师更加深入认识和理解血管外科疾病，同时建立多维度、系统化的知识储备，夯实临床基础，从而灵活应对临床诊疗过程中所遇到的各类突发事件及罕见疾病。

区别于其他专业书籍，本书更加注重以实践为导向，强调实际应用和经验总结。我们通过设置习题的形式引出常见临床问题，在解答这些习题时，遵循基础理论、基本技能和基本操作的"三基"原则，紧密结合最新临床诊疗规范与指南，确保内容的权威性和实操性。

为了帮助读者更好地理解，我们以清晰的图示和生动的描述对病例进行分析，力求深入浅出地解释复杂的理论概念和技术。让血管外科领域从业医师能够在现实世界中应用所学知识，解决实际问题，从而提高其在疾病预防、诊断、治疗等方面的基本理论知识和技能水平。

最后，我们也要诚挚感谢各位编者在繁忙的临床工作之余为本书付出的宝贵时间和精力。希望本书的出版能够为推广血管外科诊疗技术，服务血管外科医师作出贡献。我们深知本书可能存在不足之处，在此也真诚地希望读者和血管外科同道能够不吝指正，以便我们可以不断改进并为读者提供更好的内容。

编　者

2024年2月

# 缩 略 词

| | | |
|---|---|---|
| AAA | abdominal aortic aneurysm | 腹主动脉瘤 |
| AAS | acute aortic syndrome | 急性主动脉综合征 |
| ABFB | aortobifemoral bypass | 主双股动脉旁路术 |
| ABI | ankle-brachial index | 踝肱指数 |
| ACEI | angiotensin converting enzyme inhibitors | 血管紧张素转换酶抑制剂 |
| ACS | acute coronary syndrome | 急性冠脉综合征 |
| AD | aortic dissection | 主动脉夹层 |
| AIOD | aortoiliac occlusive disease | 主髂动脉闭塞症 |
| ALI | acute limb ischemia | 急性肢体动脉缺血 |
| AMI | acute mesenteric ischemia | 急性肠系膜缺血 |
| AMVT | acute mesenteric venous thrombosis | 急性肠系膜静脉血栓形成 |
| AoII | aortic intimal intussusception | 主动脉内膜肠套叠 |
| ARB | angiotensin receptor blocker | 血管紧张素受体拮抗剂 |
| ASCVD | atherosclerotic cardiovascular disease | 动脉粥样硬化性心血管疾病 |
| BCS | Budd-Chiari syndrome | 布加综合征 |
| BMI | body mass index | 体重指数 |
| BMT | best medical treatment | 最佳药物治疗 |
| BTTAI | blunt traumatic thoracic aortic injury | 钝性创伤性胸主动脉损伤 |
| CA | celiac artery | 腹腔干 |
| CABG | coronary artery bypass grafting | 冠状动脉旁路移植术 |
| CAD | carotid artery dissection | 颈动脉夹层 |
| CAS | carotid artery stenting | 颈动脉支架植入术 |
| CCA | common carotid artery | 颈总动脉 |
| CDT | catheter-directed thrombolysis | 导管接触性溶栓 |
| CEA | carotid endarterectomy | 颈动脉内膜剥脱术 |
| CEAP | clinical etiological anatomical pathophysiological | 慢性静脉疾病的诊断和分级体系 |
| CHS | cerebral hyperperfusion syndrome | 脑过度灌注综合征 |
| CKD | chronic kidney disease | 慢性肾脏疾病 |
| CLI | critical limb ischemia | 严重肢体缺血 |

| CLTI | chronic limb-threatening ischemia | 慢性肢体威胁性缺血 |
|------|-----------------------------------|--------------------|
| CMI | chronic mesenteric ischemia | 慢性肠系膜缺血 |
| CREST | carotid revascularization endarterectomy versus stenting trial | 颈动脉血运重建内膜剥脱术与支架植入术对比研究 |
| CS | complete stroke | 完全性卒中 |
| CTA | computed tomography angiography | 计算机断层血管造影术 |
| CTV | computed tomography venography | 计算机断层扫描静脉造影术 |
| CVD | chronic venous disease | 慢性静脉性疾病 |
| CVR | cerebrovascular reserve | 脑血管储备 |
| DA | directional atherectomy | 定向斑块切除装置 |
| DBP | diastolic blood pressure | 舒张压 |
| DKD | diabetic kidney disease | 糖尿病肾病 |
| DTAA | descending thoracic aortic aneurysms | 降主动脉瘤 |
| DVT | deep vein thrombosis | 深静脉血栓形成 |
| DWI | diffusion weighted imaging | 弥散加权成像 |
| EAMI | acute mesenteric artery embolism | 急性肠系膜动脉栓塞 |
| ECMO | extracorporeal membrane oxygenation | 体外膜氧合 |
| ECST | european carotid surgery trial | 欧洲颈动脉手术试验 |
| EEG | electroencephalogram | 脑电图 |
| ELA | excimer laser atherectomy | 激光斑块切除装置 |
| ePTFE | expandablepolytetrafluoroetnyiene | 可膨性聚四氟乙烯 |
| ESRD | end-stage renal disease | 终末期肾病 |
| EVAR | endovascular aneurysm repair | 血管腔内主动脉瘤修复术 |
| FMD | fibromuscular dysplasia | 纤维肌性发育不良 |
| GFR | glomerular filtration rate | 肾小球滤过率 |
| HDL | high density lipoprotein | 高密度脂蛋白 |
| HMG CoA | hydroxymethylglutaryl coenzyme A | 羟甲基戊二酰辅酶A |
| IAAA | infected abdominal aortic aneurysms | 感染性腹主动脉瘤 |
| IABP | intra-aortic balloon pump | 主动脉内球囊反搏 |
| ICA | internal carotid artery | 颈内动脉 |
| ICP | intracompartmental pressure | 筋膜室内压力 |
| IMH | intramural hematoma | 主动脉壁间血肿 |
| ISR | in-stent restenosis | 支架内再狭窄 |
| IVCF | inferior vena cava filters | 下腔静脉滤器 |
| IWGDF | international working group on the diabetic foot | 国际糖尿病足工作组 |
| KTS | Klippel-Trenaunay syndrome | 静脉畸形骨肥大综合征 |
| LDL | low density lipoprotein | 低密度脂蛋白 |

| MAAA | mycotic abdominal aortic aneurysms | 感染性腹主动脉瘤 |
|---|---|---|
| MAE | mesenteric artery embolism | 肠系膜动脉栓塞 |
| MAT | mesenteric artery thrombosis | 肠系膜动脉血栓形成 |
| MDT | multi-disciplinary treatment | 多学科会诊 |
| MI | myocardial infarction | 心肌梗死 |
| MRA | magnetic resonance angiography | 磁共振血管成像 |
| MVT | mesenteric venous thrombosis | 肠系膜静脉血栓形成 |
| NASCET | North American Symptomatic Carotid Endarterectomy Trial | 北美症状性颈动脉内膜剥脱术试验 |
| NOMI | non-occlusive mesenteric ischemia | 非闭塞性肠系膜缺血 |
| OVT | ovarian vein thrombosis | 卵巢静脉血栓形成 |
| PAD | peripheral artery disease | 外周动脉疾病 |
| PAU | penetrating aortic ulcers | 主动脉穿透性溃疡 |
| PE | pulmonary embolism | 肺栓塞 |
| PMT | percutaneous mechanical thrombectomy | 经皮机械血栓切除术 |
| POBA | plain old balloon angioplasty | 单纯球囊扩张术 |
| PSE | partial splenic embolization | 部分脾栓塞术 |
| PSV | peak systolic velocity | 收缩期峰值流速 |
| PTA | percutaneous transluminal angioplasty | 经皮腔内血管成形术 |
| PTS | post-thrombotic syndrome | 血栓后综合征 |
| RA | rotational atherectomy | 螺旋斑块切除系统 |
| RDN | renal denervation | 肾动脉交感神经射频消融术 |
| RAS | renal artery stenosis | 肾动脉狭窄 |
| RIND | reversible neurological dysfunction | 可逆性神经功能障碍 |
| r-VCSS | revised venous clinical severity score | 改良的静脉临床严重程度评分 |
| SAA | splenic artery aneurysm | 脾动脉瘤 |
| SAS | subclavian artery stenosis | 锁骨下动脉狭窄 |
| SBP | systolic blood pressure | 收缩压 |
| SEEP | somatosensory evoked potentials | 体感诱发电位 |
| SIE | stroke in evolution | 进展性卒中 |
| SINE | stent-graft induced new entry | 支架源性新发破口 |
| SISMAD | spontaneous isolated superior mesenteric artery dissection | 自发性孤立性肠系膜上动脉夹层 |
| SMA | superior mesenteric artery | 肠系膜上动脉 |
| SMAD | superior mesenteric artery dissection | 肠系膜上动脉夹层 |
| SP | stump pressure | 残端压 |
| SVT | splanchnic vein thrombosis | 内脏静脉血栓形成 |

| TAKA | Takayasu arteritis | 多发性大动脉炎 |
| TAO | thromboangiitis obliterans | 血栓闭塞性脉管炎 |
| TASC | Transatlantic Inter-Society Consensus | 跨大西洋社会共识 |
| TBAD | type B aortic dissection | 主动脉B型夹层 |
| TCAR | transcarotid artery revascularization | 经颈动脉动脉成形术 |
| TCD | transcranial doppler | 经颅多普勒超声 |
| TEE | transoesophageal echocardiography | 经食管超声心动图 |
| TEVAR | thoracic endovascular aortic repair | 胸主动脉腔内修复术 |
| TIA | transient ischemic attack | 短暂性脑缺血发作 |
| TIPS | transjugular intrahepatic portosystemic shunt | 经颈静脉肝内门体脉分流术 |
| TTE | transthoracic echocardiography | 经胸超声心动图 |
| uTBAD | uncomplicated type B aortic dissections | 非复杂型主动脉B型夹层 |
| VAMI | mesenteric venous thrombosis | 肠系膜静脉血栓形成 |
| VLDL | very low density lipoprotein | 极低密度脂蛋白 |
| VSD | vacuum sealing drainage | 真空封闭引流 |
| VTE | venous thromboembolism | 静脉血栓栓塞症 |

# 目　录

第一章

# 弓上动脉疾病

## 01

## 1.1 颈动脉狭窄内膜剥脱术后容易损伤的脑神经是：

A. 迷走神经、舌下神经

B. 嗅神经、视神经

C. 动眼神经、滑车神经

D. 三叉神经、展神经

E. 面神经、舌咽神经

**题目解析**

CEA后脑神经或其他神经损伤的发生率约为5%。脑神经损伤（cranial nerve injurie，CNI）大多可在术后恢复，发生永久性CNI的风险较低（＜1%）。根据脑神经的解剖走行，以及CEA的手术操作步骤，嗅神经、视神经、动眼神经、滑车神经、三叉神经、展神经、听神经的位置均较高，基本不受影响。面神经位置较高，但颈支、下颌缘支可能受损，可表现为面部感觉较弱。迷走神经位于颈动脉鞘内，在颈动脉解剖过程中容易损伤，同时迷走神经诸核中与舌咽神经共存，所以常与舌咽神经同时发生损伤，一侧损伤表现为声音嘶哑、语言障碍、吞咽障碍或呛咳。副神经经胸锁乳突肌深面向外下斜行进入斜方肌深面偏外侧，不容易受损。舌下神经在颈内动、静脉之间下降到舌骨上方，呈弓状转向前内方，在切口上方分离时容易损伤，表现为伸舌偏向患侧。

一篇荟萃分析纳入了1970—2015年发表的26项研究，发现CNI最常累及迷走神经（累计发生率为3.99%），其次是舌下神经（累计发生率为3.79%）。不到1/7的损伤为永久性损伤。综上所述，本题最优选项为A。

参考答案　A

**基本概念**

颈动脉内膜剥脱术：以手术方式切除动脉粥样硬化斑块来治疗颈动脉颅外段狭窄的方法。通过切除动脉粥样硬化斑块，患者重新恢复足够的脑血流量，同时防止动脉粥样硬化斑块脱落造成的脑梗死。

## 1.2 评估颈动脉狭窄程度时常使用NASCET法进行计算，即最狭窄处血管直径与正常血管直径的比值，此时正常血管应选择：

A. 颈总动脉

B. 颈动脉分叉

C. 狭窄远端的正常颈内动脉

D. 颈膨大

E. 颈外动脉

### 题目解析

此题考查颈动脉狭窄程度的评估方法。NASCET法是一种被广泛应用的评估颈动脉狭窄程度的方法。其计算方法为：测量血管最狭窄部分的残余管腔直径，并将其除以远离狭窄部位的正常ICA管腔直径。NASCET狭窄标准：轻度（0～29%）、中度（30%～69%）、重度（70%～99%）。除此之外，常用的评估方法还有ECST法、CC法。ECST法测量血管最狭窄部分的管腔直径，并将其除以最狭窄部位估计的可能原始直径。CC法测量血管最狭窄部分的残余管腔直径，并将其除以近端CCA管腔直径。

参考答案　C

### 基本概念

颈动脉狭窄：因动脉粥样硬化、血栓形成，或者外伤所引起颈动脉部分或完全性阻塞的疾病。常发生在颈总动脉分叉处及颈内动脉的起始部（图1-2-1）。

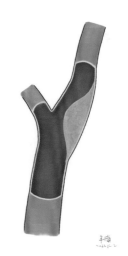

**图1-2-1　颈动脉狭窄**

1.3 患者，男性，76岁，头晕伴间断左眼视物不清1月余。既往：4年前因右侧急性脑梗行右侧CEA；高血压病10年，血压控制良好（110～140/71～90mmHg）。入院后头颈CTA提示左侧颈内动脉起始部重度狭窄（图1-3-1）。患者在全麻下行左侧翻转式CEA（图1-3-2、图1-3-3），术后2小时出现神志、定向力差，不能完全遵嘱活动，查体：心率82次/分，血压110/82mmHg。肌力：左侧肢体Ⅴ－、右侧肢体Ⅳ－，双侧病理征阴性。最可能的原因及下一步如何处理：

A．完善头颅CT检查，怀疑脑出血

B．脑过度灌注综合征，输注甘露醇

C．麻醉药物后遗效应，继续观察等待

D．颈动脉造影，怀疑脑缺血

E．低血压反应，扩容、升高血压

**题目解析**

CEA术后多数患者会出现无症状性同侧脑血流增加（高于基础值20%～40%），这种情况常在术后3～4天达到高峰，术后6～7天降至稳定状态。CEA术后同侧脑血流超过基础值1倍，且出现头痛、颜面部疼痛、异常兴奋、恶心、呕吐、癫痫等症状时称

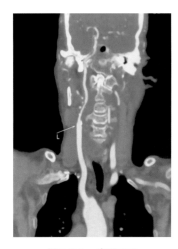

图1-3-1　头颈CTA

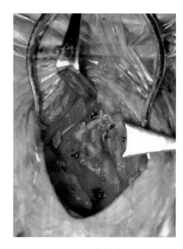

图1-3-2　翻转式CEA

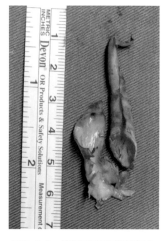

图1-3-3　颈动脉斑块组织标本

为脑过度灌注综合征（CHS）。脑过度灌注综合征是CEA术后不常见但严重的并发症，不同报道中的发生率从＜1%至3%，如果CHS不加以控制，则可能出现脑出血事件。结合患者病史及体征，血压控制良好，且发作时间为术后2小时，不符合CHS及脑出血的发病特点，A、B选项排除。

与颈动脉支架植入术后由于颈动脉窦反射导致低血压相反，翻转式CEA由于破坏了一侧的颈动脉窦，往往术后会表现为高血压，本例患者术后血压较术前并无显著降低，可除外低血压反应，排除E选项。本例患者从症状和体征上表现为脑缺血症状，因此应考虑缺血事件发生，应怀疑与手术操作相关的脑缺血事件。颈动脉造影可提供包括手术操作区域和远端颅内的血流灌注信息。因此最佳答案为D。

参考答案　D

### 基本概念

1. 卒中：突然起病的脑血液循环障碍性疾病。可致意识障碍、偏瘫，甚至致命。分为出血性与缺血性两类。

2. 脑过度灌注综合征：原先低灌注区脑血流量显著增加超过脑血管自身调节能力而引起的严重并发症。见于颈动脉内膜剥脱术及脑动脉支架植入术后。危险因素包括高血压、重度动脉狭窄和侧支循环差等，临床表现为头痛、癫痫发作和局灶神经功能损害症状。

---

**1.4** 患者，男性，76岁，头晕伴间断左眼视物不清1月余。既往：4年前因右侧急性脑梗死行右侧CEA；高血压病10年，血压控制良好（110 ~ 140/71 ~ 90mmHg）。入院后头颈CTA提示左侧颈内动脉起始部重度狭窄。患者在全麻下行左侧翻转式CEA，术后2小时出现神志不清、定向力差，不能完全遵嘱活动，查体：心率82次/分，血压110/82mmHg。肌力：左侧肢体Ⅴ-、右侧肢体Ⅳ-，双侧病理征阴性。行颈动脉造影检查结果如图1-4-1所示，下一步如何处理：

---

A. 继续观察

B．低分子量肝素抗凝治疗

C．置管溶栓

D．再次手术探查

E．植入颈动脉支架

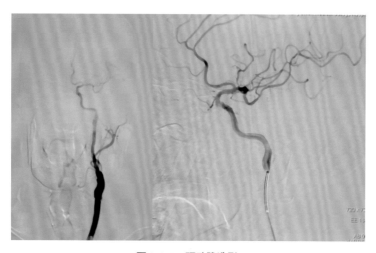

**图1-4-1　颈动脉造影**

## 题目解析

此题考查颈动脉内膜剥脱术后并发症的识别与处理。缺血性脑卒中是CEA后的第二大死因。CEA后脑卒中的危险因素很多，包括：斑块栓子、血小板聚集、冲洗不当、脑保护不佳、相对低血压等。CEA术后早期的神经系统改变多与CEA部位的血栓形成、内膜瓣等问题有关。

在此病例中，从DSA图像可见左侧颈内动脉切口远端出现内膜片，明确诊断为颈内动脉夹层。CEA术后形成内膜瓣漂浮于管腔中，在血流冲击下进展为夹层，是CEA围手术期缺血性卒中的常见病因。该夹层已影响颈动脉血流，引起大脑缺血症状，应尽快去除病变，迅速恢复颅内血供，因此应再次手术干预。有研究表明，CEA术后出现局限性颈动脉夹层以及神经系统缺血症状的患者，急诊行颈动脉支架植入术安全有效，支架植入术相对于再次手术探查进行内膜片固定或剥除更加迅捷。综上所述，此题最优选项为E。

参考答案　E

**1.5** 患者，男性，62岁，查体发现左侧颈内动脉重度狭窄。基础血压160/90mmHg。予局麻下行左侧颈内动脉球囊扩张支架植入术，因术中血压升至190/95mmHg，给予静脉降压治疗。术后2小时患者出现心率、血压下降，心率45次/分，血压86/40mmHg。下列说法错误的是：

A．立即停止静脉降压药物输注

B．颈动脉破裂出血可能，需持续压迫颈部

C．给予阿托品、多巴胺等血管活性药物

D．建立静脉通路，快速补液扩容

E．取头低足高位，将头偏向一侧，防止误吸

### 题目解析

此题考查颈动脉支架植入术后的低血压反应及其处理。高达68%的CAS患者会出现一定程度的围手术期心动过缓或低血压。这是因为放置支架后血管成形球囊膨胀刺激了颈动脉压力感受器，增加颈动脉受体敏感性，从而引起一系列反应，包括兴奋迷走神经和抑制交感神经张力，出现心动过缓，血压下降，严重时可出现休克或心脏停搏。结合本题内容，患者血压已降至86/40mmHg，应立即停止静脉降压药物输注，A选项正确。当心率低于50次/分，可给予阿托品，多巴胺等血管活性药物，C选项正确。一旦患者出现迷走神经反射，应立即将患者平卧，头低足高位，将头偏向一侧，防止误吸，E选项正确。马上吸氧的同时建立静脉通路，快速补充血容量，保持血压稳定，再根据具体情况对症处理，D选项正确。综上所述，本题最优选项为B。

参考答案　B

**1.6** 患者，女性，42岁，吞咽时左颈不适6个月。无声音改变、耳鸣、血压改变等症状。查体左颈部可扪及3cm×3cm大小肿物，可水平移动，无触痛。完善颈动脉CTA如图1-6-1所示。下列哪项处理不合理：

A．追问有无高海拔长期居住史

B．穿刺活检明确病理

C．行颈部血管栓塞

D．患侧颈动脉压迫训练

E．完善喉镜评估声带

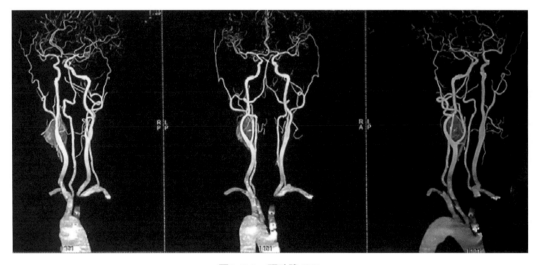

图 1-6-1　颈动脉 CTA

### 题目解析

　　本题考查颈动脉体瘤的诊断。颈动脉体瘤是头颈部最常见的副神经节瘤，多为颈部无痛肿块，颈动脉分叉水平圆形实性肿物，边界清，颈内外动脉夹角增宽，肿物内血流丰富，通常有搏动，听诊可闻及杂音。典型体征为Fontaine征：下颌角下的颈部肿块附着于颈总动脉分叉部位，肿块可水平方向移动少许，但不沿垂直方向，也就是颈动脉方向移动。病因不明，一般认为与慢性缺氧有关，在高原地区人群发病率较高，A选项合理。瘤体血供丰富，且可包绕颈动脉，穿刺易造成难以控制的大出血，故多数不主张穿刺，B选项不合理。颈动脉体瘤根据Shamblin标准进行分类：Ⅰ型肿瘤位于颈动脉叉间隙，但几乎不附着于颈动脉血管；Ⅱ型肿瘤部分包绕颈动脉血管；Ⅲ型肿瘤紧密包绕颈动脉血管。对于Shamblin Ⅱ/Ⅲ型，术前行颈外动脉栓塞可以减少术中出血，简化术中操作，C选项合理。分型越高，出现卒中和脑神经损伤的概率越大。对于Ⅲ型患者，重建颈内动脉可能是必要的。术前应完善颅内动脉交通支的评估或行Matas法术前缺血预适应训练，D选项合理。神经损伤，以舌下神经及迷走神经最为常见，部分患者术后可有Horner综合征表现，术前应尽可能评估神经功能，术中精细操作避免神经损伤，E选项合理。综上所述，本题最优选项为B。

参考答案 B

---

**1.7** 患者，男性，45岁，反复头晕10余年，加重1个月。既往史无特殊。入院查体：左桡动脉搏动较弱，左肱动脉压110/75mmHg，右肱动脉压130mmHg。主动脉CT提示：右位主动脉弓，左锁骨下动脉起始部位瘤样扩张合并管腔闭塞。下一步如何处理：

A．继续观察＋药物治疗

B．介入开通锁骨下动脉

C．行左侧颈-锁搭桥

D．行颈-锁搭桥＋TEVAR

### 题目解析

此题考查锁骨下动脉闭塞合并Kommerell憩室的治疗决策。右位主动脉弓及左锁骨下动脉起始部位瘤样扩张是Kommerell憩室的典型影像学表现。Kommrell憩室是一种解剖学变异，表现为异位锁骨下动脉及其开口部位的瘤样扩张。

结合病史，该患者桡动脉搏动弱，双上肢收缩压差20mmHg，合并头晕加重1个月，提示颅脑缺血症状，这种情况下，应行左锁骨下动脉重建。对于此类病例可采取的方法包括介入及开放式手术。

该患者特殊在同时存在Kommerell憩室。Kommerell憩室可隐匿存在，也可伴有严重的症状。其主要症状为吞咽困难、呼吸困难、胸骨后疼痛、反复肺炎，严重的并发症为夹层或动脉瘤破裂。对于有症状的Kommerell憩室，应积极手术治疗。对于无症状的Kommerell憩室的治疗指征，尚无规范指南，有学者将手术指征设定为：憩室基底部直径＞3cm或/和憩室所在部位主动脉直径＞5cm。结合本例患者的CT影像，提示左锁骨下动脉憩室明显扩张，其基底部直径接近主动脉直径，可初步判断达到手术指征，因此，应行TEVAR治疗。综上所述，本题最优选项为D。

参考答案　D

## 基本概念

颈－锁搭桥：一种重建锁骨下动脉，应用桥血管或自体大隐静脉分别与颈动脉及狭窄远端锁骨下动脉相吻合的术式。

---

**1.8** 患者，男性，30岁，发现左侧颈部包块2个月，无特殊不适症状。超声检查提示：左锁骨上窝无回声区，范围4.4cm×3.5cm×2.6cm，边界清，内可见红蓝相间血流信号，呈高速低阻样。头颈CTA提示左锁骨上窝部位可见4cm×5cm包块，考虑动静脉瘘（图1-8-1）。下一步治疗：

A. 继续观察

B. 手术切除

C. 弹簧栓栓塞流入端动脉

D. 瘤巢内弹簧栓致密栓塞

E. 弹簧栓栓塞流入端动脉，瘤巢内注射凝血酶

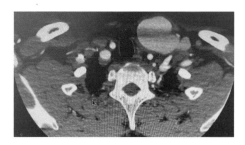

图1-8-1　头颈CTA

**题目解析**

此题考查动静脉瘘的治疗。动静脉瘘（AVF）可发生在人体任何部位，可单发也可多发，可为先天性也可为获得性（创伤性、医源性），多见于四肢，下肢多见。动静脉瘘的主要症状包括局部皮温升高、浅表静脉扩张迂曲、局部压迫造成肢体或颜面部水肿、杂音和震颤等，并可伴有头痛、头晕、记忆力减退等神经系统症状以及因回心血量增加而导致心功能不全，同时动静脉瘘体积增大时可有破裂风险。此例患者动静脉瘘位于锁骨上窝，应积极治疗，减轻心脏负担，A选项不合理。AVF的治疗包括开放手术及微创治疗。开放手术一般是直接切除动静脉瘘，结合此病例，病变位于锁骨深面，解剖难度较大，手术切除副损伤风险较高，B选项不合理。单纯栓塞流入端动脉可能短时间内降低瘤腔内血流量，但先天性动静脉瘘往往是不止单一的入瘤动脉，且后期复发率高，C选项不合理。瘤巢内致密栓塞对于一些特定部位的动静脉瘘可能有帮助，但本例病变位于锁骨上窝，在该部位进行弹簧栓致密栓塞可能造成对于周围组织的压迫，如颈静脉，且瘤体过于表浅，不利于美观，D选项不合理。弹簧栓栓塞主要的入瘤动脉降低流速，直接注射凝血酶于瘤腔内可以有效闭合瘤腔，并最大限度降低复发风险，是最优选项。因此本题选E。

参考答案 E

**基本概念**

动静脉瘘（arteriovenous fistula，AVF）：转流正常毛细血管床血液的动脉与静脉系统之间异常交通。AVF可发生于全身任何部位，可单发也可多发，既可为先天性也可为获得性（如创伤所致）。

1.9 患者，男性，52岁。4年前因外伤致L1椎体骨折及寰枢椎脱位，于当地医院行后路C1、C2钉棒内固定术；12天前于当地医院行颈椎内固定物取出术，因术后切口反复活动性大量出血入院。查体：颈项部肿胀明显，颈部后正中线见12cm长手术后缝合切口，切口边缘红肿，明显渗液浸泡，切口末端左侧留置直径6mm引流管，引流孔周围明显红肿渗液，间隙变大。后枕部及整个颈部软组织明显压痛，颈部皮肤软组织僵硬，无弹性；挤压切口周围触痛明显，有淡黄色渗液流出，清亮、无明显异味。四肢感觉运动良好；颈部伸屈、旋转主动活动障碍，被动活动诱发明显疼痛。颈部CT血管曲面重组及3D成像检查，图1-9-1所示为右侧椎动脉V3段局部动脉损伤，考虑假性动脉瘤可能。请问下一步治疗计划：

A. 椎动脉多层裸支架植入术

B. 颈后入路切开探查椎动脉修补术

C. 椎动脉造影栓塞术

D. 锁骨下动脉覆膜支架植入术

E. 椎动脉假性动脉瘤栓塞术

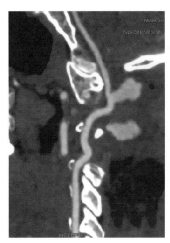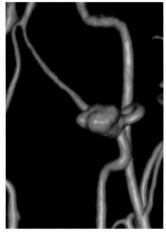

图1-9-1 头颈CTA

## 题目解析

此题考查椎动脉假性动脉瘤的治疗策略。颈椎手术是造成医源性椎动脉损伤（iatrogenic vertebralartery injury，IVAI）的主要原因。椎动脉损伤可导致急性失血、假性动脉瘤、动静脉瘘、大脑后循环缺血等，严重时可导致患者死亡。本例患者为C1、C2钉棒内固定取出术导致椎动脉V3段损伤形成假性动脉瘤，病程中曾急性大量失血，压迫止血困难，外科手术治疗难度大、风险高。根据术前CT血管成像及术中脑血管造影评估，对侧椎动脉血供充足。国外近期虽有使用血流导向装置治疗IVAI的报道，但由于材料费用高昂及其在后循环使用的脑神经相关发病率高于前循环，我们选择闭塞病变血管的方式。

IVAI最好的治疗是预防。术前完善CT血管造影或MRI等检查，根据结果评估椎动脉情况，如椎动脉位置及其与周围组织的关系、椎动脉与骨性结构的空间解剖，还可得到螺丝安全轨道的信息。如术中怀疑单侧椎动脉损伤，不应再对对侧进行操作，以免发生双侧椎动脉损伤的严重并发症。发生IVAI后采用影像学检查再次评估椎动脉，能帮助尽早判断如动静脉瘘、假性动脉瘤和血栓形成等并发症。

综上所述，IVAI致椎动脉假性动脉瘤少见，治疗棘手。手术治疗难以实施时，在对侧椎动脉血供充足情况下，血管内栓塞治疗是一种安全可行手段。因此，最优选项为C。

参考答案　C

## 基本概念

1. 多层裸支架：又称多层血流调节器（multilayer flow modulator，MFM），是比利时Cardiatis公司设计的一款钴记忆金属丝编织的交叉网格管状支架，由3层支架紧密叠加，网孔直径约0.1mm，支架直径2～50mm。多层裸支架原理并非直接隔绝瘤腔，而是通过重塑血流方向，促进紊流向层流转化，进一步诱发瘤腔内血栓形成。多层裸支架还可降低剪切应力，降低瘤腔内的压力，导致动脉瘤体回缩。

2．覆膜支架：金属支架上涂覆特殊膜性材料（聚四氟乙烯、涤纶、聚酯、聚氨基甲酸乙酯等）的支架。既保留了金属支架的功能，又具有膜性材料的特性。

3．假性动脉瘤：因局部血管壁破裂而形成较大的血肿。血肿外可由血管的外膜层或仅血管周围的组织包绕，构成其壁（图1-9-2）。

4．椎动脉走行：椎动脉起于锁骨下动脉第一段上壁，发出后穿经第6颈椎以上的横突孔，在寰椎侧块后方向内侧弯曲，穿经枕骨大孔进入颅腔，在脑桥下缘，与对侧椎动脉联合形成基底动脉。偶尔它可在第4、5颈椎或第7颈椎进入横突孔。椎动脉第1段在颈长肌和前斜角肌之间向后上行，在颈总动脉和椎静脉后方与甲状腺下动脉相交叉。

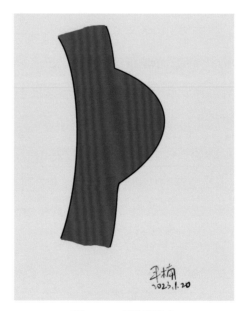

**图1-9-2　假性动脉瘤**

1.10 患者，女性，24岁，因外伤后左面部反复流出液体，20天后到口腔科求治。2个月前患者被刀砍伤左面部及颈部，当时创口血流不止，在当地医院治疗后创口愈合。不久，左面部出现隆起并破溃，遗留小孔反复流出液体。口腔科门诊以"左侧腮腺腺瘘"收入院。入院检查：左侧面部、枕部、颈部及肩部有4条条状瘢痕，左侧耳下有0.8cm大小瘢痕未愈合，挤压腮腺时流出清亮的液体。左侧鼻唇沟变浅，鼓气时左侧口角处漏气。左侧耳后下部明显隆起，表面皮温较高，有明显搏动感；听诊有血管杂音；无声音嘶哑或Horner综合征等神经压迫症状。诊断：左侧腮腺腺瘘，左侧面神经麻痹，左侧耳后假性动脉瘤。入院后行"左侧颈动脉造影"，造影显示左侧颈内动脉、颈外动脉及其分支（包括面动脉、颞浅动脉、枕动脉、耳后动脉）未见异常。颈部CT显示左侧枕后部（寰枢椎平面）可见28mm×35mm大小类圆形病灶，血流丰富，未见明显充盈缺损，向内与左侧椎动脉相交通，同平面椎动脉走行异常，周围似有异常血管团，诊断为左侧枕部动脉瘤（起源于椎动脉）。颈部超声多普勒显示左耳后38mm×36mm×22mm液性暗区，形态欠规整；暗区内有血流信号，呈动脉频谱，与其后方动脉相交通，通口直径约为3mm，动脉内径为3.8mm，诊断为左侧耳后假性动脉瘤。下一步治疗计划：

A. 椎动脉栓塞术

B. 锁骨下动脉覆膜支架植入术

C. 椎动脉假性动脉瘤栓塞术

D. 假性动脉瘤切除、椎动脉修补术

E. 椎动脉假性动脉瘤凝血酶注射术

### 题目解析

假性动脉瘤主要是尖锐器械刺伤动脉壁，血液在软组织内形成搏动性病损，周围被纤维组织包围形成瘤壁，没有正常血管壁的组成。假性动脉瘤多见于四肢的动脉，头颈部较少见，尤其是发生于椎动脉者更罕见。假性动脉瘤壁薄，易破裂后导致大出血，甚至死亡，所以早诊断、早治疗是诊疗原则。根据动脉瘤壁的组织学特点，外伤性椎动脉瘤分为真性、假性、混合性和壁间性，其中假性动脉瘤最多。假性动脉瘤血管壁全层破损，其周围的血凝块或组织形成动脉瘤壁，治疗以手术和/或介入为主。本病例发生的原因可能是受伤后只进行了清创缝合，未能正确处理破裂的动脉，导致清创缝合术后形成假性动脉瘤。这提示，在临床上遇到伤口较深的外伤患者时，不仅应注意缝合和伤口处加压包扎，还要注意观察有无损伤的血管，尤其是动脉，从而预防发生创伤性假性动脉瘤。假性动脉瘤的诊断主要依靠病史及检查，注意询问外伤或感染史，检查是否具有特征性表现的局部肿胀、搏动感及杂音等，还要进行超声多普勒、CT、动脉造影等检查，但要避免穿刺检查。目前，对假性动脉瘤最具有诊断意义的还是超声多普勒和动脉造影。一旦假性动脉瘤的诊断成立，应及早进行手术或栓塞治疗。结合病史，该患者左侧鼻唇沟变浅，鼓气时左侧口角处漏气，考虑有左半球缺血情况，此时行椎动脉栓塞术及锁骨下动脉覆膜支架植入术覆盖椎动脉开口均不合理，A、B选项不合理。该假性动脉瘤位置偏高，行直接栓塞或凝血酶注射引起颅内栓塞的风险较高，C、E选项不是最佳方案。此患者年轻，一般情况好，无手术禁忌，可行假性动脉瘤切除、椎动脉修补术。因此本题最优选项为D。

参考答案　D

## 基本概念

1. 动脉瘤凝血酶注射术：一种治疗假性动脉瘤的方式，在超声引导下将凝血酶注入假性动脉瘤囊内使其血栓化。

2. Horner综合征：表现为病变侧瞳孔缩小、眼球内陷、眼裂变小（睑板肌麻痹），伴同侧面部少汗等一系列症状的综合征。见于颈上交感神经通路损伤及脑干网状结构的交感神经纤维损害。

## 1.11 转流管是颈动脉内膜剥脱术中常用的装备，以下哪种情况不是使用转流管的指征？

A. 65岁男性，反搏压<40mmHg，对侧颈内动脉闭塞

B. 79岁女性，反搏压>40mmHg，局麻手术时出现躁动

C. 55岁男性，反搏压<40mmHg，EEG检测出现振幅和节律降低

D. 62岁女性，反搏压>40mmHg，合并近期同侧脑梗

E. 75岁女性，反搏压>40mmHg，病史中曾有对侧脑梗

### 题目解析

此题考查转流管应用指征，由于放置转流管有可能增加脑缺血或脑栓塞的风险，不常规推荐放置转流管。中国颈动脉狭窄诊治指南推荐，下列情况建议放置转流管：

（1）对侧颈内动脉完全闭塞。

（2）颈动脉反流压<50mmHg。

（3）术中不能耐受颈动脉阻断试验者。

（4）术中经颅ICD检查显示大脑中动脉血流减少者。

（5）通过术中脑电图或体感诱发脑电监测可能出现脑缺血者。

（6）颅内Willis环代偿不全者。

（7）既往有过大卒中，行CEA者。

在国际上，颈动脉反搏压超过40mmHg提示有足够的颅内灌注。

参考答案 E

### 基本概念

反搏压，又称颈动脉残端压，在CEA中阻断血管后将颈总动脉远端（或颈内动脉）通过导管连接到压力传感器测得的压力。

## 1.12 缺血性脑卒中最常见的症状不包括以下哪一项？

A．半边脸部、手臂或腿部突然麻木、虚弱或瘫痪

B．言语不清或理解障碍

C．一只或两只眼睛视物不清或视野缺失

D．行走困难、失去平衡或协调能力

E．头晕、头痛、耳鸣

### 题目解析

不同类型的脑缺血，有不同的临床表现：

（1）短暂性脑缺血发作（TIA）主要表现为短暂，一过性局限性神经性功能障碍，持续时间不超过24小时，症状自行缓解，不遗留神经系统阳性体征。TIA可反复发作，间歇时间无规律。颈动脉性TIA：对侧肢体麻木、力弱、感觉障碍、单眼黑蒙，可有失语；椎动脉性TIA：突发眩晕、复视、双眼黑矇、共济障碍、构音及吞咽困难，可有同向偏盲，每次发作轻瘫的部位不恒定，常伴有枕部头痛。

（2）可逆性神经功能障碍（RIND），发病似卒中，临床表现与TIA相似，但神经功能障碍时间超过24小时，一般在一周左右恢复正常。头颅CT或MRI扫描可发现脑内有小梗死灶。

（3）进展性卒中（SIE）神经功能障碍逐渐发展，呈阶梯样加重，需6小时以上病情发展达高锋。主要原因为颈内动脉和大脑中动脉塞。

（4）完全性卒中（CS）突然出现中度以上的局限性神经功能障碍，病情发展在6小时内达到高峰，以后神经功能障碍长期存在，很少恢复。主要表现有偏瘫、偏盲、失语、感觉障碍，常有意识障碍。

综上所述，头晕、头痛、耳鸣不属于缺血性卒中的临床表现，故此题选E。

参考答案　E

## 1.13 急诊颈动脉内膜剥脱手术的指征是?

- A．80% ～ 99% 的重度狭窄
- B．80% ～ 99% 重度狭窄合并视网膜缺血
- C．50% ～ 99% 狭窄，反复发作且加重的 TIA
- D．无症状颈内动脉 80% ～ 99% 狭窄
- E．串联性病变（颈动脉分叉合并颈内动脉虹吸段病变），TIA 发作

**题目解析**

TIA 是指短暂性脑缺血发作，脑缺血症状持续时间小于 24 小时且无影像学表现。逐渐加重的 TIA 发作，往往意味着不稳定斑块，需要急诊手术治疗。因为颈动脉狭窄导致的视网膜缺血的确是外科干预的指征，但不是急诊手术的指征，排除 B 选项。无症状的重度颈动脉狭窄，需要手术干预，但无需进行急诊手术，排除 D 选项。对于大卒中，在手术前，往往需要一段时间恢复，具体多久，仍然是个有争议的话题。大多数学者认为 2 ～ 4 周的时间更为合适，以免患者遭受不必要的复发卒中的风险。颈动脉狭窄导致 TIA 发作，无论是否合并颅内病变，都需要积极处理，但不是急诊手术指征，排除 E 选项。因此，此题答案为 C。

参考答案　C

**基本概念**

短暂性脑缺血发作：见题目解析。

**1.14** 患者，男性，63岁，活动后胸闷胸痛2年，近期加重，且反复出现一过性左上肢无力。冠脉造影显示：三支多节段病变；MRA：多发颅内缺血灶，双侧颈内动脉颅内段轻度狭窄；CTA和灌注：右侧半球灌注减低，双侧颈总动脉 < 50% 狭窄，右侧颈内动脉70% ~ 99%狭窄。针对该患者最佳的治疗选择为：

 A．先行解决冠脉问题，二期颈动脉内膜剥脱

 B．先行颈动脉内膜剥脱术，二期冠脉架桥

 C．同期颈动脉支架植入＋冠脉架桥

 D．同期颈动脉内膜剥脱＋冠脉架桥

 E．维持内科保守治疗

**题目解析**

此题考查颈动脉狭窄合并冠状动脉病变的处理策略。动脉粥样硬化影响多个血管床在临床上并不少见，多个指南对此部分内容均有所阐述。中国《冠心病合并颈动脉狭窄的处理策略专家共识》中将颈动脉狭窄合并冠状动脉狭窄的诊治流程总结如下：

（1）如果病情稳定，则维持药物治疗并3~6个月复查。

（2）若病情不稳定，优先重建症状重的血管。

（3）均不稳定，则行同期血管重建。

根据以上原则，结合本病例，冠脉造影提示三支病变且近期活动后胸闷胸痛症状加重的冠脉缺血症状，另外该患者近期有TIA发作且MRA提示右侧大脑半球灌注减低，因而此例患者属于冠心病和颈动脉狭窄均不稳定，应同时行冠脉及颈动脉重建。对于颈动脉重建手术方式的选择，此例患者年龄较轻，且冠状动脉旁路移植术必须全麻完成，此种情况下优选CEA，因此，本题最佳选项为D。

参考答案 D

**1.15** 患者，男性，81岁，因腹胀，食欲减退1月余入院，腹部CT提示：胃窦占位性病变，符合胃癌改变。活检病理:（胃窦）中分化癌。2年前有脑梗死病史，左侧肢体活动障碍。颈部CTA：右颈内动脉闭塞，左颈内动脉开口75% ～ 99%狭窄。最佳的进一步治疗选择是：

A．腔镜下胃癌根治术

B．肿瘤内科治疗

C．同期颈动脉内膜剥脱联合胃癌手术

D．先行颈动脉内膜剥脱术，二期胃癌手术

E．先行颈动脉支架植入，二期胃癌手术

**题目解析**

此题考查胃癌合并颈动脉狭窄的治疗策略。此例患者诊断明确：胃窦癌合并右颈内动脉闭塞及左颈动脉内开口重度狭窄。颈内动脉闭塞是引起缺血性卒中的主要原因之一，通常认为闭塞时间超过4周即为慢性颈内动脉闭塞，无症状慢性颈内动脉闭塞卒中复发率低，年卒中发生率＜2%，小于无症状颈动脉狭窄行CEA的手术风险，有短暂性脑缺血发作（TIA）或者轻型卒中者的年复发风险为5% ～ 6%。如果存在血流动力学障碍，发生卒中的风险可能更高。脑血管三级解剖侧支循环代偿途径，一级：Willis环；二级：通过眼动脉、软脑膜吻合支以及其他相对较小的侧支与侧支吻合支之间实现的血流代偿；三级：新生血管，部分病例在缺血后一段时间才可以形成。此例患者无颅内缺血症状及体征。两种或多种疾病并存时，首先解决主诉性疾病或威胁更重的疾病，故本题最佳选项为A。

参考答案　A

**基本概念**

脑血管三级解剖侧支循环代偿途径：详见以上解析。

**1.16** 患者，男性，66岁，主诉轻度上半身锻炼期间复发性心绞痛；4年前曾行冠状动脉搭桥（CABG，LIMA）术；体格检查：左上肢血压比右上肢血压低35mmHg；心肌灌注扫描提示：可逆性前壁心肌缺血；CCTA如图1-16-1所示；下列哪项是该患者的最佳治疗方案：

A. 颈动脉－锁骨下动脉旁路术

B. 冠状动脉成形术与药物洗脱支架

C. 锁骨下－锁骨下动脉旁路术

D. 使用静脉或者桡动脉重新行CABG

E. 锁骨下动脉－颈动脉转位术

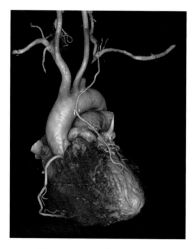

**图1-16-1　冠状动脉CTA**

### 题目解析

此题考查锁骨下动脉狭窄（SS）合并冠心病的治疗策略。根据体格检查：此例患者左上肢血压比右上肢血压低35mmHg，提示左锁骨下动脉狭窄。锁骨下动脉狭窄可引起后循环相关的短暂性脑缺血发作或TIA，占后循环卒中的20%，表现为头晕、眩晕，呕吐，头痛，复视、视觉障碍，肢体/头面部麻木或感觉异常，构音/吞咽障碍，肢体无力或瘫痪，行走不稳或跌倒，短暂意识丧失，Horner综合征等临床表现。SS还会表现为窃血综合征，冠状动脉旁路移植术使用左侧内乳动脉搭桥的患者，会出现心肌缺血表现，此例患者即为这种情况；另外因主髂动脉闭塞行腋股动脉搭桥的患者也可由于SS导致桥血管闭塞进而跛行加重，肾衰竭患者使用前臂动静脉瘘进行透析的，也会因为SS导致透析通道血流量不足甚至废用。除此之外，SS也会引起上肢缺血，严重者可出现远端苍白冰冷，甚至静息痛和组织坏死。此例患者应重建锁骨下动脉，一些研究报道了血管成形术和支架植入术治疗冠状动脉-锁骨下动脉窃血综合征的良好结果但再狭窄率高，B选项不是最优方案。最安全、最有效的方法是颈动脉-锁骨下动脉旁路术，在血管重建术期间，可以在不中断IMA旁路的情况下进行。锁骨下到颈动脉转位需要在LIMA重建近端放置钳夹，钳夹期间可能导致心肌缺血，E选项排除。通过再次开胸和纵隔剥离，重新做冠状动脉搭桥术和用另一根移植物替换LIMA是有效的，但创伤较大不作为最优选项。锁骨下动脉-颈动脉转位术可能缓解症状，但其通畅率较低。

参考答案 A

## 基本概念

1．颈动脉-锁骨下动脉旁路术：一种重建锁骨下动脉的术式，应用桥血管或自体大隐静脉分别与颈动脉及狭窄远端锁骨下动脉相吻合。

2．冠状动脉成形术：采用股动脉或桡动脉穿刺将球囊导管送至冠状动脉狭窄病变处，加压扩张以增大血管内径，改善心肌血供。

3．锁骨下-锁骨下动脉旁路术：一种重建锁骨下动脉的术式，应用桥血管或自体大隐静脉分别与健侧锁骨下动脉及患侧狭窄远端锁骨下动脉相吻合。

4．CABG：冠状动脉搭桥术即冠状动脉旁路移植术，是冠心病心肌缺血的有效治疗手段之一，手术的方法是通过使用患者自身其他部位的动脉或静脉血管，给狭窄的冠状动脉血管的远端供血。手术从患者身上取下一段正常血管，一端与升主动脉相连，另一端与冠状动脉狭窄部位的远侧相连。

5．锁骨下动脉-颈动脉转位术：一种重建锁骨下动脉的术式，狭窄远端锁骨下动脉与同侧颈动脉相吻合。

**1.17** 患者，男性，72岁，体检发现左侧颈动脉狭窄1月余；既往高血压30余年，糖尿病5年，血压和血糖药物控制良好；体格检查未见神经系统定位体征，无病理征。超声检查提示左侧颈总动脉轻、中度狭窄，颈内动脉重度狭窄伴溃疡斑块，CTA检查如图1-17-1所示，请问该患者最佳的治疗策略是：

A. 抗血小板、降脂、危险因素控制治疗

B. 颈动脉内膜剥脱术

C. 经股动脉颈动脉支架术

D. 维持目前降压、控制血糖处理

E. 定期观察、随访复查

### 题目解析

本题中患者应当诊断为无症状颈动脉狭窄。既往6个月内无颈动脉狭窄所致的短暂性脑缺血发作（TIA）、卒中或其他相关神经症状，只有头晕或轻度头痛的临床表现视为无症状颈动脉狭窄。

同时，颈动脉狭窄的手术干预指征包括以下两类。

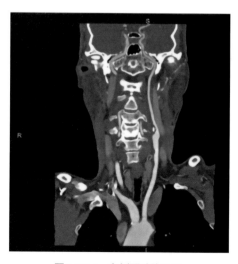

**图1-17-1　左侧颈动脉CTA**

（1）绝对指征：有症状性颈动脉狭窄，且无创检查颈动脉狭窄度≥70%或血管造影发现狭窄超过50%。

（2）相对指征：

1）无症状性颈动脉狭窄，且无创检查狭窄度≥70%或血管造影发现狭窄≥60%。

2）无症状性颈动脉狭窄，且无创检查狭窄度＜70%，但血管造影或其他检查提示狭窄病变处于不稳定状态。

3）无症状患者预期围手术期卒中发生率和病死率＜3%，以及患者预期寿命＞5年。

本题中患者左侧颈内动脉重度狭窄伴溃疡斑块形成，且CTA图像中可见动脉内龛影，考虑为不稳定斑块，应当行手术治疗。可选用的术式包括CEA和CAS，从目前的临床研究及指南推荐，CEA对于不稳定斑块可有效减少围手术期的卒中发生率，因此本题首选B。

参考答案　B

**基本概念**

不稳定斑块：颈动脉狭窄斑块符合形态不规则、表面不光滑、纤维帽厚薄不均或破裂、低回声或无回声、斑块内出血、新生血管丰富、富脂质核心其中一项或多项时称为不稳定斑块。

**1.18** 患者，男性，45岁，半天前因无意间嗅到胡椒粉而出现剧烈喷嚏，随即自觉左侧颈部疼痛，并逐渐出现左侧眼睛黑矇和视物不清；查体可见左侧瞳孔缩小，眼睑轻度下垂；颈部超声检查如图1-18-1所示，该患者最佳的下一步措施是：

A．抗栓治疗

B．溶栓治疗

C．取栓治疗

D．颈动脉支架植入

E．颈动脉内膜剥脱

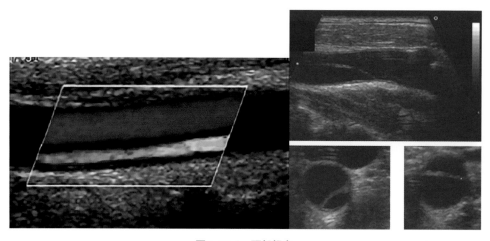

**图1-18-1　颈部超声**

## 题目解析

从图1-18-1可见，患者出现颈部动脉双腔血流信号，且管腔内可见漂浮内膜片，应当考虑诊断为颈动脉夹层（CAD）。CAD常见的临床表现有疼痛、脑神经受累及缺血性卒中，诱发因素主要为创伤，如咳嗽、擤鼻涕、颈部按摩等。约1/3的患者出现颈动脉夹层三联征：Horner综合征、颈部疼痛、同侧缺血症状。在颈部动脉夹层形成的急性期，应当使用抗血小板或抗凝治疗（Ⅰ级推荐，B级证据）。CAD患者出现伴大面积脑梗死、神经功能残疾程度严重（NIHSS评分≥15）、有使用抗凝禁忌时，倾向使用抗血小板药物；如果夹层动脉出现重度狭窄、存在不稳定血栓、管腔内血栓或假性动脉瘤时，倾向使用抗凝治疗。有少量证据显示在发病4.5小时内使用静脉rtPA治疗CAD所致急性缺血性卒中是安全的（Ⅱ级推荐，C级证据）。目前缺乏足够的证据推荐在颈部动脉夹层患者中常规开展血管内介入治疗或手术治疗，如在积极药物治疗基础上仍有缺血性事件发生，可考虑血管内介入治疗或手术治疗。血管内介入治疗或手术治疗CAD导致缺血性卒中的有效性及安全性有待进一步研究。

参考答案 A

## 基本概念

颈动脉夹层三联征：Horner综合征、颈部疼痛、同侧缺血症状。

---

**1.19** 患者，男性，65岁，突发言语不清，持续约15分钟，肢体的运动和感觉没有异常表现。高血压药物治疗中（135/95mmHg）、糖尿病病史（糖化血红蛋白7.1%），LDL水平2.6mmol/L。查体时发现左侧颈部可闻及杂音。该患者下一步的诊治哪项是最合理的：

A. 启动抗血小板药物治疗

B. 启动降脂药物治疗

C. 行CT脑组织扫描

D. 启动抗血小板和降脂药物治疗并转专科就诊

E. 行超声多普勒检查双侧颈动脉

## 题目解析

急性卒中常见的临床表现包括面部表现：嘴歪、眼斜、流涎，肢体无力以及语言问题等，本题中患者发作持续时间短暂，应考虑为短暂性脑缺血发作（TIA）。TIA是颈动脉或椎-基底动脉系统发生短暂性血液供应不足，引起局灶性脑缺血导致突发的、短暂性、可逆性神经功能障碍。发作持续数分钟，通常在30分钟内完全恢复，超过2小时常遗留轻微神经功能缺损表现，或CT及MRI显示脑组织缺血征象。从本质上来说，TIA和脑梗死是缺血性脑损伤这一动态过程的不同阶段。建议在急诊时，对症状持续≥30分钟者，应按急性缺血性卒中流程开始紧急溶栓评估，在4.5小时内症状仍不恢复者应考虑溶栓治疗。对无急诊弥散加权磁共振（DWI）诊断条件的医院，尽快、尽可能采用其他结构影像学检查，对于24小时内发现脑相应部位急性梗死证据者，诊断为脑梗死，未发现者诊断为临床确诊TIA。

TIA发作患者常用评分量表（ABCD2评分标准）：

1. 年龄（＞60岁）1分。

2. 首次就诊时血压（收缩压≥140，舒张压≥90mmHg）1分。

3. 临床表现：

（1）单侧肢体无力2分。

（2）语言障碍，不伴肢体无力1分。

（3）无语言障碍或肢体无力0分。

（4）症状持续时间≥60分钟2分、10～59分钟1分、＜10分钟0分。

4. 糖尿病史1分。

高危患者（＞4分），应立即开始抗血小板和降脂药物治疗，并转专科治疗。

本题中患者评分为5分，故应当选择D选项。

参考答案　D

**基本概念**

短暂性脑缺血发作：详见题目解析。

---

### 1.20 症状性动脉粥样硬化性颈动脉狭窄导致TIA发作的治疗，以下不正确的选择是：

A. 对于近期发生TIA合并同侧颈动脉颅外段严重狭窄（70%～99%）的患者，如果预计围手术期死亡和卒中复发＜6%，推荐进行CEA或CAS治疗

B. 对于近期发生TIA合并同侧颈动脉颅外段中度狭窄（50%～69%）的患者，如果预计围手术期死亡和卒中复发＜6%，推荐进行CEA或CAS治疗

C．对于近期发生TIA合并同侧颈动脉颅外段轻度狭窄（＜50%）的患者，如果预计围手术期死亡和卒中复发＜6%，推荐进行CEA或CAS治疗

D．当TIA患者有行CEA或CAS的治疗指征时，如果无早期再通禁忌证，应在2周内进行手术

E．CEA或CAS的选择应依据患者个体化情况而决定

**题目解析**

根据指南推荐，颈动脉狭窄的手术指征包括绝对指征和相对指征。绝对指征：有症状性颈动脉狭窄，且无创检查颈动脉狭窄度≥70%或血管造影发现狭窄超过50%。相对指征：有症状性颈动脉狭窄，无创检查颈动脉狭窄度处于50%～69%。同时要求该治疗中心有症状患者预期围手术期卒中发生率和病死率＜6%，无症状患者预期围手术期卒中发生率和病死率＜3%，以及患者预期寿命＞5年。有手术指征的患者术前的相关检查综合评估为不稳定斑块的患者倾向于行CEA手术，稳定性斑块者则CAS与CEA均可选择。对于手术时机选择，急性缺血性脑卒中在发病6周后手术较为安全；对于TIA或轻微卒中患者，如果没有早期血管重建术的禁忌证，可以在事件出现2周内进行干预。综上所述，选项A、B、D、E正确，选项C不正确。

参考答案　C

---

**1.21 患者，男性，35岁，半天前因剧烈呛咳后，出现左侧颈部疼痛，耳鸣，左侧眼睛发干，黑矇，眼裂变小，右上肢肌力较对侧减弱。请问该患者可能的诊断是什么？**

A．颈动脉夹层

B．头臂型大动脉炎

C．颈动脉假性动脉瘤

D．颈动脉粥样硬化性狭窄

E．颈动脉蹼

### 题目解析

本题中患者存在眼干、眼裂变小的症状，提示Horner综合征发生的可能。而Horner综合征、颈部疼痛、同侧缺血性卒中被称为颈动脉夹层三联征，当出现此三联征时，应当高度疑诊颈动脉夹层。颈动脉夹层的危险因素包括：高血压、结缔组织疾病、偏头痛、高同型半胱氨酸血症、感染等。而创伤则是颈动脉夹层最主要的诱发因素，包括剧烈咳嗽、擤鼻涕、颈部按摩以及某些体育活动中的头部过度旋转后仰。本题中患者为青年男性，在剧烈呛咳后出现了颈动脉夹层三联征，应当首先考虑颈动脉夹层的诊断。头臂型大动脉炎常发生于育龄期女性，通常为慢性病程，疾病进展缓慢。颈动脉假性动脉瘤同样可继发于剧烈呛咳等创伤因素，但颈部搏动性包块是其最典型的特征。颈动脉粥样硬化则常发生于具有相关危险因素的老年患者群体，为慢性病程，故不应当首先考虑。颈动脉蹼主要指在颈动脉部位出现异常的薄膜样片状物，从颈动脉后壁突出，可向动脉腔内部延伸，常发生于颈动脉分叉部位，可引起血液循环障碍，诱发脑血管疾病，同样与该患者起病特征不符。综上所述，本题患者最可能的诊断应为颈动脉夹层。

参考答案　A

### 基本概念

1．颈动脉蹼：指在颈动脉部位出现异常的薄膜样片状物，从颈动脉后壁突出，可向动脉腔内部延伸，常发生于颈动脉分叉部位，可引起血液循环障碍，诱发脑血管疾病。

2．Horner综合征：由于交感神经中枢至眼部的通路上任何一段受到任何压迫和破坏，引起瞳孔缩小、但对光反射正常，病侧眼球内陷、上睑下垂及患侧面部少汗或无汗等表现的综合征。

3．颈动脉夹层：血液通过颈动脉内膜撕裂口进入内膜与中膜之间或中外膜交界处，使颈动脉壁裂开分为两层，从而引起的颈动脉狭窄或瘤样扩张。

---

**1.22 患者，男性，35岁，半天前因剧烈呛咳后，出现左侧颈部疼痛，耳鸣，左侧眼睛发干，黑矇，眼裂变小，右上肢肌力较对侧减弱。经超声和CTA检查，诊断为颈动脉夹层。请问该患者的首选的治疗方案是：**

A．抗血小板治疗

B．抗凝治疗

C．颈动脉内膜剥脱＋远端内膜固定术

D．颈动脉支架植入术

E．溶栓治疗

### 题目解析

本题中患者经超声和CTA明确诊断为颈动脉夹层（CAD），涉及的问题主要是治疗方案选择。根据目前的指南推荐意见，现有证据显示在发病4.5小时内运用静脉rtPA治疗CAD所致急性缺血性卒中是安全的。而在颈部动脉夹层形成的急性期，发病超过4.5小时后则应使用抗血小板或抗凝治疗。

当颈部动脉夹层患者出现大面积脑梗死、神经功能残疾程度严重（NIHSS评分≥15）、有使用抗凝禁忌时，倾向于使用抗血小板药物；如果夹层动脉出现重度狭窄、存在不稳定血栓、管腔内血栓或假性动脉瘤时，则倾向于使用抗凝治疗。抗血小板治疗的疗程，通常为3～6个月，疗程结束时，如仍然存在动脉夹层，推荐长期抗血小板药物治疗。对伴有结缔组织病或颈部动脉夹层复发或有颈部动脉夹层家族史的颈部动脉夹层患者，可考虑长期抗血小板治疗。抗血小板药物选择可单独应用阿司匹林、氯吡格雷或双嘧达莫，也可选择阿司匹林联合氯吡格雷或阿司匹林联合双嘧达莫。对出现缺血性卒中或TIA的颈部动脉夹层患者，通常维持抗凝治疗3～6个月，疗程结束时如仍然存在动脉夹层，推荐更换为抗血小板药物治疗。普通肝素、低分子量肝素或华法林都是可选择的抗凝药物，通常在普通肝素、低分子量肝素治疗后，改为口服华法林维持治疗；肝素治疗时维持活化部分凝血酶时间达到50～70秒，华法林抗凝治疗时维持INR2-3。

目前缺乏足够的证据推荐在颈部动脉夹层患者中常规开展血管内介入治疗或手术治疗，如在积极药物治疗基础上仍有缺血性事件发生，可考虑血管内介入治疗或手术治疗。血管内介入治疗或手术治疗CAD导致缺血性卒中的有效性及安全性有待进一步研究。

综上所述，在题干所给条件下，应当选择抗血小板或抗凝治疗，即A、B均为正确答案。

参考答案　A/B

## 基本概念

NIHSS评分：美国国立卫生研究院卒中量表，是一种标准化的神经科检查评分，评分范围为0～42分，分数越高表示神经受损越严重。

---

**1.23** 患者，男性，56岁，因胸闷头晕急诊就诊，进一步追问病史、体检：2年前有脑梗死病史，近期出现轻度构音障碍，查体右侧肢体无力（3级），感觉麻木。彩超提示左侧颈动脉中度狭窄伴钙化，锁骨下动脉钙化。头颅CT灌注提示：右侧脑室旁腔梗灶，右侧颞叶陈旧性微出血灶，基底动脉重度狭窄；灌注未见异常。患者已启动阿司匹林和降脂治疗。请问该患者进一步应该采取怎样的处理策略？

---

A．强化抗血小板治疗（增加氯吡格雷治疗）

B．双联抗栓治疗（增加小剂量抗凝药物）

C．左侧颈动脉内膜剥脱术

D．左侧颈动脉支架植入术

E. 基底动脉支架术

## 题目解析

患者因胸闷头晕就诊，查体构音障碍，右侧肢体无力伴感觉异常，辅助检查提示左侧颈动脉中度狭窄伴钙化，锁骨下动脉钙化；基底动脉重度狭窄，考虑患者左侧颈动脉动脉粥样硬化性狭窄引起的TIA发作。根据2017年血管外科学组发表的《颈动脉狭窄诊治指南》，有症状性颈动脉狭窄，无创检查颈动脉狭窄度处于50%～69%（中度）是接受CEA治疗的相对指征。若医疗条件或患者条件不适合进行CEA手术，CAS可以作为CEA的备选治疗方案。对拟接受CEA治疗的患者推荐术前单一抗血小板治疗阿司匹林（100mg/d）或氯吡格雷（75mg/d），降低血栓形成机会，不推荐大剂量应用抗血小板药。

参考答案　C

## 基本概念

症状性颈动脉狭窄：既往6个月内有TIA、一过性黑矇、患侧颅内血管导致的轻度或非致残性卒中等临床症状中一项或多项的颈动脉狭窄称为有症状性颈动脉狭窄。

---

**1.24** 患者，男性，53岁，右手无力，左侧口角流涎5天就诊，余无特殊不适。行MRA检查，提示：左侧脑室旁、半卵圆中心新发分水岭梗塞。彩超提示左侧颈内动脉起始段重度狭窄，CTA如图1-24-1所示。既往：10年前发现颈动脉斑块未予以重视。请问该患者下一步的治疗是：

A. 双联抗血小板治疗

B. 新型口服抗凝剂抗栓治疗

C. 2周内行颈动脉支架植入术

D. 2周内行颈动脉内膜剥脱术

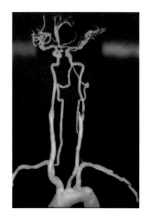

**图1-24-1 颈动脉CTA**

E. 6～8周后，再行颈动脉复通治疗

## 题目解析

结合患者的临床表现、病史及影像结果，提示患者为颈动脉斑块造成的急性左侧脑梗死。A选项的双联抗血小板治疗对于颈动脉粥样硬化的患者是必要的，但在药物治疗的基础上，针对已经明确血管重度狭窄导致脑梗死的患者还需要进行血运复通的治疗，故不选。B选项的新型口服抗凝药通常用于有房颤及血栓形成风险的患者，且同样需要进行血运复通。2017年《颈动脉狭窄诊治指南》指出：急性缺血性脑卒中在发病6周后手术较为安全，对于近期出现症状发作，影像学检查提示为不稳定斑块时应争取尽早手术，可以建议于2周内手术；对于TIA或轻微卒中患者，如果没有早期血管重建术的禁忌证，可以在事件出现2周内进行干预。对于符合治疗指征的有症状颈动脉狭窄的患者，多数国际指南推荐首选CEA手术，因为有充足证据证明CEA手术可以更好地控制围手术期乃至远期脑卒中及死亡率。对于符合治疗指征无症状颈动脉狭窄的患者，多数也是建议CEA手术，将CAS作为备选治疗。本例患者为发病2周内的轻微卒中患者，因此应选择D选项。

参考答案 D

## 1.25 经颈动脉动脉成形术（transcarotid artery revascularization，TCAR）的手术指征不包括：

A. 脊柱和颈部病变影响颈部活动

B. 低位颈动脉分叉

C. CEA后再狭窄

D. 高位颈动脉病变（C2以上）

E．对侧颈动脉闭塞

**题目解析**

美国血管外科学会于2020年就如何安全有效地实施TCAR提供了一系列的建议。目前公认的TCAR适应证为CEA存在高危并发症的颅外段颈内动脉或分叉部位的动脉粥样硬化性疾病，包括症状性冠状动脉疾病或充血性心力衰竭、近期心肌梗死、严重瓣膜病、不受控制的高血压或糖尿病、高龄；高位颈动脉病变（C2以上）、气管切开术史、根治性颈部解剖联合或不联合放疗、CEA后再狭窄、脊柱和颈部病变影响颈部活动以及对侧颈动脉闭塞。除此以外，一项单中心的回顾性研究也对TCAR适应证的解剖因素进行了报道，包括颈内动脉直径在4～9mm、锁骨－颈动脉分叉距离＞5cm、颈总动脉直径＞6mm、穿刺点少（或无）斑块。综合来看，本题的答案为B。

参考答案　B

**基本概念**

经颈动脉动脉成形术：一种新型的无动脉弓操作风险的经颈动脉直接入路下颈动脉支架植入术，其手术创伤比传统颈动脉内膜剥脱术小，并通过血流逆转来降低顺行栓塞性卒中的风险。

## 1.26 从TCAR现行适应证、现有数据和工作原理提示，CEA术中无需放置转流管，是否正确：

A．正确

B．错误

**题目解析**

当患者出现一侧颈动脉狭窄闭塞时，首先激活的是机体的代偿机制，包括颈内动脉、willis环和其他小动脉的分流，涉及多种神经体液调节机制。TCAR联合血流逆转系统正是利用了这一机制，一方面暴露CCA后直接进入CCA操作，消除了导丝、导管在主动脉弓及弓上血管操作的风险，从而降低了栓塞的发生率；另一方面，直视下阻断CCA后开启血流逆转系统，在血流逆转系统保护下行颈动脉血运重建，降低期间栓子迁移到颅内循环的风险，被逆转的血液也在体外过滤后重新回输。在CEA时，为预防颈动脉相关的脑缺血事件，术者有时会使用转流管，然而一项荟萃分析发现CEA时选择性转流、常规转流、不转流，术后脑卒中发生率分别为1.6%、1.4%、2%，差异无统计学意义。

参考答案　A

## 基本概念

转流管：一种在颈动脉内膜剥脱术中，建立颈总动脉和颈内动脉转流，以预防和颈动脉相关的脑缺血事件的技术。

## 1.27 颈动脉内膜剥脱术中监测阻断后脑缺血反应，最好的方法是：

A．术中TCD（经颅多普勒）监测

B．术中EEG（脑电图）监测

C．术中SP（残端压）测定

D．患者的耐缺血反应（颈丛局麻）

E．没有区别

## 题目解析

一篇纳入了14项临床研究的荟萃分析建议通过有效的术中监测来判断是否需要术中转流以避免阻断后脑缺血反应。有效的术中监测包括术中TCD、EEG、SP、SSEP监测和耐缺血反应等。另外，一篇纳入了6项临床研究的荟萃分析的结果显示没有证据支持哪一种监测方式更优异。然而，为方便对患者术后脑血运的监测，术中TCD监测可能是我们的首选。

参考答案 A

### 基本概念

残端压：颈动脉内膜剥脱术中，在阻断颈总动脉和颈外动脉后，颈内动脉远端的动脉压，即残端压。如SP＜50mmHg，可能提示脑侧支循环供血代偿不良。

## 1.28 脑组织缺血时，侧支循环代偿包括：

A．通过Willis环的左右循环代偿

B．通过Willis环的前后循环代偿

C．眼动脉吻合支

D．胚胎大脑后动脉

E．以上全是

### 题目解析

脑侧支循环一般可分为3级：初级侧支为Willis环，次级侧支为小血管吻合支，三级侧支为新生血管。

（1）Willis环参与侧支循环的血管变异很大，仅有约50%的人具有完整的Willis环。

（2）一些Willis环虽然完整，但其前、后交通动脉或其他Willis结构发育不良，其代偿能力达不到一级代偿的作用。

（3）部分患者的侧支代偿起主要作用的是软膜动脉或新生的血管。

（4）一些少见的侧支循环代偿方式，如胚胎大脑后动脉、永存三叉动脉、永存舌下动脉等其代偿能力超过一级代偿。

归类这些侧支循环可以分为：固有的侧支循环代偿、潜在的侧支循环代偿及新生的侧支循环代偿三类。

参考答案　E

## 基本概念

Willis环：即大脑动脉环，由前交通动脉、两侧大脑前动脉始段、两侧颈内动脉末段、两侧后交通动脉和两侧大脑后动脉始段吻合而成。正常情况下，动脉环两侧的血液不相混合，当某一供血动脉狭窄或闭塞时，可一定程度通过大脑动脉环使血液重新分配和代偿，以维持脑的血液供应。

---

## 1.29 脑储备能力通常是指：

A．结构储备、血流储备、功能储备、化学储备

B．Willis环储备、血管扩张储备、代谢储备、功能储备

C．结构储备、血流储备、功能储备、血管扩张储备

D．能量代谢储备、结构储备、血流储备、功能储备

E．能量代谢储备、结构储备、血流储备、血管扩张储备

### 题目解析

脑储备能力发挥有四个途径，也就是血流储备、功能储备、结构储备和化学储备。按照不同的脑储备能力可以进行分期，与临床脑缺血事件发生率、症状严重程度直接相关。脑循环功能的损害并非单纯的血管狭窄，研究表明一些脑动脉严重狭窄有良好CVR者卒中发生率并不高，而CVR差者则脑缺血事件可高达每年32.7%。

（1）血流储备：指大脑通过血管最大程度扩张来增加脑血流量的能力。一般来讲，

通过脑血管最大程度扩张可以增加脑血流20% ～ 75%，临床测定时，一般使用静脉注射乙酰唑胺或者吸入一定浓度的$CO_2$来扩张血管，测定扩张前后的脑血流量的变化来表示脑血流能力的大小。

（2）功能储备：脑血管有自动调节功能，即在一定灌注压的范围内，维持脑血流的恒定不变。临床通过改变血压的方式，观察脑血流的稳定性，以此反应脑自动调节的能力。

（3）结构储备：通过脑血管侧支循环的开放发挥的代偿能力。侧支循环按照级别开放。首先开放一级侧支循环，也就是前交通动脉和后交通动脉。其次开放二级侧支循环，也就是通过眼动脉和软脑膜侧支使得颅内外动脉沟通，使颅外的血流供应颅内。最后开放三级侧支循环，也就是新生血管的产生。

（4）化学储备：在反复缺血的时候，局部产生一系列抗缺血、缺氧的化学物质，提高脑组织的抗缺血缺氧的能力。这个过程也成为缺血预适应，或者缺血耐受。

参考答案　A

**基本概念**

脑血管储备力：又被称为血管反应性，指在生理或病理刺激作用下，大脑通过血流和血管的自动调节，启动侧支循环，提高脑灌注能力，以维持脑血流正常、保护脑组织免受缺血损伤的固有能力的总和。

## 1.30 颈动脉支架术后，行双功超声评估时，发现支架远端的湍流速度达到350cm/s。这表明了什么：

A．支架内狭窄程度＞30%

B．支架内狭窄程度＞80%

C．支架内狭窄程度＞50%

D．支架中的正常发现

E．以上都对

**题目解析**

一篇对来自5项研究的977名颈动脉狭窄患者接受多普勒超声检查的荟萃分析显示，收缩期峰值速度与颈动脉狭窄程度存在关联。当PSV＞350cm/s时，可能提示70%～90%程度颈动脉狭窄。同时，一项纳入了255名接受颈动脉支架植入患者的研究结果显示，PSV与颈动脉支架狭窄程度之间存在线性相关关系。然而值得注意的是，PSV与颈动脉狭窄程度并不存在严格的映射，因此，仅以PSV作为判断标准是不准确的，需要综合多项临床指标得出准确的诊断。

参考答案　B

**基本概念**

收缩期峰值速度：颈内动脉狭窄段收缩期时的峰值流速，是颈动脉超声检查血管狭窄程度的常用指标，其正常值范围在50～80cm/s。

---

**1.31 患者，男性，65岁，糖尿病13年，控制尚可，未戒烟。因颈动脉狭窄行支架植入，3个月复查时发现颈动脉支架闭塞，请问可能的原因：**

A．病变覆盖不全

B．支架展开不良

C．内膜增生

D．支架内血栓形成

E．以上都可能

**题目解析**

对CREST实验的术后2年随访研究发现，发生在术后1个月的颈动脉支架再狭窄常是由颈动脉支架对病变位置覆盖不全或术中支架展开不良引起的；发生在长期随访时的颈动脉支架再狭窄则与女性、糖尿病、高脂血症、动脉粥样硬化等危险因素相关。术后3个月则是介于中间的一个时间节点，颈动脉支架闭塞可能既受到手术的影响，又与患者自身的危险因素相关。

参考答案 E

## 基本概念

颈动脉支架闭塞：颈动脉支架术后，经影像学诊断，在支架内和/或两端5mm范围内发生的＞50%的血管管腔狭窄。

---

**1.32 患者，男性，59岁，发现症状性颈动脉狭窄，血管造影显示：70%～99%不规则狭窄性病变。该患者10年前曾因鼻咽癌进行放射治疗。请问该患者的最佳治疗方案：**

A. 应行病变段颈动脉置换术

B. 应行最佳药物治疗术

C. 应行颈动脉内膜剥脱术

D. 应行颈动脉支架植入术

E. 定期复查

## 题目解析

颈动脉狭窄的手术指征包括绝对指征和相对指征。绝对指征：有症状性颈动脉狭窄，且无创检查颈动脉狭窄度≥70%或血管造影发现狭窄超过50%。相对指征：有症状性颈动脉狭窄，无创检查颈动脉狭窄度处于50%～69%。因该患者为症状性颈动脉狭窄且血管造影提示为70%～99%不规则狭窄性病变，故应当选择行手术治疗。有手术指征的患者术前的相关检查综合评估为不稳定斑块的患者倾向于行CEA手术，稳定性斑块者则CAS与CEA均可选择。而对于颈部解剖不利于CEA外科手术的患者则应选择CAS，其中解剖的不利因素包括：

（1）颈部放疗史或颈部恶性肿瘤根治术后。

（2）CEA术后再狭窄。

（3）继发于肌纤维发育不良。

（4）对侧的喉返神经麻痹。

（5）严重的颈椎关节炎。

（6）外科手术难以显露的病变，颈动脉分叉位置高、锁骨平面以下的病变。

本题中患者曾因鼻咽癌行放射治疗，存在不利于颈部手术解剖的因素，故应当行CAS，即颈动脉支架植入术。

参考答案　D

## 参考文献

1. KAKISIS JD, ANTONOPOULOS CN, MANTAS G, et al. Cranial nerve injury after carotid endarterectomy: incidence, risk factors, and time trends [J]. Eur J Vasc Endovasc Surg, 2017, 53 (3): 320-335.

2. FOKKEMA M, DE BORST GJ, NOLAN BW, et al. Clinical relevance of cranial nerve injury following carotid endarterectomy [J]. Eur J Vasc Endovasc Surg, 2014, 47 (1): 2-7.

3. CUNNINGHAM EJ, BOND R, MAYBERG MR, et al. Risk of persistent cranial nerve injury after carotid endarterectomy [J]. J Neurosurg, 2004, 101 (3): 445-448.

4. FRANK H, NETTER. 奈特人体解剖彩色图谱 [M]. 3版. 王怀经, 译. 北京: 人民卫生出版社, 2005.

5. North American Symptomatic Carotid Endarterectomy Trial. Methods, patient characteristics, and progress [J]. Stroke, 1991, 22 (6): 711-720.

6. ROTHWELL PM, GIBSON RJ, SLATTERY J, et al. Equivalence of measurements of carotid stenosis. A comparison of three methods on 1001 angiograms. European Carotid Surgery Trialists' Collaborative Group [J]. Stroke, 1994, 25 (12): 2435-2439.

7. MRC European Carotid Surgery Trial: interim results for symptomatic patients with severe (70%-99%) or with mild (0-29%) carotid stenosis. European Carotid Surgery Trialists' Collaborative Group [J]. Lancet, 1991, 337 (8752): 1235-1243.

8. WARDLAW JM, LEWIS SC, HUMPHREY P, et al. How does the degree of carotid stenosis affect the accuracy and interobserver variability of magnetic resonance angiography? [J]. J Neurol Neurosurg Psychiatry, 2001, 71 (2): 155-160.

9. VAN MOOK WN, RENNENBERG RJ, SCHURINK GW, et al. Cerebral hyperperfu-

sion syndrome [J]. Lancet Neurol, 2005, 4 (12) : 877-888.

10. KABLAK-ZIEMBICKA A, PRZEWLOCKI T, PIENIAZEK P, et al. Predictors of cerebral reperfusion injury after carotid stenting: the role of transcranial color-coded Doppler ultrasonography [J]. J Endovasc Ther, 2010, 17 (4) : 556-563.

11. BOURI S, THAPAR A, SHALHOUB J, et al. Hypertension and the post-carotid endarterectomy cerebral hyperperfusion syndrome [J]. Eur J Vasc Endovasc Surg, 2011, 41 (2) : 229-237.

12. PENNEKAMP CW, TROMP SC, ACKERSTAFF RG, et al. Prediction of cerebral hyperperfusion after carotid endarterectomy with transcranial Doppler [J]. Eur J Vasc Endovasc Surg, 2012, 43 (4) : 371-376.

13. WU TY, ANDERSON NE, BARBER PA. Neurological complications of carotid revascularisation [J]. J Neurol Neurosurg Psychiatry, 2012, 83 (5) : 543-550.

14. ANZUINI A, BRIGUORI C, ROUBIN GS, et al. Emergency stenting to treat neurological complications occurring after carotid endarterectomy [J]. J Am Coll Cardiol, 2001, 37 (8) : 2074-2079.

15. MYLONAS SN, MOULAKAKIS KG, ANTONOPOULOS CN, et al. Carotid artery stenting-induced hemodynamic instability [J]. J Endovasc Ther, 2013, 20 (1) : 48-60.

16. ULLERY BW, NATHAN DP, SHANG EK, et al. Incidence, predictors, and outcomes of hemodynamic instability following carotid angioplasty and stenting [J]. J Vasc Surg, 2013, 58 (4) : 917-925.

17. LIN PH, ZHOU W, KOUGIAS P, et al. Factors associated with hypotension and bradycardia after carotid angioplasty and stenting [J]. J Vasc Surg, 2007, 46 (5) : 846-853; discussion 853-854.

18. SHAMBLIN WR, REMINE WH, SHEPS SG, et al. Carotid body tumor (chemodectoma). Clinicopathologic analysis of ninety cases [J]. Am J Surg, 1971, 122 (6) : 732-739.

19. YAZMAN S, KARAAGAC E, INER H, et al. Impact of preoperative embolization on carotid body tumor surgery [J]. Ann Vasc Surg, 2022, 84: 155-162.

20. LIU J, MU H, ZHANG W. Diagnosis and treatment of carotid body tumors [J]. Am J Transl Res, 2021, 13 (12) : 14121-14132.

21. JIANG X, FANG G, GUO D, et al. Surgical Management of carotid body tumor and risk factors of postoperative cranial nerve Injury [J]. World J Surg, 2020, 44 (12) : 4254-4260.

22. TANAKA A, MILNER R, OTA T. Kommerell's diverticulum in the current era: A comprehensive review. Gen Thorac Cardiovasc Surg, 2015, 63 (5) : 245-259.

23. CINÀ CS, ALTHANI H, PASENAU J, et al. Kommerell's diverticulum and right-sided aortic arch: A cohort study and review of the literature. J Vasc Surg, 2004, 39 (1) : 131-139.

24. 张皓. 外科学 [M]. 9版. 北京: 人民卫生出版社, 2018.

25. 林宏伟, 邹育才. 先天性动静脉瘘治疗的研究进展 [J]. 医学综述, 2011 (4): 572-574.

26. INAMASU J, GUIOT BH. Iatrogenic vertebral artery injury [J]. Acta Neurol Scand, 2005, 112 (6): 349-357.

27. DOLATI P, EICHBERG DG, THOMAS A, et al. Application of pipeline embolization device for iatrogenic pseudoaneurysms of the extracranial vertebral artery: a case report and systematic review of the literature [J]. Cureus, 2015, 7 (10): e356.

28. YI HJ. Epidemiology and management of iatrogenic vertebral artery injury associated with cervical spine surgery [J]. Korean J Neurotrauma, 2022, 18 (1): 34-44.

29. 冯凌波, 孙翠茹, 戴向晨, 等. 多层裸支架植入主动脉夹层的流固耦合数值模拟 [J]. 医用生物力学, 2021, 36 (5): 738-746.

30. PETERS S, BRAUN-DULLAEUS R, HEROLD J. Pseudoaneurysm [J]. Hamostaseologie, 2018, 38 (3): 166-172.

31. COPE C, ZEIT R. Coagulation of aneurysms by direct percutaneous thrombin injection [J]. AJR Am J Roentgenol, 1986, 147 (2): 383-387.

32. ABURAHMA AF, MOUSA AY, STONE PA. Shunting during carotid endarterectomy [J]. J Vasc Surg, 2011, 54 (5): 1502-1510.

33. 中华医学会外科学分会血管外科学组. 颈动脉狭窄诊治指南 [J]. 中国血管外科杂志 (电子版), 2017, 9: 169-175.

34. HAYS RJ, LEVINSON SA, WYLIE EJ. Intraoperative measurement of carotid back pressure as a guide to operative management for carotid endarterectomy [J]. Surgery, 1972, 72 (6): 953-960.

35. GOODNEY PP, WALLAERT JB, SCALI ST, et al. Impact of practice patterns in shunt use during carotid endarterectomy with contralateral carotid occlusion [J]. J Vasc Surg, 2012, 55 (1): 61-71, e1.

36. CHAKFÉ N, DIENER H, LEJAY A, et al. Editor's Choice-European Society for Vascular Surgery (ESVS) 2020 clinical practice guidelines on the management of vascular graft and endograft infections [J]. Eur J Vasc Endovasc Surg, 2020, 59 (3): 339-384.

37. SOUSA-UVA M, NEUMANN FJ, AHLSSON A, et al. 2018 ESC/EACTS Guidelines on myocardial revascularization [J]. Eur J Cardiothorac Surg, 2019, 55 (1): 4-90.

38. 中国医疗保健国际交流促进会血管疾病高血压分会专家共识组. 冠心病合并颈动脉狭窄的处理策略专家共识 [J]. 中国循环杂志, 2016, 31: 1150-1156.

39. 中国医师协会介入医师分会神经介入专业委员会. 慢性颈内动脉闭塞再通治疗中国专家共识 [J]. 中华介入放射学电子杂志, 2019, 7: 1-6.

40. CARRERA E, MAEDER-INGVAR M, ROSSETTI AO, et al. Trends in risk factors, patterns and causes in hospitalized strokes over 25 years: The Lausanne Stroke Registry [J]. Cerebrovasc Dis, 2007, 24 (1): 97-103.

41. MARQUARDT L, KUKER W, CHAN-DRATHEVA A, et al. Incidence and prognosis of ＞ or ＝ 50% symptomatic vertebral or basilar artery stenosis: prospective population-based study [J]. Brain, 2009, 132: 982-988.

42. ABOYANS V, RICCO JB, BARTELINK MEL, et al. 2017 ESC Guidelines on the Diagnosis and Treatment of Peripheral Arterial Diseases, in collaboration with the European Society for Vascular Surgery (ESVS): Document covering atherosclerotic disease of extracranial carotid and vertebral, mesenteric, renal, upper and lower extremity arteries Endorsed by: the European Stroke Organization (ESO) The Task Force for the Diagnosis and Treatment of Peripheral Arterial Diseases of the European Society of Cardiology (ESC) and of the European Society for Vascular Surgery (ESVS) [J]. Eur Heart J, 2018, 39 (9): 763-816.

43. FILIPPO F, FRANCESCO M, FRANCESCO R, et al. Percutaneous angioplasty and stenting of left subclavian artery lesions for the treatment of patients with concomitant vertebral and coronary subclavian steal syndrome [J]. Cardiovasc Intervent Radiol, 2006, 29 (3): 348-353.

44. GILL H, GILL HS, KOTHA V. Subclavian atherectomy and angioplasty for coronary subclavian steal syndrome post CABG [J]. Radiol Case Rep, 2022, 17 (5): 1524-1527.

45. PATY PS, MEHTA M, DARLING RC 3RD, et al. Surgical treatment of coronary subclavian steal syndrome with carotid subcla-vian bypass [J]. Ann Vasc Surg, 2003, 17 (1): 22-26.

46. PELISEK J, ECKSTEIN HH, ZERNECKE A. Pathophysiological mechanisms of carotid plaque vulnerability: impact on ischemic stroke [J]. Arch Immunol Ther Exp (Warsz), 2012, 60 (6): 431-442.

47. 中华医学会神经病学分会, 中华医学会神经病学分会脑血管病学组. 中国颈部动脉夹层诊治指南2015 [J]. 中华神经科杂志, 2015, 48 (8): 644-651.

48. WU C M, MCLAUGHLIN K, LORENZETTI D L, et al. Early risk of stroke after transient ischemic attack: a systematic review and meta-analysis [J]. Archives of Internal Medicine, 2007, 167 (22): 2417-2422.

49. 短暂性脑缺血发作中国专家共识组. 短暂性脑缺血发作的中国专家共识 [J]. 中华内科杂志, 2007, 46 (10): 883-885.

50. BILLER J, SACCO R L, ALBUQUERQUE F C, et al. Cervical Arterial Dissections and Association With Cervical Manipulative Therapy [J]. Stroke, 2014, 45 (10): 3155-3174.

51. LAL BK, JORDAN W, KASHYAP VS, et al. Clinical competence statement of the Society for Vascular Surgery on training and credentialing for transcarotid artery revascularization [J]. J Vasc Surg, 2020, 72 (3): 779-789.

52. WU WW, LIANG P, O'DONNELL TFX, et al. Anatomic eligibility for transcarotid artery revascularization and transfemoral carotid artery stenting [J]. J Vasc Surg, 2019, 69 (5):

1452-1460.

53. 刘敬文，樊雪强，刘鹏. 经颈动脉血运重建术的研究进展 [J]. 血管与腔内血管外科杂志，2020，6（3）：259-278.

54. MALAS M，LEAL JMD，KASHYAP VMD，et al. Technical aspects of transcarotid artery revascularization using the ENROUTE transcarotid neuroprotection and stent system [J]. J Vasc Surg，2017，65（3）：916-920.

55. ABURAHMA AF，MOUSA AY，STONE PA. Shunting during carotid endarterectomy [J]. J Vasc Surg，2011，54（5）：1502-1510.

56. CHONGRUKSUT W，VANIYAPONG T，RERKASEM K. Routine or selective carotid artery shunting for carotid endarterectomy（and different methods of monitoring in selective shunting）[J]. Cochrane Database Syst Rev，2014，2014（6）：Cd000190.

57. 王健，夏爽，祁子禹，等. 脑侧支循环评估在急性缺血性卒中机械取栓中的应用进展 [J]. 中国现代神经疾病杂志，2019，19（10）：720-725.

58. KERENYI LL，FULESDI B，FICZERE A，et al. Cerebrovascular reserve capacity in patients with hyperlipidemia [J]. J Clin Ultrasound，2000，28（3）：115-121.

59. VON REUTERN G-M，GOERTLER M-W，BORNSTEIN N-M，et al. Grading carotid stenosis using ultrasonic methods [J]. Stroke，2012，43（3）：916-921.

60. LAL BK，HOBSON RW，2ND，TOFIGHI B，et al. Duplex ultrasound velocity criteria for the stented carotid artery [J]. J Vasc Surg，2008，47（1）：63-73.

61. LAL BKMD，BEACH KWP，ROUBIN GSP，et al. Restenosis after carotid artery stenting and endarterectomy：a secondary analysis of CREST，a randomised controlled trial [J]. Lancet neurology，2012，11（9）：755-763.

第二章

# 胸主动脉疾病

## 02

**2.1** 患者，女性，74岁，胸部钝痛1天。吸烟史，无动脉瘤及夹层病史，无动脉瘤及夹层家族史。血压：150/90mmHg，查体：双侧股动脉、桡动脉、颈动脉搏动正常。心内科会诊检查后除外心肌梗死。急诊科医生考虑为急性主动脉综合征可能，请血管外科医生急会诊，血管外科医生会诊，针对主动脉综合征，对于该患者下一步应进行的检查是：

A．主动脉CTA

B．主动脉造影

C．D-二聚体测定及胸部彩超

D．无需针对主动脉综合征进行检查

E．经食管主动脉超声

**题目解析**

根据2020年加拿大急性主动脉综合征的临床实践指南，对急性主动脉综合征（acute aortic syndrome，AAS）的诊断，将主动脉检查前评估区分为高、中、低可能性。依据表2-1-1中的各项参数，高可能性为评分≥2，发生概率>5%，需进一步行主动脉CTA；中等可能性，评分为1，发生概率为0.5%～5%，需要进一步完善D-二聚体检查；低可能性评分为0，发生概率<0.5%，可继续观察。依据表2-1-1该患者仅出现胸部钝痛，评分为1分。

值得注意的是，表2-1-1的使用主要是针对可疑急性主动脉综合征的患者，表现为：胸、腹、背部疼痛，或者颅脑灌注不足、晕厥、双侧血压差、收缩压>180mmHg；需要除外孕妇、18岁以下患者、创伤以及近期药物滥用者。

2014年欧洲心脏病学会发表了《主动脉疾病诊断与治理指南》，其中对于胸痛患者的诊断流程做了详细的说明。对于胸痛的患者应首先除外心源性疾病，然后再根据其血流动力学是否稳定行进一步检查。该患者已除外心梗，考虑急性主动脉综合征可能。查体血流动力学状态稳定，风险评估（表2-1-2）为0分，为低风险。根据诊断流程应先完善D-二聚体＋TTE＋胸片检查。如果结果均为阴性则除外AD，否则应完善CT、MRI或TOE以明确诊断。因此，该患者接下来应完善D-二聚体测定及胸部彩超。

**参考答案　C**

**表2-1-1　急性主动脉综合征检查前评分与推荐**

| 风险评估类别 | 判断依据 | 评分/分 |
|---|---|---|
| **危险因素** | | |
| 　结缔组织疾病 | | |
| 　主动脉瓣膜疾病 | 无危险因素 | 0 |
| 　近期主动脉操作史 | 任何非动脉瘤相关危险因素 | 1 |
| 　急性主动脉综合征家族史 | 主动脉瘤 | 2 |
| 　主动脉瘤 | | |
| **疼痛性质** | | |
| 　严重或者加重 | 无高危疼痛特点 | 0 |
| 　突发 | 1～2个高危疼痛特点 | 1 |
| 　撕裂样 | 3个或以上高危疼痛特点 | 2 |
| 　放射痛 | | |
| **查体** | | |
| 　脉搏短绌 | | |
| 　神经功能缺损 | 无 | 0 |
| 　主动脉瓣关闭不全 | 任何其中一项 | 1 |
| 　低血压或者心包积液 | | |
| **其他诊断** | 怀疑其他诊断 | −1 |
| | 不确定 | 0 |
| | 怀疑最可能是主动脉综合征 | 1 |

评分结果：0分，低可能性，发生概率＜0.5%，可继续观察；1分，中可能性，发生概率为0.5%～5%；2分及以上，高可能性，发生概率为＞5%。

**表 2-1-2　急性胸痛风险评估表**

| 高风险状态（1分） | 高风险疼痛体征（1分） | 高风险查体结果（1分） |
| --- | --- | --- |
| ● 马方综合征（或其他结缔组织疾病）<br>● 有主动脉疾病的家族史<br>● 已知的主动脉瓣疾病<br>● 已知的胸主动脉瘤<br>● 曾经做过主动脉手术（包括心脏手术） | 胸部、背部或腹部疼痛描述为以下任何一项：<br>● 突然发生的<br>● 严重的强度<br>● 撕扯或撕裂 | 灌注缺失的证据：<br>● 脉搏缺失<br>● 收缩压差<br>● 局部神经功能缺失（与疼痛同时存在）<br>● 主动脉舒张期杂音（新出现并伴有疼痛）<br>● 低血压或休克 |

## 基本概念

急性主动脉综合征：acute aortic syndrome，AAS。是一组累及胸主动脉及腹主动脉的急症，主要包括主动脉夹层、主动脉壁间血肿和穿透性溃疡，可严重威胁患者生命健康，见图 2-1-1。

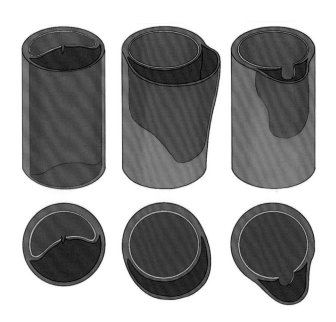

**图 2-1-1　主动脉夹层、溃疡及血肿**

（1）主动脉夹层：aortic dissection，AD。由于各种原因导致主动脉内膜和中膜剥离，主动脉内膜和中膜撕裂，血液通过破口进入中膜，使主动脉中膜剥离，主动脉因此被分为真腔和假腔。

（2）主动脉壁间血肿：intramural hematoma，IMH。发生在主动脉壁中层的血肿，无明确的内膜破口，血肿与主动脉管腔无交通。主要特点为主动脉管壁中膜环形或新月形高密度影、管壁增厚（＞5mm）。

（3）主动脉穿透性溃疡：penetrating aortic ulcer，PAU。主动脉壁的动脉粥样硬化斑块发生溃疡，血液穿透内膜进入到中膜或外膜层，影像学表现为"龛影"。

## 2.2 患者，男性，77岁，诊断为胸主动脉夹层，计划行手术治疗。下列关于脊髓缺血的预防，哪一项正确：

A．如果行主动脉置换手术，可以直接手术治疗，不需处理

B．如果行主动脉置换手术，给予预防性脑脊液引流，同时进行低温灌注至32℃

C．如果行腔内治疗手术，需放置1个胸主动脉支架，给予预防性脑脊液引流

D．如果行腔内治疗手术，需放置2个胸主动脉支架，给予预防性脑脊液引流

E．如果行腔内治疗手术，无论放置多少支架，都不需要脑脊液引流

### 题目解析

根据2017年欧洲血管外科学会发布的《胸降主动脉疾病的管理指南》，脊髓缺血（spinal cord ischaemia）是胸主动脉夹层手术中灾难性并发症之一，可导致下肢轻瘫或者截瘫，其发生率可高达20%，但是一般在2%～6%。TEVAR术后发生脊髓缺血的危险因素主要有：计划手术覆盖胸主动脉区域超过200mm，累及T8至T12胸椎，既往腹主动脉手术行腰动脉结扎，髂内动脉闭塞，急诊情况下左锁骨下动脉覆盖。慢性肾功能不全或者围手术期平均动脉压小于70mmHg也可能导致脊髓缺血的发生。当出现1种或者以上危险因素时，可考虑行脑脊液引流以预防脊髓缺血（推荐强度Ⅱa，证据级

别C）。脑脊液引流可有效降低主动脉置换手术中可能出现的轻瘫和截瘫风险（推荐强度Ⅱa，证据级别B）。由于增加硬膜下出血的风险，并不推荐同时采用脑脊液引流与低温灌注至32℃（推荐强度Ⅲ，证据级别B）。

参考答案　D

## 基本概念

GRADE分级标准：推荐的分级、评估、制定与评价（Grading of Recommend-ations，Assessment，Development and Evaluations，GRADE）是一个简单易懂的结构框架，用于制定和展示对证据的总结，并提供一种制定临床实践推荐的系统性方法。2017年欧洲血管外科学会发布的《胸降主动脉疾病的管理指南》用的正是此方法，采用的是欧洲心脏协会的定义。在推荐强度方面，Ⅰ级认为治疗或者手术措施是有益的，应该实施；Ⅱa级是应该考虑，Ⅱb级是可能考虑；Ⅲ级是不推荐。在证据级别方面，A级是指证据来自多中心随机临床试验或者系统性荟萃分析结果；B级是指证据来自单中心随机临床试验或大规模非随机临床试验；C级是指专家共识、回顾性研究或注册研究。

---

**2.3** 患者，男性，54岁，突发胸部撕裂样疼痛3天。吸烟史30年。血压：190/120mmHg，查体：双侧股动脉、桡动脉、颈动脉搏动正常。CTA示B型主动脉夹层。无内脏缺血症状，无下肢缺血症状。对于该患者下一步处理方式为：

---

A．β受体阻滞剂等药物控制血压心率，对症保守治疗

B．β受体阻滞剂等药物控制血压心率，同时急诊行腔内手术治疗

C．β受体阻滞剂等药物控制血压心率，同时急诊行开放手术治疗

D．β受体阻滞剂等药物控制血压心率，2周后行腔内手术治疗

E．β受体阻滞剂等药物控制血压心率，2周后行开放手术治疗

**题目解析**

根据2022年中华医学会外科学分会血管外科学组制定的《Stanford B型主动脉夹层诊断和治疗中国专家共识（2022版）》，一旦确诊是主动脉夹层，需要立刻予以药物治疗，予镇痛、镇静、控制心率和血压、防止夹层进一步扩大或破裂。一般目标血压在100～130mmHg，心室率在60～80次/分钟。常规基础用药为β受体阻滞剂（如美托洛尔、艾司洛尔等）或α受体阻滞剂（如乌拉地尔等）。

而针对主动脉夹层的临床表现和影像学特征，可以将其分为三类：非复杂型、高危非复杂型、复杂型。

（1）非复杂型：无破裂征象、无灌注不良、无高危因素。

（2）高危型：疼痛不可缓解、血压无法控制、胸腔血性积液、主动脉直径超过40mm、假腔直径超过22mm、单纯发现影像学上的灌注不足、原发破口位于小弯侧、再入院。

（3）复杂型：破裂或先兆破裂、灌注不良综合征。

根据该患者的病历资料，可考虑为非复杂型B型夹层。关于非复杂型B型夹层的手术时机的考虑，我国学者的荟萃分析结果显示：在急性期型TEVAR干预的非复杂B型夹层患者的30天死亡率（4.6 vs 1.3%；$P=0.004$）和并发症发生率（20.5 vs 13.7%；$P=0.014$）更高。

参考答案　D

**基本概念**

1．主动脉夹层分型

（1）DeBakey分型：1965年，DeBakey等人根据主动脉夹层破口位置和累及范围将其分为Ⅰ、Ⅱ、Ⅲ型。

1）Ⅰ型：指原发破口位于升主动脉或者主动脉弓，夹层累及升主动脉至腹主动脉任意范围。

2）Ⅱ型：指原发破口仅局限在升主动脉，而范围累及升主动脉，少数累及主动脉弓。

3）Ⅲ型：指原发破口位于左锁骨下动脉以远，范围局限于胸降主动脉（Ⅲa）或累及腹主动脉（Ⅲb）。

（2）Stanford分型：是由Daily等根据夹层累及的范围在1970年提出。

1）A型：夹层累及升主动脉。

2）B型：夹层累及左锁骨下动脉以远的胸降主动脉及其远端。

（3）解剖分型：A型指夹层破口起自0区即为A型，夹层原发破口源于无名动脉开口远端以远即为B型。该分型是由2020年美国血管外科协会和美国胸外科医师协会联合发布，中文解释详见我国《Stanford B型主动脉夹层诊断和治疗中国专家共识（2022版）》。另一方面，值得注意的是，2019年欧洲心胸外科学会和欧洲血管外科学会提出了"非A非B夹层"的概念，主要指的是内膜破口起自于主动脉弓。

2．B型主动脉夹层分期

B型主动脉夹层分期见表2-3-1。

**表2-3-1　B型主动脉夹层分期**

| 分期 | 传统分期 | 2010年美国心脏病协会分期 | 2022年美国心脏病协会分期 | 2014年欧洲心脏病协会分期 |
|---|---|---|---|---|
| 超急性期 | — | — | ＜24小时 | — |
| 急性期 | ≤14天 | ≤14天 | ≤14天 | ≤14天 |
| 亚急性期 | — | 2～6周 | ＞14～90天 | ＞14～90天 |
| 慢性期 | ＞14天 | ＞6周 | ＞90天 | ＞90天 |

**2.4 患者，男性，64 岁，突发胸痛 2 天。血压：180/120mmHg，查体：双侧股动脉、桡动脉、颈动脉搏动正常；CTA 显示为 B 型胸主动脉壁间血肿。对于该患者治疗方案错误的是：**

A. 艾司洛尔控制患者血压心率，对症镇痛治疗

B. 患者胸痛，需要进行手术治疗

C. 如果 CTA 显示有内脏动脉缺血则需要手术治疗

D. 如果患者出现主动脉直径超过 50mm，或壁间血肿最大厚度超过 13mm 需手术治疗

E. 如果患者胸腔主动脉周围有渗出，需手术治疗

F. 患者主动脉壁间血肿，同时伴有主动脉溃疡或者类似溃疡的破口，需要手术治疗

G. 如果患者需要手术治疗，首选腔内治疗

**题目解析**

根据 2022 年 ACC/AHA 主动脉疾病诊疗指南，B 型主动脉壁间血肿的高危影像特点为：

（1）最大主动脉直径超过 47 ～ 50mm。

（2）血肿最大厚度不小于 13mm。

（3）局灶性内膜破坏，表现为急性期降主动脉溃疡样隆起。

（4）胸腔积液增多或者复发。

（5）发展为主动脉夹层。

（6）主动脉直径进行性增大。

（7）血肿直径进行性增宽。

对于非复杂型的 B 型 IMH，指南推荐初始治疗策略采用药物治疗。如果患者胸痛持续或者不缓解的情况下，考虑为复杂型主动脉壁间血肿。

参考答案　B

**基本概念**

1. 主动脉壁间血肿的自然病程如题2.1所述，IMH是急性主动脉综合征的一种。在可疑主动脉综合征患者中约5%～25%的患者有IMH，这一比例在亚洲人群中可达30%～40%。其中少于10%的IMH会自行消解，16%～47%的患者会进展成为主动脉夹层。IMH在升主动脉、主动脉弓、降主动脉各自的发生率分别为30%、10%、60%。

2. 主动脉壁间血肿的分型：与主动脉夹层一样，可分为A型和B型。A型IMH非手术死亡率可达40%。

3. 复杂主动脉壁间血肿

（1）灌注不良。

（2）主动脉周围血肿。

（3）心包积液伴心包压塞。

（4）持续的、难治性的、复发的疼痛。

（5）破裂。

无论是A型还是B型IMH，复杂急性IMH均推荐急诊手术治疗。

---

**2.5 患者，男性，64岁，突发胸痛2天。血压：160/100mmHg，查体：双侧股动脉、桡动脉、颈动脉搏动正常；CTA显示为胸主动脉溃疡（图2-5-1）。对于该患者治疗方案错误的是：**

A. 艾司洛尔控制患者血压心率，对症镇痛治疗

B. 持续复发的胸痛，药物控制不缓解的患者，需要手术治疗

C. 如果CTA显示主动脉溃疡直径超过20mm，或者深度大于10mm需手术治疗

D. 如果患者胸腔主动脉周围有渗出，或者其他破裂倾向的需手术治疗

E. 如果患者需要手术治疗，首选腔内治疗

F．如果CTA显示主动脉多发溃疡，需要手术治疗

**题目解析**

根据2022年ACC/AHA主动脉疾病诊疗指南，高

危PAU的影像学特点：

（1）PAU最大直径不低于13～20mm。

（2）PAU最大深度不低于10mm。

（3）PAU直径或者深度显著增长。

（4）伴随囊状动脉瘤。

（5）伴随持续性胸腔积液。

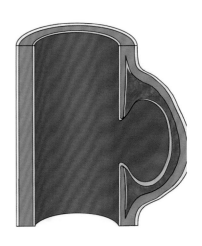

**图2-5-1 主动脉溃疡示意图**

对症状性孤立性PAU伴有持续性疼痛的患者，推

荐手术治疗（COR1，LOE B-NR）。而针对无症状孤立性PAU伴有高危影像学特征的患

者，可考虑行择期手术（COR2b，LOE C-LD）。对于需要手术的PAU，根据不同部位，

手术方式推荐则不同。对位于0区和1区的PAU，则推荐开放手术治疗（COR1，LOE

C-LD）。对主动脉其他部位的PAU，根据解剖及并发症，开放手术及腔内治疗均可选择

（COR2a，LOE C-LD）。

综合以上，本题目中的F项，并非手术治疗指征。

参考答案 F

**基本概念**

1．主动脉穿透性溃疡：PAU。如题2.1所述，PAU起始于主动脉壁上动脉粥样硬化

斑块的溃疡，穿透内膜进入中膜或外膜层形成壁龛。PAU最常发生于降主动脉中段或者

远段。约占急性主动脉综合征的2%～7%。PAU破裂致死率可高达40%。

2．孤立性PAU：Isolated PAU。是指不伴有IMH，AD或者囊状动脉瘤的PAU。

3．PAU伴随IMH的处理：根据2022年ACC/AHA主动脉疾病诊疗指南，PAU破裂

或者升主动脉PAU伴随IMH，推荐急诊手术（COR1，LOE B-NR）；如果主动脉弓或者

降主动脉的PAU伴随IMH，行急诊手术是可行的（COR2a，LOE C-LD）；如果是腹主动脉PAU伴随IMH，可考虑行急诊手术（COR2b，LOE C-LD）。

---

**2.6** 患者，男性，64岁，突发胸痛2天，伴轻度胸闷憋气，曾有胸主动脉瘤病史。血压：100/50mmHg，心率120次/分，肤色苍白，查体：双侧股动脉、桡动脉、颈动脉搏动正常。对于该患者治疗方案错误的是：

A．急查主动脉CTA

B．备血、输血、补液治疗

C．请胸外科会诊，给予胸腔引流

D．急诊行腔内手术治疗

E．在急救的情况下，如果没有禁忌，可以封盖锁骨下动脉

F．在左椎动脉优势的情况下，应当保留锁骨下动脉

### 题目解析

该胸痛患者考虑急性主动脉综合征，胸主动脉瘤破裂出血可能，应急查主动脉CTA。手术首选腔内治疗，无法腔内手术时可以开放手术治疗；在急救的情况下，如果没有禁忌，可以封盖锁骨下动脉。在左椎动脉优势的情况下或者冠脉至左侧乳内动脉搭桥术后，应当保留左锁骨下动脉。早期胸腔引流，可能会导致患者出血和动脉瘤破裂加重。

参考答案 C

### 基本概念

胸主动脉瘤：各种原因所致胸主动脉壁正常结构受损并扩张膨隆，最大直径达原来直径的1.5倍。根据不同部位可分为升主动脉瘤、主动脉弓部动脉瘤、降主动脉瘤、胸腹主动脉瘤等。

**2.7** 患者，女性，29岁，孕33w，确诊为Stanford B型主动脉夹层，目前患者无明显临床症状，血压：90/60mmHg，心率：76次/分，拟于2日后行剖宫产手术，请血管外科、麻醉科、新生儿科等多学科会诊。请从血管外科专业角度给出最合适的会诊意见：

　　A．优先手术修复夹层，并密切监测胎儿情况

　　B．先行剖宫产分娩，之后进行主动脉修复

　　C．控制血压和心率、缓解疼痛、严密监测

　　D．及时终止妊娠，全麻或椎管内麻醉下实施剖宫产手术，同期行主动脉夹层修复术

### 题目解析

根据2022 ACC/AHA指南对妊娠合并主动脉夹层患者的手术时机作如下推荐：

（1）对于妊娠早期或中期的Stanford A型夹层，如果条件允许，首选限期手术修复并密切监测胎儿情况（COR1，LOE C-LD）。

（2）对于妊娠晚期的Stanford A型主动脉夹层，建议限期剖宫产分娩，之后进行主动脉修复（COR1，LOE C-LD）。

（3）对于非复杂的Stanford B型主动脉夹层，首选内科治疗。内科治疗包括：控制血压和心率、缓解疼痛、严密监测。外科治疗仅限于：有持续不能缓解的疼痛、不能控制的顽固的高血压、大的动脉分支闭塞、明显的主动脉漏或破裂、局限的主动脉瘤不断增大等情况。

文献报道，保留胎儿在子宫内行主动脉修复术，母亲死亡率为5%～9%，胎儿死亡率高达15%～36%。若能同期行剖宫产和主动脉修复术，母亲死亡率可低至5%～7%，胎儿死亡率接近0。

参考答案　D

## 2.8 患者，女性，59岁，胸背部剧烈疼痛，伴左腰腹部疼痛8小时。患者既往有高血压病史，一直自服降压药治疗。曾因胃穿孔行手术治疗。下列哪项入院体征对于进一步检查最有指导意义：

A. 体温 36.9℃

B. 脉搏90次/分

C. 血压：右上肢 170/100mmHg、左上肢 80/60mmHg

D. 左肾区叩击痛（＋），左侧输尿管体表走行区压痛（＋）

E. 呼吸20次/分

### 题目解析

主动脉夹层以突发性胸背疼痛为主要表现。尽管没有特征性的表现形式，但持续性的胸背部剧烈疼痛往往有别于一般急腹症。既往有高血压病以及发病时血压异常升高是大多数患者的又一表现。一部分病例有四肢动脉搏动异常或左右侧血压不对称现象。该患者高度怀疑是主动脉夹层。

主动脉夹层患者的发病急骤而凶险，死亡率很高。升主动脉夹层患者不进行干预的话在症状出现后每小时死亡率可达1%～2%。如果患者出现以下并发症：心脏压塞（伴或不伴有心源性休克）、急性心肌缺血或梗死、卒中、器官灌注不良等，死亡风险会进一步增加。而针对非复杂型B型夹层患者，其30天死亡率为10%；如果进一步发生灌注不良或者破裂事件，死亡率可在第2天时增至20%，在第30天时增至25%。

参考答案　C

## 2.9 下列有关TBAD选项中，错误的是：

A. 对复杂的超急性、急性或亚急性B型主动脉夹层，开放手术修复只适合解剖形态不适合TEVAR的患者

B．对于复杂的超急性、急性或亚急性 B 型主动脉夹层可考虑开窗技术

C．最佳药物治疗被推荐用于无并发症的 TBAD 患者

D．对于非复杂 TBAD 患者，不必考虑预防性 TEVAR

E．对于急性 TBAD 患者，建议在出院后进行密切的临床随访

**题目解析**

根据我国《Stanford B 型主动脉夹层诊断和治疗中国专家共识（2022版）》，急性或亚急性 TBAD 的治疗原则指出，尽管急性非复杂型 TBAD 患者的药物治疗病死率较低，但是腔内治疗可以更好重构主动脉，降低远期并发症的风险，但是这一推荐仍需高质量的前瞻性随机对照试验数据予以支持。该意见与 2022 美国胸外科医师协会和美国胸外科协会联合发布的 B 型主动脉夹层临床指南一致。

参考答案　D

**基本概念**

超急性、急性或亚急性 B 型主动脉夹层：对于 TBAD 的分期，可详细参见本章节 2.3 题。

---

**2.10** 患者，男性，65 岁，间断胸背部不适 1 年、偶有胸闷胸痛 1 周，既往高血压 20 年。控制血压正常范围内，胸部 CTA：降主动脉瘤，累及左侧锁骨下动脉，动脉瘤最大直径 4cm，对于该患者下一步处理方式为：

---

A．控制血压保守治疗

B．胸主动脉分支支架植入术

C．开放手术

D．硝普钠控制血压

E．复合手术

## 题目解析

2014欧洲心脏学会主动脉疾病诊断和治疗指南中，当降主动脉瘤的瘤体≥55mm时可考虑TEVAR。瘤体≥60mm时可考虑手术。对于Marfan综合征或其他结缔组织疾病的患者，开放手术治疗优于TEVAR，且执行手术的直径标准可以下降。

根据2017年欧洲降主动脉疾病管理指南，60mm的DTAA每年破裂风险为10%。在70mm的时候，该破裂风险会增加。该指南建议，针对女性患者或者结缔组织病患者，干预指征建议为50～55mm。对于解剖结构不适合TEVAR的患者，指南建议可考虑采用开放手术治疗。

目前2022年AAA/AHA主动脉疾病诊断与治疗指南，胸主动脉瘤的主要病因可分为以下几个原因：

（1）遗传性胸主动脉疾病：Marfan综合征、Loeys-Dietz综合征、Ehlers-Danlos综合征、平滑肌功能异常综合征、基因变异（FLNA，BGN，LOX）等。

（2）先天性心血管疾病：二叶主动脉瓣、Turner综合征、主动脉缩窄、复杂的先天性心脏缺陷等。

（3）高血压。

（4）动脉粥样硬化。

（5）退行性变。

（6）主动脉夹层病史。

（7）炎症性动脉炎：巨细胞炎、大动脉炎、Behçet病、IgG4相关疾病等。

（8）感染性主动脉炎：细菌、真菌、梅毒等。

（9）主动脉创伤病史。

参考答案　A

## 基本概念

降主动脉瘤：descending thoracic aortic aneurysms，DTAA，降主动脉的瘤样扩

张直径超过正常直径的50%，位于左锁骨下动脉开口起始处至膈肌之间任意处。值得注意的是，在主动脉各段，降主动脉瘤的增长率是最快的。影响动脉瘤增长速率的因素主要有：动脉瘤直径、解剖位置、吸烟、附壁血栓、慢性阻塞性肺疾病及血管疾病等。一旦确诊，不加以干预，60mm以上的主动脉瘤3年生存率大约为20%。

**2.11** 患者，男性，30岁，工人。因胸闷不适1周，无明显发热来院就诊。患者3个月前自4.5米高脚手架跌落，当时检查发现左侧第7～9肋骨骨折，脾破裂。行脾切除术并胸带固定后逐渐恢复。胸部X线检查：纵隔影增宽。下一步最适合的检查项目：

    A．超声心动图

    B．心电图

    C．主动脉全程CTA

    D．血管造影

    E．冠状动脉造影

### 题目解析

根据患者病史、查体及辅助检查，考虑为创伤性胸主动脉损伤（blunt traumatic thoracic aortic injury，BTTAI）。BTTAI最常因头部碰撞或侧面碰撞后突然减速形成，通常发生在高速机动车事故或从高处坠落伤。其位置主要发生在主动脉峡部。2017年欧洲降主动脉疾病管理指南指出：在创伤患者中，继创伤性脑损伤后，TAI是第二大死亡原因。在临床指标上如腹部损伤、胸部损伤、低血压、机动车事故中缺乏约束等可作为TAI的预测指标。一旦怀疑TAI，推荐尽快行CTA评估。如果患者解剖结构合适，推荐首选腔内修复治疗。

另一方面：2014欧洲心脏学会主动脉疾病诊断和治疗指南中指出，TAI的预测指标为纵隔增宽、低血压、收缩压＜90mmHg、长骨骨折、肺挫伤、左肩胛骨骨折、血胸和骨盆骨折。验证组患者的敏感性达到93%，特异性达到86%。

2022年ACC/AHA指南指出，在影像学上TAI的高危表现为：

（1）后纵隔血肿＞10mm。

（2）病变与正常主动脉直径比＞1.4。

（3）纵隔肿块造成肿块效应。

（4）主动脉假性缩窄。

（5）左侧大量血胸。

（6）病变累及升主动脉、主动脉弓或大血管。

（7）主动脉弓部血肿。

参考答案　C

## 基本概念

TAI分型：目前TAI有多种分型，详见表2-11-1。

**表2-11-1　TAI分型**

| 病变 | SVS | Stanford | Presley | Vancouver | Shock Trauma | Harborview |
|---|---|---|---|---|---|---|
| 孤立性纵隔血肿（MH） | — | — | I | — | — | — |
| 管腔内缺损 | — | I | — | — | — | — |
| 内膜损伤 | I | II | IIa;<br>IIb: 伴有MH | I : ＜1cm;<br>II : ＞1cm | I | I |
| 壁内血肿 | II | III | — | — | I | |
| 假性动脉瘤 | III | IV: ＜50%周长<br>V: ＞50%周长 | IIa: ＜1cm; IIb: ＜1cm＋MH<br>IIIa: ＞1cm; IIIb: ＞1cm＋邻近左锁骨下动脉 | III | II : ＜50%周长<br>III : ＞50%周长 | II |
| 破裂或横断 | IV | — | IV | IV | IV | — |

**2.12** 患者，男性，60岁，突发胸背部疼痛4小时。既往高血压病史20年，未规律口服降压药，吸烟史40年，饮酒史40年。无外伤史。血压：180/100mmHg，查体：双侧股动脉、桡动脉、颈动脉搏动正常。首诊医生对于该患者下一步最得当的处理方案是：

A. 应用镇痛药物

B. 控制血压在正常范围内

C. 心电图检查

D. 主动脉CTA检查

E. 超声心动图检查

**题目解析**

根据《胸痛基层诊疗指南（2019年）》，2009年北京地区胸痛患者注册研究，胸痛患者占急诊总量4.7%，急性冠脉综合征占27.4%，主动脉夹层占0.1%，肺动脉栓塞占0.2%，非心源性胸痛占63.5%。虽然急性胸痛的常见原因为非心源性胸痛，但是急性冠脉综合征却高居致命性胸痛的首位病因。故应首先排除或明确胸痛是否为心源性。指南指出应在接诊胸痛患者10分钟之内完成标准12导联心电图。

根据2014欧洲心脏学会主动脉疾病诊断和治疗指南中给予的诊断流程：接诊急性胸痛的患者首先完成问诊、查体及心电图，然后再进行下一步诊疗。

参考答案 C

**基本概念**

急性冠脉综合征：acute coronary syndrome，ACS，包括非ST段抬高型心肌梗死（non-ST elevation myocardial infarction，NSTEMI）、ST段抬高型心肌梗死（ST-elevation MI，STEMI）和不稳定型心绞痛（unstable angina，UA），是ACS的三种传统类型，主要用于描述疑似或确诊为急性心肌缺血或心肌梗死。

**2.13** 患者，男性，45岁，因突发性剧烈胸痛3小时入院，否认既往心前区不适病史。入院神清，痛苦面容，呼吸22次/分，指尖血氧饱和度100%，心率82次/分，心音有力，双侧颈动脉、四肢末梢动脉可触及，左侧足背动脉搏动弱。（提示：住院观察3天，患者仍难完全控制胸痛，遂接受了腔内修复术。术毕造影显示原破口封堵完全，降主动脉真腔打开，假腔显著减小，可见少量Ⅳ型内漏。）关于主动脉夹层腔内修复术后内漏说法错误的是：

A. 内漏是主动脉夹层腔内修复术最常见的并发症，内漏可能导致夹层破裂

B. Ⅰ型内漏一般可以随访中减少至消失，不需处理

C. Ⅱ型内漏一般可以随访中减少至消失，不需处理

D. Ⅲ型内漏需要尽快处理

E. Ⅳ型内漏与覆膜材质有关，一般不需处理

## 题目解析

根据《2014ESC主动脉疾病指南》，Ⅰ型内漏与Ⅲ型内漏被认为是治疗失败，需进行进一步治疗，以降低破裂风险。Ⅱ型内漏需要密切随访。Ⅳ型内漏一般具有良好预后，无需特殊处理。根据《急性主动脉综合征诊断与治疗规范中国专家共识（2021版）》，Ⅰ型内漏主要原因为锚定区选择不当、支架直径选择不当以及支架释放移位所致，近端有足够的锚定区是避免术后Ⅰ型内漏的关键，术中发现中大量的Ⅰ型内漏应积极处理。Ⅱ型内漏如有入路（左锁骨下动脉反流原因）可以通过介入栓塞技术治疗。覆膜破损导致的Ⅲ型内漏已较为少见，锚定区充足的情况下推荐进行二次TEVAR。Ⅳ型内漏无需特殊处理，密切观察。

参考答案 B

## 2.14 患者，女性，66岁，既往主动脉Ⅲ型夹层13年，间断出现胸痛，未进行复查，近3天胸痛加重入院，查主动脉CTA示：主动脉Ⅲ型夹层，该患者治疗最佳时机：

A．立即腔内修补术

B．卧床休息一周腔内修补术

C．卧床休息一周后腔内修补术

D．卧床休息两周腔内修补术

E．卧床休息一个月腔内修补术

### 题目解析

该患者主动脉夹层Ⅲ型，也就是B型夹层。既往夹层病史13年，近3天加重，故而考虑为慢性B型主动脉夹层，急性加重，处理方法同急性B型夹层。既往将"慢性"定义起病2周以后为慢性期。1990年的一篇报道显示70%的死亡率主要发生在起病2周内。2017年欧洲降主动脉疾病管理指南指出，慢性主动脉夹层干预的主要目的是为了避免动脉瘤退行性变或者主动脉破裂。如果新发急性主动脉综合征的症状如腰痛（除外其他原因所致）、低血压、外周脉搏短绌、双侧血压不对等、新灶性神经损害、终末器官灌注不良，应该及时评估以除外主动脉夹层破裂或者进展。

关于慢性B型夹层择期手术指征方面，2022年美国胸外科医师协会的B型夹层临床指南指出，包括：

（1）瘤样扩张，直径＞55～60mm。

（2）动脉瘤直径增长＞10mm/年。

（3）伴有症状如疼痛、灌注不良。

关于慢性B型夹层干预措施意见推荐如下：

（1）对于有干预指征的慢性TBAD患者，应考虑开放手术修复，除非合并禁忌证或解剖学不适合TEVAR。

（2）TEVAR适用于解剖结构合适、由于并发症行开放手术高风险的患者。

（3）不推荐TEAVR，如果慢性主动脉夹层患者合并有大的腹主动脉瘤、远端锚定区不充分或者较大的远端逆撕。

但是如果再发夹层或者破裂（如急性主动脉综合征），应该按照急性主动脉夹层处理方式处理。

参考答案　A

**基本概念**

慢性B型夹层：chronic type B aortic dissection关于"慢性"的定义，可参考表2-3-1。

---

**2.15** 患者，男性，68岁，间断胸背部疼痛1个月。CTA示：胸主动脉穿透性溃疡，大小约2cm×2cm，行胸主动脉覆膜支架植入术，手术顺利，术后1周出院，术后1个月出现双下肢无力，经检查诊断为脊髓缺血，下一步治疗最佳方案：

A．口服拜阿司匹林

B．脑脊液引流

C．脊髓血管造影并进行治疗

D．应用改善循环药物

E．观察病情，不需要处理

**题目解析**

根据《2014年ESC指南》，无症状患者溃疡的直径为＞20mm或颈部＞10mm具有较高的疾病进展风险，可能是早期干预的候选者。在高危人群中，有效的脑脊液引流甚至可以逆转截瘫结果。《急性主动脉综合征诊断与治疗规范中国专家共识（2021

版)》，提示，溃疡直径＞20mm或溃疡深度＞10mm的PAU往往伴有更高的疾病进展风险。TEVAR术中预防及处理急性脊髓缺血损伤的建议如下：

（1）尽可能保持左锁骨下动脉血流通畅。

（2）尽可能多地保留胸主动脉远端肋间动脉。

（3）避免胸、腹主动脉病变同期腔内修复。

（4）术中维持动脉收缩压不低于120mmHg，围手术期维持动脉压不低于130/80mmHg。

（5）对于术后发生脊髓缺血损伤的患者，可应用糖皮质激素，同时采用脑脊液测压引流。

根据《胸主动脉腔内治疗围手术期管理中国专家共识》，如果患者已经发生脊髓缺血事件，血压在可耐受的范围内还可以进一步提高，降低脑脊液压力，最常用的方法是脑脊液引流。

参考答案　B

---

## 2.16 患者，男性，72岁，突发胸部压榨性剧痛，急诊CT血管造影提示：急性胸主动脉夹层（Stanford B型）；1个真腔2个假腔。存在多个假腔的急性胸主动脉夹层增加了以下哪种并发症的风险：

A．死亡

B．动脉瘤扩张

C．再发破口

D．脏器缺血

E．肢体缺血

### 题目解析

传统上，对于B型主动脉夹层的处理包括保守治疗，严格控制血压；近期的文献支持胸主动脉腔内修复术（TEVAR）更为有效。《Standford B型主动脉夹层诊断和治疗中国专家共识（2022版）》等指南上的证据也多是有赖于双管的状态（一个真腔、一个假腔）。对于出现多个假腔的情况（多管状态、多个假腔）文献描述并不多。Sueyoshi教授团队发现在多管状态下，患者的死亡率明显高于双管状态（45% *vs* 17%）。因此，本题最佳选项为A。

参考答案　A

## 基本概念

胸主动脉腔内修复术（thoracic endovascular aortic repair，TEVAR）：主动脉腔内血管移植物早期多用于治疗腹主动脉瘤。在1990年代，Dake等人探索了将这些腔内移植物用于胸降主动脉瘤的可能性，并在1994年报道了首次成功植入主动脉腔内移植物作为胸主动脉血管内膜修复术的开端。目前TEVAR的手术适应证已明显扩展，包括胸主动脉瘤、胸主动脉夹层、胸主动脉穿透性溃疡、胸主动脉壁间血肿、胸主动脉假性动脉瘤等。

**2.17** 患者，男性，77岁，持续左胸和背部疼痛。既往史包括：慢性阻塞性肺疾病（COPD）和冠状动脉疾病，曾行冠脉架桥术（左内乳动脉至左前降支，以及两支大隐静脉桥）。DSA如图2-17-1所示。那么，对于此患者，下一步该如何处理？

A．从升主动脉去分支，并行腔内治疗

B．随诊，3～6个月时重复CT扫描

C．TEVAR，医师台上修改支架重建锁骨下动脉

D．开放重建左锁骨下动脉，行TEVAR腔内修复

E．开放手术治疗

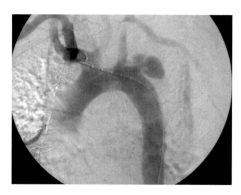

**图2-17-1　DSA造影**

**题目解析**

DSA示该患者诊断为主动脉岬部假性动脉瘤。伴有持续胸背痛，动脉瘤破裂风险较高，应尽快处理，不宜随诊复查，排除选项B。TEVAR是治疗这类疾病的主要手段。对于锚定区不足的病例：如果左锁骨下动脉需要保持通畅，则需要进行锁骨下动脉重建，此例患者左侧内乳动脉至冠脉架桥，锁骨下动脉是心脏的供血来源，因此必须重建。结合患者的开胸病史，为避免二次开胸，可选方案为胸外锁骨下动脉重建＋TEVAR或应用带分支覆膜支架，结合选项此题最佳选项为D。

参考答案　D

2.18 患者，男性，85岁，突发左侧季肋部和后背疼痛，并感胸闷憋气。吸氧后可稍缓解。血压 130/62mmHg。行胸部CT检查提示双侧胸腔少量积液，纵隔影增宽，双侧多发肺大疱。给予抗炎治疗。保守治疗7天症状缓解不明显，遂行增强CT扫描，如图2-18-1所示。请问该患者最可能的诊断是：

A．急性肺部感染

B．主动脉B型非复杂性夹层

C．主动脉B型非复杂性高危型夹层

D．主动脉B型复杂性夹层

E．主动脉壁间血肿

**题目解析**

根据血管外科学会和胸外科学会最新发表的B型主动脉夹层报告标准，B型主动脉夹层（type B aortic dissections，TBAD）被定义为入口撕裂起源于1区或更远区域的主动脉夹层。非复杂性的TBAD则被定义为没有发生破裂或末梢器官灌注不良的B型夹层。此外，文件根据特定的临床和放射学特征对非复杂性夹层的高风险类别进行了定义，包括有难治性疼痛或高血压、血性胸水、主动脉直径＞40mm、仅有影像学上的灌

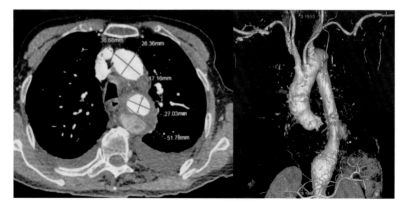

图 2-18-1　胸部增强 CT

注不良、重复住院、小弯处的撕裂入口及假腔直径＞22mm。在本案例中，患者突发左侧季肋部和后背疼痛，并感胸闷憋气，持续不缓解，不能排除主动脉夹层。后期增强 CT 结果显示，胸主动脉扩张，最大直径 51.78mm，4～5区发生撕裂，假腔形成，无破裂或末梢器官灌注不良的证据，因此主动脉 B 型非复杂性高危型夹层诊断明确。

参考答案　C

## 基本概念

非复杂性主动脉 B 型夹层（uncomplicated type B aortic dissections，UTBAD）：没有发生破裂或末梢器官灌注不良的，入口撕裂起源于主动脉1区或更远区域的主动脉夹层。

---

**2.19** 患者，男性，85岁，突发左侧季肋部和后背疼痛，并感胸闷憋气。吸氧后可稍缓解。血压 130/62mmHg。行胸部 CT 检查提示双侧胸腔少量积液，纵隔影增宽，双侧多发肺大疱。给予抗炎治疗。保守治疗 7 天症状缓解不明显，遂行增强 CT 扫描，诊断为急性非复杂高危 Standford B 型主动脉夹层（$B_{3,5}$），请问该患者最佳的治疗手段为？

A. 继续保守治疗

B. TEVAR 治疗，覆盖左锁骨下动脉以远主动脉

C. TEVAR 治疗，PETTICOAT 技术

D．TEVAR 治疗，覆膜支架全程覆盖（3～5区）

E．外科手术治疗

**题目解析**

根据2022年美国胸外科学会最新发表的《B型主动脉夹层管理的临床实践指南》，推荐对具有合适的解剖结构和高风险特征的非复杂性TBAD先期进行TEVAR，以改善远期结果。考虑到患者为急性非复杂性高危TBAD，从影像可以看到，临床表现在加重，因此，继续保守治疗并不明智。同时，患者高龄状态，有肺大疱，此时进行外科主动脉开放手术治疗，属于高风险操作。对于TEVAR的具体技术，不同的中心有不同的见解。一项单中心的回顾性研究结果表明，与传统的TEVAR技术相比，PETTICOAT技术治疗主动脉夹层可能会促进主动脉重塑，减少主动脉相关不良事件的发生。

参考答案　D

**基本概念**

预置延伸以诱导完全贴合技术（provisional extension to induce complete attachment，PETTICOAT）：一种治疗急性和亚急性B型主动脉夹层的腔内技术，其基础是用一个覆膜支架（Stent-graft）覆盖胸主动脉的近端撕裂口，然后在内脏主动脉放置一个自膨裸支架（BMS-XL），以促进真腔扩张和主动脉重塑。

---

**2.20** 患者，男性，85岁，突发左侧季肋部和后背疼痛，并感胸闷憋气。吸氧后可稍缓解。血压130/62mmHg。行胸部CT检查提示双侧胸腔少量积液，纵隔影增宽，双侧多发肺大疱。给予抗炎治疗。保守治疗7天症状缓解不明显，遂行增强CT扫描，诊断为急性非复杂高危 Standford B 型主动脉夹层（$B_{3,5}$），拟行整段降主动脉覆膜支架腔内隔绝术（3～5区），为预防截瘫发生，应该采取的最重要和可靠的措施是：

A．术中应用抗凝治疗

B．术中轻柔操作，避免附壁血栓和斑块的脱落

C．降低脑脊液压力，术前放置脑脊液引流

D．术后密切观察，出现症状后，放置脑脊液引流

E．围手术期抗栓，扩血管治疗

## 题目解析

夹层 TEVAR 术后截瘫与腰动脉或左锁骨下动脉覆盖、术中控制性低血压时间过长有关，通常表现为术后下肢活动障碍。2022 年《Stanford B 型主动脉夹层诊断和治疗中国专家共识》指出，截瘫患者需尽快行脑脊液引流，维持脑脊液压力在 8 ～ 10mmHg。此外，由于脊髓的灌注压是平均动脉压与脑脊液压力的差值，还可采用提高动脉压的方式。其他治疗方式包括适当抗凝、应用糖皮质激素等。对于截瘫高危患者，例如需长段覆盖主动脉、破口位于降主动脉中下段而需覆盖部分或全部 T8 ～ L1 节段（约 75% 的根大动脉发自该节段）、既往腹主动脉腔内或开放手术史、全身低血压等，术前可以考虑预防性脑脊液引流，术中应保留或重建左锁骨下动脉，避免全身低血压。该患者不属于截瘫高危，若出现症状，再放置脑脊液引流。

参考答案　D

---

2.21 患者，女性，74 岁，胸部钝痛 1 天。吸烟史，无动脉瘤及夹层病史，无动脉瘤及夹层家族史。血压：150/90mmHg。查体：双侧股动脉、桡动脉、颈动脉搏动正常；心内科会诊检查后除外心肌梗死。血管外科医师完善 DD，经胸部超声后，高度怀疑急性主动脉夹层。行 CTA 检查后如图 2-21-1 所示。请问，如果进行 TEVAR 治疗，随访时，关注的并发症应该考虑：

---

A．慢性肾功能不全

B．冠状动脉狭窄

C．支架远端新发破口发生

D．迟发性截瘫

E．支架移位

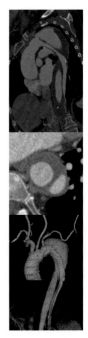

**图 2-21-1　胸部 CTA**

## 题目解析

CTA 检查可见本患者为典型的 DeBakey III 型（Stanford B 型）主动脉夹层。在《Stanford B 型主动脉夹层诊断和治疗中国专家共识（2022 版）》中将术后常见并发症总结为：

（1）内漏。

（2）支架源性新发破口。

（3）其他原因引起的逆行型主动脉夹层。

（4）脑卒中。

（5）截瘫。

（6）远端胸腹主动脉夹层动脉瘤。

其中，支架源性新发破口（SINE）是 Stanford B 型主动脉夹层患者 TEVAR 术后的重要并发症，定义为排除疾病自然进展或腔内操作损伤所致，发生于支架两端与主动脉接触部位的新破口。根据发生于支架的近端和远端，分别称为近端 SINE 和远端 SINE。近端 SINE：发生率约为 2.2%，可导致夹层破裂、心包压塞等，病死率高达 37.1%。远端 SINE：远端 SINE 发生率约为 7.9%。其他文献报道的 TEVAR 后 SINE 的发生率各不相同，但可能高达 25%。远端 SINE 更常见，在一些文献中高达 80% 或更多。它们通常是无症状的，在术后常规监测成像中发现。远端 SINE 最重要的危险因素似乎是过大远端支架相对于较小真腔的过度扩张。相较于其他并发症，远端 SINE 发生率相对高，且无症状、常在术后影像学随访时发现的特点决定了在随访时需要考虑此并发症。

参考答案　C

## 基本概念

迟发性截瘫：迟发性截瘫或截瘫被定义为患者从手术中醒来，并进行检查正常后出现的一种新的神经功能缺损。一项纳入了34例迟发性截瘫的研究显示迟发性截瘫和下肢轻瘫的发作发生在术后13小时至91天。

---

**2.22 患者，女性，74岁，胸部钝痛1天。吸烟史，无动脉瘤及夹层病史，无动脉瘤及夹层家族史。血压：150/90mmHg。根据CTA的测量数据，选择了38-34-200的覆膜支架植入，手术效果良好。6个月随访时发现影像如图2-22-1所示，请问下一步的处理选择：**

A. 继续随诊观察

B. 继续向远端延长植入覆膜支架

C. 继续向远端延长植入裸支架

D. 应用petticoat技术向远端延长支架

E. 外科远端绑扎修复

### 题目解析

支架源性新发破口（stent-graft induced new entry，SINE）是TEVAR术后重要的并发症。进行TEVAR时，支架的口径的选择基于血管近端的口径，然而血管远端的口径往往要小得多，导致支架对远端主动脉壁的径向力要大得多。有文献显示，支架远端尺寸过大是产生远端支架源性新发破口最重要的危险因素。使用锥度支架或在植入覆膜支架前预先在远端植入更小的限制性裸支架可以减少远端支架源性新发破口的发生率。远端支架源性新发破口发生后再进行手术的指征包括：新发症状、假腔持续扩大及包涵性破裂。处理

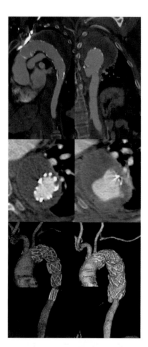

图2-22-1　随访过程中的CTA

通常包括实施二次TEVAR将支架远端延伸，以覆盖新的远端破口。有研究认为使用定制的高锥度支架植入可降低更远端再复发支架源性新发破口的风险。从影像学表现上不难看出本患者即为典型的远端支架源性新发破口。因此本题选择B选项。

参考答案　B

---

**2.23** 患者，男性，68岁，间断胸背部疼痛1个月。CTA示：胸主动脉穿透性溃疡，大小约2cm×2cm，行胸主动脉覆膜支架植入术，手术顺利。术后1周出院，术后1个月出现双下肢无力。经检查诊断为：脊髓缺血，下一步治疗最佳方案：

A．口服拜阿司匹林

B．脑脊液引流

C．脊髓血管造影并进行治疗

D．应用改善循环药物

E．观察病情，不需要处理

**题目解析**

TEVAR术后脊髓缺血是TEVAR术后少见且严重的并发症，脊髓缺血可以在术后即刻出现，也可以在患者经历了一段时间的正常脊髓功能后出现，即迟发性脊髓缺血。脊髓的血液供应丰富，一条脊髓前动脉和两条脊髓后动脉自椎动脉颅内段发出后沿脊髓纵行向下，沿途接受自颈、胸、腰各部节段性动脉发出的分支血管汇入。四个相对独立的血液来源区域对脊髓灌注产生重要影响：肋间动脉、左锁骨下动脉、腰动脉和髂内动脉区域。同时影响到上述两个血液来源区域，可使脊髓缺血的风险进一步增加。脊髓缺血还与术中控制性低血压时间过长有关。一旦出现，需尽快行脑脊液测压引流，维持脑脊液压力在8～10mmHg。此外，由于脊髓的灌注压是平均动脉压与脑脊液压力的差值，还可采用提高动脉压的方式。其他治疗方式包括适当抗凝、应用糖皮质激素等。对于截瘫高危患者，例如需长段覆盖主动脉、破口位于降主动脉中下段而需覆盖部分或全部T8～L1节段（约75%的根大动脉发自该节段）、既往腹主动脉腔内或开放手术史、全身低血压等，术前可以考虑预防性脑脊液引流，术中应保留或重建左锁骨下动脉，避免全身低血压，注意 MDT 合作。因此本题首选 B。

参考答案  B

## 基本概念

脊髓缺血：常表现为双侧或者单侧下肢肢体运动/感觉功能障碍，以及直肠膀胱括约肌功能障碍。

---

## 2.24 脊髓血液供应的主要来源是：

A．根动脉、脊髓前动脉、脊髓后动脉

B．椎动脉、肋间动脉、腰动脉

C．椎动脉、根髓最大动脉、髂内动脉

D．椎动脉、根髓最大动脉、髂腰动脉

E．椎动脉、脊髓前动脉、脊髓后动脉

### 题目解析

脊髓的血液供应来自3个纵向动脉：一根前外侧动脉和两条后外侧动脉起源于椎基底系统。供应脊髓的节段动脉起源于锁骨下动脉或椎动脉（在颈部区域）、肋间和腰动脉（胸腰段区域），以及来自骶骨区域的腹下动脉（髂内动脉）的分支。最大的肋间动脉前段髓质支［又称大神经根动脉（ARM）］是脊髓下三分之二的主要血供来源。ARM的起源部位最常见的是T10，通常在左侧。在15%的人群中，它起源于T5和T8之间；75%起源于T9和T12之间，10%起源于L1和L2之间。综上所述，选A。

参考答案  A

**基本概念**

脊髓：脊髓是由神经组织组成的细长的管状结构，从脑干的延髓延伸到椎骨的腰椎区域。脊髓和大脑共同构成中枢神经系统。

---

**2.25** 患者，男性，75岁，在花园除草时突发胸痛，头晕和严重呼吸困难，持续6小时。没有创伤史。疼痛评分10分，无放射。6个月前曾发生过类似情况，但很轻微。有高血压病史，控制良好，无不良嗜好。家族史无特殊。体检神志清晰，无颈静脉扩张，双侧肺部可闻及水泡音，腹部体征阴性。血压120/85mmHg，心率92次/分，呼吸频率22次/分，体温36.5℃，吸60%的氧时，氧饱和度90%。血液检查显示：Cr，12.4mmol/L；肌酸，185μmol/L；eGFR，31ml/min；动脉血气在正常范围内；D-二聚体，720ng/ml；心电图正常；经胸超声心动图（ECHO）显示右心室和左心室功能良好；无心包积液迹象。请问下一步需要做什么检查：

A. 低分子量肝素抗凝

B. CT增强扫描

C. 超声检查上下肢和盆腔静脉

D. 冠状动脉造影

E. 超声检查颈动脉

**题目解析**

胸痛重要的鉴别疾病：

1. 心肌梗死

（1）心电图。

（2）心肌酶。

2. 肺栓塞

（1）Wells评分。

（2）胸痛、呼吸困难、咳血。

3．急性主动脉夹层

（1）纵隔增宽。

（2）高血压。

确诊或鉴别诊断的重要指标：

1．CTA扫描。

2．增强扫描非常重要，可同时观察冠脉、主动脉、肺动脉，还有其他疾病，如心包炎、气胸、肺炎、消化道疾病（胃食管反流）、胸壁疾病。

综上，对于一个生命体征平稳的胸痛患者，可首选CT增强扫描，答案为B。

参考答案　B

## 基本概念

Wells评分：是肺栓塞的临床可能性评分，主要用来预测肺栓塞发生的可能性，能够为可疑急性肺栓塞的患者提供诊断依据。

---

2.26 患者，男性，75岁，在花园除草时突发胸痛，头晕和严重呼吸困难，持续6小时。没有创伤史。疼痛评分10分，无放射。6个月前曾发生过类似情况，但很轻微。有高血压病史，控制良好，无不良嗜好。家族史无特殊。体检神志清晰，无颈静脉扩张，双侧肺部可闻及水泡音，腹部体征阴性。血压120/85mmHg，心率92次/分，呼吸频率22次/分，体温36.5℃，吸60%的氧时，氧饱和度90%。血液检查显示：Cr，12.4mmol/L；肌酸，185μmol/L；eGFR，31ml/min；动脉血气在正常范围内；D-二聚体，720ng/ml；心电图正常；经胸超声心动图（ECHO）显示右心室和左心室功能良好；无心包积液迹象。行CTA扫描后影像提示如图2-26-1所示。

---

请问下一步正确的处理措施：

A．抗凝治疗

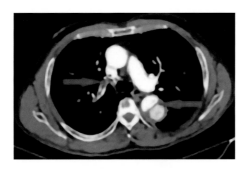

**图2-26-1 CTA扫描**

B．介入治疗＋抗凝治疗

C．定期观察，两周后复查增强CT

D．抗凝治疗，两周后复查增强CT

E．溶栓治疗

## 题目解析

从图2-26-1来看，该患者为主动脉夹层合并肺栓塞患者，根据《Stanford B型主动脉夹层诊断和治疗中国专家共识（2022版)》，TBAD可分为非复杂型、高危型及复杂型，针对复杂性TBAD治疗原则为急诊手术，高危型TBAD治疗原则为限期手术，非复杂性TBAD治疗原则为择期手术。针对该患者为非复杂性TBAD，可暂给予观察治疗，2周后复查主动脉CTA明确夹层有无进展，如观察期间病情进展为高危型或复杂型TBAD，必要时紧急行介入治疗。根据肺栓塞严重程度分级，高危组主要是指患者出现休克和低血压的表现，对于这部分患者，如果没有禁忌证，要予以溶栓治疗；中危组主要是指患者的血流动力学稳定，但存在右心功能不全和心肌损伤，建议予以抗凝治疗，必要时可予以溶栓治疗；低危组主要是指血流动力学稳定，无右心功能不全和心肌损伤，这部分患者可予以抗凝药物治疗。综上所述，答案选D。

参考答案 D

## 基本概念

肺栓塞：体循环内各种栓子脱落，阻塞肺动脉及其分支引起肺循环障碍的临床病理生理综合征称为肺栓塞。

---

**2.27** 患者，男性，69岁，1个月前出现突发右侧腰部疼痛，持续不缓解，疼痛无放射。体格检查发现，患者上肢和下肢脉搏完整且对称，未触及腹部肿块。直腿抬高实验（－）。既往高血压和高脂血症；有45年吸烟史。常规检查提示：Hb，130g/L；WBC，9500/μl；C反应蛋白，30mg/L（＜5mg/L）；尿常规正常。请问患者进一步需要做什么检查：

A．腰椎磁共振

B．腹部增强CT

C．双肾输尿管膀胱超声

D．肠镜

E．胰腺磁共振

**题目解析**

腰背部疼痛的鉴别诊断：

1．脊柱和腰背肌的问题（最为常见：97%）。

2．非脊柱和腰背肌问题（1%）

（1）肿瘤。

（2）感染。

（3）畸形。

3．内脏疾病（2%）

（1）腹膜后器官：肾脏。

（2）盆腔器官。

（3）主、髂动脉（动脉瘤、动脉溃疡、夹层）。

（4）胃肠道器官（胰腺、胆囊）。

该患者右侧腰部疼痛，无放射性，排除了神经根引起的疼痛性质。同样，直腿抬高实验（一），排除了神经根引起的疼痛。因此，排除了和脊柱及腰背肌疾患之间的关系。患者尿常规正常，可排除泌尿系的一些疾患。患者吸烟且既往高血压和高脂血症，存在心血管疾病的高危因素，综上，首选腹部增强CT检查，而其他选项可作为进一步检查的手段，故选B。

参考答案　B

**基本概念**

C反应蛋白：是机体在受到感染或组织损伤时血浆中急剧上升的一类蛋白质（急性蛋白），通过激活补体、加强吞噬细胞的吞噬而起调理作用，从而清除入侵机体的病原微生物和损伤、坏死、凋亡的组织细胞。

2.28 患者，男性，69岁，1个月前出现突发右侧腰部疼痛，持续不缓解，疼痛无放射。体格检查发现，患者上肢和下肢脉搏完整且对称，未触及腹部肿块。直腿抬高实验（−）。既往高血压和高脂血症；有45年吸烟史。常规检查提示：Hb，130g/L；WBC，9500/µl；C反应蛋白，30mg/L（＜5mg/L）；尿常规正常。行腹部增强CT显示如下图像（图2-28-1），请问患者进一步需要如何治疗：

A. 腔内隔绝术

B. 开放手术治疗

C. 降脂、抗血小板治疗

D. 镇痛保守治疗

E. 裸支架联合弹簧栓治疗

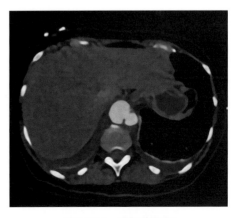

**图2-28-1　腹部增强CT**

**题目解析**

从该图像来看，可诊断为主动脉穿透性溃

疡（PAU）。文献指出：如果解剖学上合适，血管内治疗应被视为症状性PAU的一线治疗，而题中患者右侧腰部疼痛，符合有症状患者。对于无症状PAU患者，如果与高风险特征相关，如溃疡直径＞20mm，深度＞10mm，病变主动脉直径＞42mm，也应该介入手术积极干预。没有高风险特征的小型无症状PAU可以保守管理，但必须接受定期监测。综上，答案为A。

参考答案　A

## 基本概念

主动脉穿透性溃疡：是指主动脉壁粥样硬化斑块破裂，穿透内膜或内弹力板，侵及中膜，脱落后呈溃疡样改变。通常位于外膜下，常伴有周围血肿的形成。

## 2.29 B1,9指的是什么类型的主动脉夹层？

A．破口位于主动脉弓，远端累及腹主动脉的B型夹层

B．破口位于锁骨下动脉以远，远端累及内脏区域的B型夹层

C．A型主动脉夹层，累及至腹主动脉段

D．破口不详，但病变远近端分别累及无名动脉以远至腹主动脉段

E．B型壁间血肿，累及1区至9区

## 题目解析

解剖分型方法具体如下：

1. 夹层原发破口起自0区即为A型，远端累及的范围用区域命名，例如，A型夹层远端累及至9区，即命名为A9。

2. 原发破口起自1区以及远端即为B型，TBAD的命名包含近端和远端累及的范围，累及的形式包括假腔、血栓化的假腔和壁间血肿。

（1）例如，一个原发破口在3区，近端累及至1区，远端累及至9区，则命名为

B1,9。

此命名方式不能确切地表示破口在哪个区，只显示在近远端累及的范围。

（2）特别将逆撕型A型命名为B0,D，0即0区，D为远端累及的区域，例如，B0,9即破口在1～9区，近端累及至0区，远端至9区。

（3）腹主动脉的孤立性夹层按照此定义也归为TBAD。

3．对于原发破口不清楚的夹层，用I（indeterminate）表示，这些夹层往往累及0区，故无法直接归为B型。这类夹层的命名和A型一样，例如，破口不清楚，远端累及至9区，即命名为I9。

参考答案　D

## 基本概念

主动脉分区如下所示。

0区：主动脉窦－升主动脉移行处至无名动脉开口远端；

1区：无名动脉开口远端至左颈总动脉开口远端；

2区：左颈总动脉开口远端至左锁骨下动脉开口远端；

3区：左锁骨下动脉开口远端至左锁骨下动脉开口以远2cm处；

4区：左锁骨下动脉开口以远2cm处至胸降主动脉中点（约T6水平）；

5区：胸降主动脉中点（约T6水平）至腹腔干开口近端；

6区：腹腔干开口近端至肠系膜上动脉开口近端；

7区：肠系膜上动脉开口近端至高位肾动脉开口近端；

8区：高位肾动脉开口近端至低位肾动脉开口远端；

9区：低位肾动脉开口远端至主动脉分叉处；

10区：主动脉分叉处至髂总动脉分叉处；

11区：髂外动脉段；

12区：髂外动脉以下。

## 2.30 主动脉夹层 DISSECT 分型指的是什么？

A．夹层的分期，第一破口的部位

B．主动脉的最大直径，以及假腔的血栓化情况

C．夹层撕裂累及的范围

D．临床表现

E．以上都是

### 题目解析

DISSECT 分型：

1．分期（duration of disease）

（1）急性期：2周内。

（2）亚急性期：2周至90天。

（3）慢性期：90天以后。

2．原发破口位置（intimal tear location）

（1）升主动脉 A ＝ ascending aorta。

（2）主动脉弓 Ar ＝ aortic arch。

（3）降主动脉 D ＝ descending aorta。

（4）腹主动脉 Ab ＝ abdominal aorta。

（5）未知 Un ＝ unknown。

3．主动脉最大直径（size of the dissected aorta）

4．夹层累及范围（segmental extent of aortic involvement）

5．临床表现（clinical complications of the dissection）

（1）复杂型 Complicated。

（2）高危型 High risk。

（3）非复杂型 Uncomplicated。

6．假腔内血栓（thrombus within the aortic false lumen）

（1）通畅 Patent。

（2）完全性血栓 Complete thrombosis。

（3）部分血栓 Partial thrombosis。

参考答案　E

**基本概念**

主动脉夹层：指主动脉腔内的血液经主动脉内膜撕裂破口进入主动脉中膜，使中膜分离，并沿主动脉长轴方向扩展形成主动脉壁的真假两腔分离状态。

## 2.31 根据2022年B型主动脉夹层中国专家共识，何谓高危非复杂型B型主动脉夹层？

A．不可缓解，不可控制的高血压

B．主动脉直径＞40mm，假腔直径＞22mm

C．破位于小弯侧，影像学发现的器官灌注不良

D．血性胸水，症状再发入院

E．以上都是

**题目解析**

根据我国中华医学会外科学分会血管外科学组制定的《Stanford B型主动脉夹层诊断和治疗中国专家共识（2022版）》，针对主动脉夹层的临床表现和影像学特征，可以将其分为3类：非复杂型、高危非复杂型、复杂型。

（1）非复杂型：无破裂征象、无灌注不良、无高危因素。

（2）高危型：疼痛不可缓解、血压无法控制、胸腔血性积液、主动脉直径超过40mm、假腔直径超过22mm、单纯发现影像学上的灌注不足、原发破口位于小弯侧、

再入院。

（3）复杂型：破裂或先兆破裂、灌注不良综合征。

参考答案　E

## 基本概念

B型主动脉夹层：指主动脉左锁骨下动脉以远的内膜破裂所致的主动脉夹层。

---

**2.32 根据我国中华医学会外科学分会血管外科学组制定的《Stanford B型主动脉夹层诊断和治疗中国专家共识（2022版）》，一旦明确诊断后，无论何种类型的AD均应立即给予药物治疗，这些药物包括：**

A．镇静

B．镇痛

C．降低血压，但要保证每小时30ml以上尿量

D．降低心室率

E．以上都是

### 题目解析

一旦明确诊断后，无论何种类型的AD均应该给予药物治疗。是镇静、镇痛、降低心率和血压、防止夹层进一步扩展或破裂。同时，应注意全面评估患者一般情况，嘱患者卧床休息，并进行心电监护。如合并其他复杂情况，必要时应将患者送入ICU。

1．镇静、镇痛：可选用阿片类药物，一般给予哌替啶100mg或者吗啡5～10mg静脉注射。

2．控制血压

（1）控制目标：收缩压100～130mmHg；平均动脉压维持在60～70mmHg。

（2）最基础的药物治疗包括：

1）静脉用β受体阻滞剂（如美托洛尔、艾司洛尔等）或α受体阻滞剂（如乌拉地尔等）。

2）效果不佳的情况下，可联用一种或者多种降压药，如钙离子通道阻滞剂（如尼卡地平、地尔硫䓬等）。

3）注意事项：保证能够维持最低的有效终末器官灌注，尿量应保持在＞30ml/h。

3．降低左心收缩力和收缩速率

（1）控制目标：60～80次/分钟。

（2）注意事项：单纯使用血管扩张剂可引起反射性儿茶酚胺释放，增加左心室收缩力，导致主动脉壁剪切应力升高，引起夹层恶化。

参考答案　E

**基本概念**

β受体阻滞剂：是能选择性地与β肾上腺素受体结合，进而拮抗神经递质和儿茶酚胺对β受体的激动作用的一类药物。

## 2.33 根据《Stanford B 型主动脉夹层诊断和治疗中国专家共识（2022版）》，下列哪些情况可考虑预防性脑脊液引流：

A．长段覆盖主动脉

B．破口位于降主动脉中下段而需覆盖部分或全部 T8 ～ L1 节段

C．既往腹主动脉腔内或开放手术史

D．全身低血压

E．以上都是

**题目解析**

根据2022年我国中华医学会外科学分会血管外科学组制定的《Stanford B 型主动脉夹

层诊断和治疗中国专家共识（2022版）》，术后常见并发症包括：

（1）内漏。

（2）支架源性新发破口。

（3）其他原因所致逆行性A型夹层。

（4）脑卒中。

（5）截瘫。

（6）远端胸腹主动脉夹层动脉。

其中，TEVAR术后截瘫通常表现为术后下肢活动障碍，原因主要与根大动脉或左锁骨下动脉覆盖、术中控制性低血压时间过长有关。约75%的根大动脉发自T8～L1节段。一旦确诊，需要尽快行脑脊液测压引流，维持脑脊液在8～10mmHg。而预防性脑脊液引流的指征为所列选项中的所有。

参考答案　E

### 基本概念

脑脊液引流：一般指腰椎穿刺、腰大池持续引流、脑室－腹腔分流手术等降低颅内脑脊液压力的方式。

### 参考文献

1. MURPHY MC，CASTNER CF，KOUCHOUKOS NT. Acute aortic syndromes: diagnosis and treatment [J]. Mo Med，2017，114（6）：458-463.

2. 中国医师协会心血管外科分会大血管外科专业委员会. 急性主动脉综合征诊断与治疗规范中国专家共识（2021版）[J]. 中华胸心血管外科杂志，2021，37（5）：13.

3. 中华医学会外科学分会血管外科学组，符伟国，陈忠，等. Stanford B型主动脉夹层诊断和治疗中国专家共识（2022版）[J]. 中国血管外科杂志：电子版，2022，14（2）：119-130.

4. RIAMBAU V，BÖCKLER D，BRUNKWALL J，et al. Editor's choice-management of descending thoracic aorta diseases: clinical practice guidelines of the European Society for Vascular Surgery（ESVS）[J]. Eur J Vasc Endovasc Surg，2017，53（1）：4-52.

5. GUYATT G，OXMAN AD，AKL EA，et

al．GRADE guidelines：1．Introduction-GRADE evidence profiles and summary of findings tables [J]．J Clin Epidemiol，2011，Apr，64 (4)：383-94.

6．YANG Y，ZHANG XH，CHEN ZG，et al．Acute or subacute，the optimal timing for uncomplicated type B aortic dissection：a systematic review and meta-analysis [J]．Front Surg，2022，9：852628.

7．LOMBARDI JV，HUGHES GC，APPOO JJ，et al．Society for Vascular Surgery（SVS）and Society of Thoracic Surgeons（STS）reporting standards for type B aortic dissections [J]．J Vasc Surg，2020，71 (3)：723-747.

8．ISSELBACHER EM，PREVENTZA O，HAMILTON BLACK J 3RD，et al．2022 ACC/AHA Guideline for the diagnosis and management of aortic disease：a report of the American Heart Association/American College of Cardiology Joint Committee on Clinical Practice Guidelines[J]．Circulation，2022，146(24)：e334-e482.

9．MACGILLIVRAY TE，GLEASON TG，PATEL HJ，et al．The Society of Thoracic Surgeons/American Association for Thoracic Surgery clinical practice guidelines on the management of type B aortic dissection [J]．J Thorac Cardiovasc Surg，2022，163 (4)：1231-1249.

10．ERBEL R，ABOYANS V，BOILEAU C，et al．2014 ESC Guidelines on the diagnosis and treatment of aortic diseases：Document covering acute and chronic aortic diseases of the thoracic and abdominal aorta of the adult．The Task Force for the Diagnosis and Treatment of Aortic Diseases of the European Society of Cardiology（ESC）[J]．Eur Heart J，2014，35 (41)：2873-2926.

11．AZIZZADEH A，KEYHANI K，MILLER CC 3RD，et al．Blunt traumatic aortic injury：initial experience with endovascular repair[J]．J Vasc Surg，2009，49 (6)：1403-1408.

12．HARRIS DG，RABIN J，STARNES BW，et al．Evolution of lesion-specific management of blunt thoracic aortic injury [J]．J Vasc Surg，2016，64 (2)：500-505.

13．中华医学会，中华医学会杂志社，中华医学会全科医学分会，等．胸痛基层诊疗指南（2019年）[J]．中华全科医师杂志，2019，18 (10)：913-919.

14．SUEYOSHI E，NAGAYAMA H，HAYASHIDA T，et al．Comparison of outcome in aortic dissection with single false lumen versus multiple false lumens：CT assessment [J]．Radiology，2013，267 (2)：368-375.

15．SENSER EM，MISRA S，HENKIN S．Thoracic aortic aneurysm：a clinical review [J]．Cardiol Clin，2021，39 (4)：505-515.

16．FORBES TL．The new Society for Vascular Surgery and Society of Thoracic Surgeons reporting standards for type B aortic dissections [J]．J Vasc Surg，2020，71 (3)：721-722.

17．MATSUOKA T，HASHIZUME K，HONDA M，et al．The provisional extension to induce complete attachment technique is associated with abdominal aortic remodeling and reduces aorta-related adverse events after aortic dissection[J]. J Vasc Surg,2021,74（1）: 45-52.

18. ANTONELLO M，SQUIZZATO F，CO-LACCHIO C，et al. The PETTICOAT Technique for Complicated Acute Stanford Type B Aortic Dissection Using a Tapered Self-Expanding Nitinol Device as Distal Uncovered Stent ［J］. Ann Vasc Surg，2017，42: 308-316.

19. WONG D R，COSELLI J S，AMERMAN K，et al. Delayed spinal cord deficits after thoracoabdominal aortic aneurysm repair [J]. Ann Thorac Surg，2007，83（4）: 1345-1355; discussion 1355.

20. BURDESS A，MANI K，TEGLER G，et al. Stent-graft induced new entry tears after type B aortic dissection: how to treat and how to prevent? [J]. J Cardiovasc Surg（Torino），2018，59（6）: 789-796.

21. DONG Z，FU W，WANG Y，et al. Stent graft-induced new entry after endovascular repair for Stanford type B aortic dissection [J]. J Vasc Surg，2010，52（6）: 1450-1457.

22. FENG J，LU Q，ZHAO Z，et al. Restrictive bare stent for prevention of stent graft-induced distal redissection after thoracic endovascular aortic repair for type B aortic dissection ［J］. J Vasc Surg,2013,57（Suppl 2）: 44s-52s.

23. JÁNOSI R A，TSAGAKIS K，BETTIN M，et al. Thoracic aortic aneurysm expansion due to late distal stent graft-induced new entry [J]. Catheter Cardiovasc Interv,2015,85（2）: E43-53.

24. 中华医学会心血管病学分会大血管学组，中国医师协会心血管内科医师分会指南与共识工作委员会. 胸主动脉腔内治疗围手术期管理中国专家共识［J］. 中华医学杂志，2019，99（32）: 2489-2496.

25. KONSTANTINIDES SV，MEYER G，BECATTINI C，et al. 2019 ESC Guidelines for the diagnosis and management of acute pulmonary embolism developed in collaboration with the European Respiratory Society（ERS）: The Task Force for the diagnosis and management of acute pulmonary embolism of the European Society of Cardiology（ESC）［J］. Eur Respir J，2019，54（3）: 1901647.

26. PANDEY G，SHARMA P. The management of patients with penetrating aortic ulcers: a systematic review. Vasc Endovascular Surg，2021，55（7）: 730-740.

27. FILLINGER MF，GREENBERG RK，MCKINSEY JF，et al Reporting standards for thoracic endovascular aortic repair（TEVAR）. J Vasc Surg，2010，52（4）: 1022-1033.

28. DAKE MD，THOMPSON M，VAN SAMBEEK M，et al. DISSECT: a new mnemonic-based approach to the categorization of aortic dissection. Eur J Vasc Endovasc Surg，2013，46（2）: 175-190.

# 第三章

# 腹主动脉疾病

## 03

**3.1** 患者，中年女性。主因"结肠癌术后1个月，腹痛2天"入院。查体：心肺无明显异常，血压：90/65mmHg；于急诊行CTA提示：肠梗阻、腹主动脉瘤（直径4.3cm）。行肠梗阻对症支持治疗后腹痛缓解。该患者下一步诊疗计划为：

A. 急诊行剖腹探查术

B. 入院监测患者心率、血压，限期行腹主动脉瘤腔内修复术

C. 急诊行腹主动脉瘤腔内修补术

D. 急诊行剖腹探查＋腹主动脉瘤开放式修复术

E. 禁饮食、静脉营养等对症肠梗阻症状治疗，必要时复查CTA

**题目解析**

随机试验表明，对于直径＜5.5cm的腹主动脉瘤（AAA），手术与密切监测相比并无生存优势，这支持以下观点：这一直径是修复术的适当阈值，对直径＜5.5cm的动脉瘤进行监测是安全的并且符合成本效益。虽然在这些试验中，监测组的干预阈值也包括动脉瘤快速增长（定义为生长速度＞每年1cm），但目前并无严格数据支持根据动脉瘤的快速增长行腹主动脉瘤腔内修复术（图3-1-1）。考虑到女性的主动脉本身较小，并且女性的小腹主动脉瘤破裂率较高，因此大多数专家和指南建议对女性患者采用较小的修复术阈值，但各大指南或共识在女性AAA手术干预阈值方面，存在些许差异。2019年ESVS指南对于女性AAA患者择期手术的阈值进行了定义，即测量内径＞5.0cm为手术治疗的指征，但证据推荐级别相较于男性手术指征的证据推荐级别较低（Ⅱb，C级）。2020年NICE指南在手术干预阈值上并未区分人群性别，测量内径＞5.5cm为手术治疗的指征。《腹主动脉瘤诊断和治疗中国专家共识（2022版）》则指出，关于我国人群的一些针对腹主动脉直径的调查研究显示我国人群腹主动脉直径小于国外人群，推荐手术适应证为男性AAA直径＞5.0cm，女性＞4.5cm。

参考答案　E

**基本概念**

腹主动脉瘤：由腹主动脉中层和弹性组织变性所引起的，腹主动脉直径永久性局限性扩张＞50%（图3-1-2）。

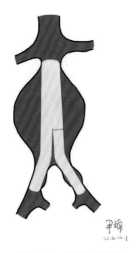

图3-1-1　EVAR示意图

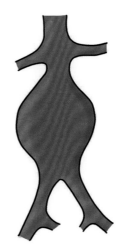

图3-1-2　腹主动脉瘤示意图

3.2 患者，男性，64岁。保健医生进行常规体检，发现有可触及的、中上腹搏动性肿块。无腹部或背部疼痛，可以轻松爬两段楼梯。血压控制良好，高胆固醇血症服药后控制佳。无动脉瘤家族史，16岁起抽烟20支/天。超声检查显示最大直径为5.7cm的肾下腹主动脉瘤。下一步应如何处理：

A. 急诊行开放手术

B. 急诊行腹主动脉瘤腔内修补术

C. 入院后完善CTA检查，进行手术方式评估

D. 入院后监测血压、心率，限期行腹主动脉瘤腔内修补术

E. 嘱患者定期行影像学随访观察

**题目解析**

患者男性，肾下腹主动脉瘤，其直径大于5.5cm，建议行手术治疗。腹部和骨盆的薄切口（1～2mm）CT血管造影可用于确定其解剖结构是否适合EVAR，并应进行术前手术风险评估。当然，最合适的治疗方法取决于手术风险评估和患者的选择，这应在共同决策中确定。在手术风险高的患者中，由于与开放式手术修复相比，EVAR的围手术期死亡率与短期并发症发生率相对降低而受到青睐。如果该患者的手术风险被确定为低或中等，无论是EVAR还是开放手术都是合理的。但是，EVAR的生存优势在中长期随访中并不明显；所以，如若患者愿意且能够配合进行终身影像学监测，则支持EVAR，否则推荐开放性手术修复。

参考答案　C

**基本概念**

腹主动脉瘤开放手术：采用腹正中切口，切口自剑突下至耻骨联合上方3.5cm，开腹后游离瘤颈和双侧髂（股）动脉，采用标准方法控制血管，切除动脉瘤后，行腹主−双髂（股）动脉旁路移植术，并至少保留一侧髂内动脉。

## 3.3 下列哪项不是腹主动脉瘤EVAR围手术期管理要点：

A．术中持续血压监测，控制血压在120/80mmHg以下

B．术后应持续床旁心电监护至少24小时

C．术后患者胃肠功能恢复即可进食，卧床至少24小时，此外需监测尿量、肾功能，警惕造影剂肾损害

D．术后常规抗凝

E．密切关注足背动脉情况

F．术中封堵髂内动脉，术后需注意盆腔组织脏器缺血的症状及体征

G．及时处理术后并发症，包括腹腔间隔室综合征、胸腔积液（血）、心功能不全及感染等

## 题目解析

EVAR围手术期管理要点：术中持续血压监测，控制血压在120/80mmHg以下；术后应持续床旁心电监护至少24小时；术后患者胃肠功能恢复即可进食，卧床至少24小时，此外需监测尿量、肾功能，警惕造影剂肾损害；术后不必常规抗凝，但需密切关注足背动脉情况；术中封堵髂内动脉，术后需注意盆腔组织脏器缺血的症状及体征（髂内动脉的三大分支：臀上动脉、臀下动脉及阴部内动脉，承担着为臀肌、会阴及盆腔内脏供血的重要功能，这些分支的状态会反映髂内动脉栓塞后是否会导致臀肌跛行/坏死、勃起功能障碍等严重的缺血并发症）；及时处理术后并发症，包括腹腔间隔室综合征、胸腔积液（血）、心功能不全及感染等。

参考答案　D

## 基本概念

1．造影剂肾病：指排除其他引起肾损伤的因素外，在造影剂暴露后的72小时内血肌酐水平较基础值升高25%或增加44μmol/L以上的急性肾损伤疾患。

2．腹腔间隔室综合征：又称腹高压综合征，指腹内压急性升高并持续大于20mmHg，同时出现肺、心血管、肾或胃肠道器官功能障碍的临床综合征。

3．髂内动脉：于骶髂关节前方由髂总动脉分出后，斜向内下进入盆腔，分支分为壁支与脏支。其中臀上动脉、臀下动脉及阴部内动脉，承担着为臀肌、会阴及盆腔内脏供血的重要功能。

## 3.4 患者，男性，52岁。3年前于某医院行EVAR，术后未规律随访。患者主诉无不适症状。1周前于门诊复查。下列哪项检查为最佳选择：

A. 超声造影

B. CTA

C. 动脉造影

D. 超声造影

E. MRI

### 题目解析

内漏的诊断方法有CTA检查、超声检查、动脉造影以及超声造影检查等。其中，CTA检查仍是目前诊断各型内漏的主要手段。ESVS指南和SVS指南、《腹主动脉瘤诊断和治疗中国专家共识（2022版）》均指出，CTA是术后最重要的随访检查手段，能准确测量瘤体最大直径和移植物通畅性，还能检测内漏及其他相关并发症。超声检查由于其无创性、不需要注射药物、多角度以及多个体位检测等特点，临床上较为常用。超声检查更多地依赖于操作者的经验，且易受患者肥胖、肠道等的影响，因此超声检查有时易漏诊。超声造影是近年来新兴的检测内漏手段，超声医师可借此发现隐匿性的内漏。动脉造影作为一种有创检查，一般在以上检查发现内漏后，治疗实施前的确诊检查或者以上检查未发现明显内漏，但瘤体持续增大的患者的进一步排查。

参考答案　B

### 基本概念

超声造影：该检查外周静脉注入造影剂后通过造影剂微气泡，微气泡通过肺循环进入体循环。其成像原理是因声束不能透射微泡而发生散射，大量无伪影的云雾状回声和颗粒状回声显现在造影图像上，除可观测破口大小、真假腔以外，还能动态、清晰地反映正常组织和病变组织血流灌注。

**3.5 患者，男性，52岁。3年前于某医院行EVAR，术后未规律随访。患者主诉无不适症状。1周前于门诊复查。CTA提示Ⅱ型内漏，瘤体较术前增大6mm，请问患者下一步的诊疗计划为：**

A. 急诊行肠系膜上动脉或者髂动脉入路的栓塞术

B. 入院后行心率、血压监测，完善术前准备后限期行肠系膜上动脉或者髂动脉入路的栓塞术

C. 急诊行开放手术治疗

D. 定期随访观察，若患者有腹痛症状或瘤体进一步增大，再行手术治疗

E. 无需随访

### 题目解析

Ⅱ型内漏临床较为常见，关于Ⅱ型内漏的处理仍存在争议，也是目前临床研究的热点问题。2021年美国血管外科学会的临床指南指出，Ⅱ型内漏在EVAR手术中的发生率高达25%以上，其中30%～50%的Ⅱ型内漏可自行消失。鉴于此，Ⅱ型内漏通常先采取随访观察的管理策略，若瘤体无明显增大，则不需外科干预治疗。当随访观察中发现瘤体增大，一般认为瘤体较术前增大＞5mm时需要进行外科治疗。2019年ESVS指南推荐当持续的Ⅱ型内漏伴有瘤腔较术前扩大10mm是再次手术的指征。2018年SVS指南指出，对于囊内压持续存在超过6个月且直径增大超过5mm者建议积极干预。目前，由于腔内治疗的有效性及微创性的特点，Ⅱ型内漏的治疗方法选用腔内治疗。Ⅱ型内漏腔内治疗的方法可先经肠系膜上动脉或者髂动脉入路的栓塞技术；若该途径治疗失败或者技术难度较高，则可采取经下腔静脉或经腰部直接穿刺瘤腔进行栓塞治疗。若腔内治疗失败，则可采取开放手术治疗，如腹腔镜下的腰动脉、肠系膜下动脉等结扎、支架取出后人工血管置换术等。尽管通过各种手段可对Ⅱ型内漏进行处理，但处理后的Ⅱ型内漏的复发率高达60%以上。同时，有部分研究认为，Ⅱ型内漏与腹主动脉瘤的不良预后并无相关性。因此，对于Ⅱ型内漏的处理仍有争议，但大部分学者认为当Ⅱ型内漏导

致瘤体增大时应进行积极处理。本题中患者主诉无不适症状，因此本题首选 B。

参考答案　B

## 基本概念

复杂腹主动脉瘤：特指存在瘤颈过短、迂曲严重、累及重要内脏动脉分支等解剖条件异常的腹主动脉瘤，包括近肾腹主动脉瘤、肾旁腹主动脉瘤和肾上腹主动脉瘤等。

---

**3.6 患者，中年男性。主因"发现腹部搏动性肿块5天"入院。完善CTA检查提示：腹主动脉瘤。既往有畜牧史。请问下列哪项不属于该患者急诊手术指征：**

A．累及邻近脏器

B．动脉瘤破裂

C．出现消化道出血症状

D．全身感染症状明显且全身情况不良者

E．布氏凝集试验（＋）

### 题目解析

感染性腹主动脉瘤发病率低，治疗效果差。对于感染较重，高热及未能控制的脓毒血症患者，手术时机的选择目前尚无标准。对于MAAA累及邻近脏器，或伴有大出血（包括动脉瘤破裂、消化道出血），全身感染症状明显且全身情况不良者，尽快手术对多数患者为首要选择。

参考答案　E

**基本概念**

感染性腹主动脉瘤：指伴有瘤壁微生物侵袭的肾动脉以下的腹主动脉瘤，占腹主动脉瘤的0.65%～1.50%，典型的临床表现为三联征：发热、腹痛或腰背部疼痛、腹部扪及搏动性肿块。

## 3.7 下列哪组患者不属于腹主动脉瘤筛查对象：

A．65～75岁曾经吸烟的男性

B．没有AAA家族史且从未吸烟的60～65岁女性

C．65～75岁从未吸烟的男性

D．曾经吸烟的女性

E．有AAA家族史的女性

**题目解析**

2018年SVS指南对于不同年龄患者的筛查推荐程度存在差异，委员会建议对65～75岁的有吸烟史的人群进行筛查（ⅠA），以及对于75岁以上的吸烟人群进行筛查（ⅡC）。2019年ESVS指南与SVS指南使用相同的证据，建议对于65岁以上的男性进行筛选并且不建议对于女性进行筛查。这主要是因为ESVS委员会认为女性的AAA发病率较低，且对于女性筛查的相关证据有限。2020年NICE指南推荐对于70岁以上的伴有危险因素（吸烟、高血压、血脂异常、慢性阻塞性肺疾病、冠状动脉及周围动脉疾病）的女性进行筛查。

参考答案　B

**基本概念**

腹主动脉瘤危险因素：高龄、男性、阳性家族史和吸烟是腹主动脉瘤发病的重要

危险因素，此外冠心病、高脂血症、动脉粥样硬化、脑血管疾病等也与动脉瘤的发病有关。

---

## 3.8 患者，男性，65岁。体检发现腹主动脉瘤，查CTA：腹主动脉瘤最大直径6.5cm，未累及双侧髂动脉，行腹主动脉瘤腔内修补术，术中预防Ⅱ型内漏发生的最佳方案是：

A．选择顺应性好点的支架

B．选择性腰动脉、肠系膜下动脉栓塞

C．支架释放后瘤腔内注射医用胶

D．栓塞肠系膜下动脉

E．术后复查CTA结果决定是否进行处理

**题目解析**

2021年美国血管外科学会的临床指南指出，Ⅱ型内漏在EVAR手术中的发生率高达25%以上，其中30% ～ 50%的Ⅱ型内漏可自行消失。鉴于此，Ⅱ型内漏通常先采取随访观察的管理策略，若瘤体无明显增大，则不需外科干预治疗。当随访观察中发现瘤体增大，一般认为瘤体较术前增大＞5mm时需要进行外科治疗。2019年ESVS指南推荐当持续的Ⅱ型内漏伴有瘤腔较术前扩大10mm是再次手术的指征。2018年SVS指南指出，对于囊内压持续存在超过6个月且直径增大超过5mm者建议积极干预。有观点指出，持续存在的Ⅱ型内漏会增加再次介入手术率，对患者的心理及经济造成负担，因而建议首次EVAR手术时即采取积极的措施预防Ⅱ型内漏的发生。也有研究表明，认为对大多数Ⅱ型内漏患者而言，预防性栓塞可能并不会获得更大的益处，但却可能引起并发症、费用和射线曝光时间的增加，对患者仍是一种负担。最新的SVS指南也同样指出，尽管最近的研究提示预防性栓塞可以减少Ⅱ型内漏发生率，但仍需要更多循证证据来评估获益与风险。因此，对于Ⅱ型内漏的处理仍有争议，但大部分学者认为当Ⅱ型内漏导致瘤体增大时应进行积极处理。因此本题首选E。

参考答案 E

## 基本概念

内漏：指移植物植入后仍有血液持续流入被封闭的动脉瘤囊内，提示未能完全将动脉瘤隔绝于主动脉循环之外。内漏可分为以下5种类型（图3-8-1）。

Ⅰ型：指由于近段或远段锚定区封闭失败导致血流进入瘤腔。Ⅰ型内漏引起的瘤腔内压力较高，容易导致瘤体破裂。

Ⅱ型：指通过分支动脉（如腰动脉、肠系膜下动脉、髂内动脉和副肾动脉等）返血进入瘤腔，发生率20%～40%。

Ⅲ型：指来自支架血管的破损或移植物接口。

Ⅳ型：指由于移植物通透性不良引起的血液渗漏。

Ⅴ型：是指部分患者EVAR术后瘤腔持续增大，但常规CT扫描未发现明显的内漏。

内漏分型

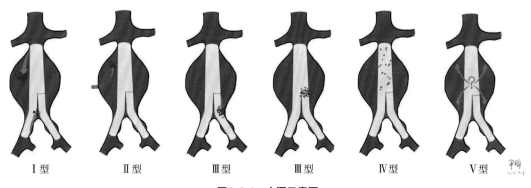

| Ⅰ型 | Ⅱ型 | Ⅲ型 | Ⅲ型 | Ⅳ型 | Ⅴ型 |

**图3-8-1 内漏示意图**

## 3.9 患者，男性，65岁。12年前因腹主动脉瘤行腔内支架隔绝术。近1个月前，开始感到全身乏力、寒战、高热。临床检查发现，患者一般情况尚可，血压正常，低热。请问最佳的治疗选择是：

A. 静脉抗炎6周

B. 重建左侧髂动脉：溶栓、植入髂支

C. 经皮主动脉瘤腔内脓肿引流，根据药敏进行针对性抗菌素应用

D. 胃肠镜检查

E. 拆除感染的支架、重建血管

### 题目解析

此题考查血管移植物感染的处理。2020 ESVS指南中提出穿刺引流是治疗手段之一，但不是最佳治疗，对于合适的患者需要彻底清创和移除移植物。血管移植物感染的治疗基本原则包括以下几部分：移除感染的血管移植物，消除坏死、感染组织，远端肢体/器官的血流重建，抗感染治疗，但由于移植物感染程度和范围各异，临床医生应根据血管移植物感染的具体情况，来制定个体化治疗方案。此例患者一般情况尚可，结合上述治疗原则，本题最佳选择是E。

参考答案　E

## 3.10 髂内动脉不参与以下哪些部位的血液供应？

A. 参与臀部肌肉血供

B. 参与直肠血液供应

C. 参与子宫附件血供

D. 参与脊髓根动脉血供

E. 参与腹壁血液供应

## 题目解析

髂内动脉为一短干，长约4cm，走行至坐骨大孔上缘处分为前、后两干，前干分支多至脏器，后干分支多至盆壁。臀肌分为臀大肌（阔筋膜张肌）、臀中肌及臀小肌，髂内动脉参与臀部肌肉血供的主要血供来源为臀上动脉（后干），臀下动脉（前干、下3/4）。髂内动脉参与直肠血供的主要血供来源为直肠中动脉及直肠下动脉（阴部内动脉）。髂内动脉参与子宫附件的血供，子宫动脉及阴道动脉均来源髂内动脉。髂内动脉通过髂腰动脉参与根动脉血供。腹壁的血供来源：腹壁上动脉（胸廓内动脉分支），腹壁下动脉（起自髂外动脉），旋髂浅动脉（起自股动脉外侧壁），腹壁浅动脉（起自股动脉，有时和旋髂浅动脉共干），阴部外动脉（起自股动脉）。综上，髂内动脉不参与腹壁血供。答案为E。

参考答案　E

## 基本概念

髂内动脉：由髂总动脉分出，斜向内下进入盆腔。其前外侧有输尿管越过，后方邻近腰骶干，髂内静脉和闭孔神经走行于其内侧。

---

**3.11** 患者，男性，65岁。上腹部持续性疼痛3天，急诊就医。同时伴有恶心、呕吐咖啡样胃液，肠蠕动消失。既往10年前曾诊断溃疡性结肠炎，口服激素治疗（未再随访和治疗）。急诊检查发现：心率，125次/分；血压，110/80mmHg；呼吸，35次/分；体温，36.9℃；血氧饱和度，98%。体检：腹胀，左上腹压痛，无腹膜炎体征。血常规和生化检查基本正常，CRP、降钙素原、乳酸轻度升高。在补液的同时行腹X线检查如图3-11-1。请问进一步应该做什么？

A. 行腹部增强扫描检查

B. 剖腹探查

C. 继续扩容补液治疗

D. 胃镜检查

E. 肠镜检查

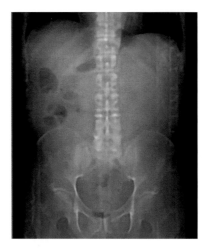

**图 3-11-1　腹部 X 线检查**

## 题目解析

急腹症的常见病因包括急性阑尾炎、胆石症、小肠梗阻、输尿管结石、胃炎、消化性溃疡穿孔、急性胰腺炎、憩室炎、产科和妇科疾病等。除既往常见的急腹症外，近些年因血管性疾病导致的急腹症明显增多，如腹主动脉瘤、肠系膜动脉闭塞、非阻塞性肠系膜缺血、主动脉夹层破裂等，并且死亡率较高。超声检查被推荐用于急腹症的筛查，尤其在怀疑腹主动脉瘤破裂或胆囊炎时。对于急腹症的辅助检查，超声和 CT 可作为首选。超声可用于急性阑尾炎、憩室炎、主动脉瘤破裂、胆道疾病（如胆石症、急性胆囊炎）、急性尿道疾病（如肾积水或肾结石）、妇产科疾病的诊断。此外，超声还适用于胃肠道穿孔、急性胰腺炎、腹腔内脓肿、肠系膜动脉闭塞、肠梗阻的诊断。还可能用于腹水及腹腔积血的快速评价，以及下腔静脉血管内容量的评估。CT 检查可用于所有急腹症患者。CT 在急腹症诊断中的敏感性为 90%。一些研究已经提出了无需等待实验室数据，即可应用 CT 对急腹症进行诊断，以更早展开治疗。CT 对肠缺血、胃肠道穿孔、急性阑尾炎、憩室炎、胆道结石与急性胰腺炎等诊断价值高。CT 检查结果没有异常时，上述大多数疾病均可基本排除。成人疑似急性胰腺炎与消化道疾病如憩室炎、胃肠道穿孔、肠梗阻、肠缺血时，推荐进行增强CT检查。综上，答案为A。

参考答案　A

### 基本概念

急腹症：是一类以急性腹痛为表现的腹部急性疾病。常由一些空腔脏器、实质性脏器，或者血管的病变引起，可出现消化道的穿孔、炎症的感染，甚至坏死等腹部急症。通常发病比较急，临床表现比较多样。

---

**3.12** 患者，男性，85岁。因急性剧烈腹痛就诊急诊，伴有血便和呼吸急促。化验：白细胞计数 $18.6 \times 10^9/L$，乳酸水平 4.5mmol/L，CRP 水平正常。既往有房颤（阿哌沙班治疗中），COPD 和脑梗死。增强CT扫描，如图 3-12-1 所示。请问下一步正确的处理是？

---

A. 详细的查体，鉴别是否有腹膜炎体征

B. 剖腹探查

C. 腔镜探查

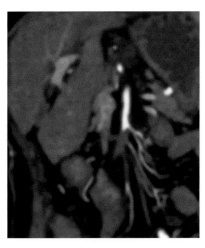

**图3-12-1　腹部增强CT扫描**

D．肠系膜上动脉插管溶栓

E．肠系膜上动脉机械血栓清除

## 题目解析

急性肠系膜缺血（acute mesenteric ischemia，AMI）可分为肠系膜动脉栓塞（mesenteric artery embolism，MAE）、肠系膜动脉血栓形成（mesenteric artery thrombosis，MAT）以及肠系膜静脉血栓形成（mesenteric venous thrombosis，MVT）。指南指出对于MAE和MAT，传统的外科取栓和血管重建手术仍是有效的治疗手段，同时可以观察肠道的血运情况，根据损伤控制原则，决定肠管切除的时机以及长度，尽可能地保留有生机的肠管。随着介入微创技术的发展，有越来越多的腔内介入治疗联合药物治疗的成功报道，包括腔内血栓清除、置管溶栓、辅助支架植入等。和开放手术相比，介入治疗降低了围手术期的死亡率（这和介入治疗避免开腹相关并发症有关），更重要的是介入治疗往往选择更早期的患者进行干预。虽然缺乏介入治疗和开放手术治疗的随机对照试验研究，指南依然指出，在病请允许的情况下，早期进行血管腔内介入治疗，早期复通血运。但所有的操作前应明确患者是否已经发生肠坏死，即应该详细地查体，鉴别是否有腹膜炎体征，故首选A。

参考答案　A

## 基本概念

急性肠系膜缺血（AMI）是外科急腹症之一，主要由于肠道血供不足引起肠道缺血、细胞损伤及功能受损。AMI是临床上相对凶险的疾病，可能导致全小肠坏死甚至死亡，因此早发现、早诊断、早治疗可阻止AMI进展，尽可能保存肠道功能及挽救生命。

**3.13** 患者，男性，42岁。上腹部和后背疼痛一周余就诊于急诊。既往发作性高血压110 ~ 180/90mmHg，未积极控制，同时合并高血脂。入急诊查体，血压、心率正常，腹部饱满、有压痛，未及包块，双下肢脉搏可及，未见缺血表现。CTA检查如图3-13-1所示。请问该患者下一步该如何治疗？

A. 腔内介入治疗

B. 开腹手术治疗

C. 控制血压和血脂，保守观察

D. 保守治疗，2周后复查CTA

E. 多层裸支架治疗

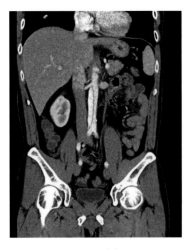

图3-13-1　腹部CTA

**题目解析**

从图像来看，该患者可诊断为腹主动脉夹层。

复杂情况是指主动脉破裂征象、内脏动脉受累、下肢缺血、主动脉直径超过30mm，并发穿透性主动脉溃疡或壁间血肿，以及主动脉直径增长每年＞10mm。

因此，结合题中患者，可先给予降压、镇痛等对症治疗，观察患者症状，如症状好转，可继续保守治疗；如症状不好转或加重，可给予EVAR手术治疗，对于不适合行EVAR手术的，可给予开放手术治疗。故选D。

参考答案 D

## 基本概念

孤立性腹主动脉夹层：属临床少见病，其原发破口位于腹主动脉，可分为自发性、外伤性和医源性。发病时多表现为腹痛、背部疼痛等。

## 3.14 根据《腹主动脉瘤诊断和治疗中国专家共识（2022版）》，腹主动脉瘤的干预指征不包括：

A．腹主动脉瘤直径，男性＞5.0cm，女性＞4.5cm

B．生长速度每半年增长＞5mm

C．除外胃肠道和泌尿系统疾病的腹痛

D．反复发作的远端动脉栓塞

E．肝癌合并腹水，不能耐受开放手术切除

## 题目解析

腹主动脉瘤是否应当接受手术治疗需要综合考虑动脉瘤情况、生存预期、手术风险等多方面因素。

（1）直径是决定是否手术的第一因素：国外指南一般推荐，AAA直径＞5.5cm的男性或直径＞5.0cm的女性患者考虑择期手术。我国人群腹主动脉直径小于国外人群，推荐的腹主动脉瘤直径手术适应证男性＞5.0cm，女性＞4.5cm。

（2）生长速度是决定是否手术的第二因素：无论瘤体大小，如果AAA瘤体直径增长速度过快（每年增长＞10mm），也需要考虑尽早行手术治疗。

（3）症状是决定是否手术的第三因素：无论瘤体大小，如出现因动脉瘤引起的疼痛，不能除外破裂可能者，也建议及时手术。

（4）瘤腔血栓脱落引起栓塞是决定是否手术的第四因素。

手术适应证还应参考年龄、性别、伴随疾病、预期寿命、瘤体形态和器官组织受压等多方面因素。对于择期AAA修复术，应该避免在未经控制的活动性感染或败血症、活动性出血（非动脉瘤相关）或凝血功能障碍、心肌梗死急性期，脑梗死急性期、肝肾衰竭急性期、预期寿命＜6个月（如恶性肿瘤晚期）等情况下进行。破裂AAA的紧急手术以抢救生命为首要原则，不受上述情况限制，但上述情况的存在会极大增加手术的死亡和并发症风险。

本题目中的E选项，属于恶性肿瘤晚期，预期寿命较短，不建议行AAA手术。

参考答案　E

## 3.15 何谓复杂腹主动脉瘤？

A．髂外动脉钙化，最小直径约4mm

B．近端瘤颈角度＞60°

C．瘤腔内大量附壁血栓

D．动脉瘤距离肾动脉开口9mm

E．髂外和髂总动脉严重迂曲

### 题目解析

一般而言，复杂腹主动脉瘤包括：

（1）近肾腹主动脉瘤（justarenal abdominal aortic aneurysm），动脉瘤起源自肾动脉开口下方、肾动脉开口水平上无动脉瘤扩张节段。

（2）肾旁腹主动脉瘤（perirenal/pararenal abdominal aortic aneurysm），肾动脉

开口始于动脉瘤扩张段，但是动脉瘤不累及肠系膜上动脉开口水平。

（3）肾上腹主动脉瘤（suprarenal abdominal aortic aneurysm），动脉瘤累及一个或多个内脏动脉开口，但是不蔓延至胸部。

常规 EVAR 依赖于：①近端与远端的锚定区条件。锚定区长度、成角、形态、血管壁状况可直接影响移植物释放后是否能够充分贴合不发生内漏。②径路血管条件，径路血管条件影响输送系统是否能够安全通过。一般而言，不同的移植物对 EVAR 解剖适应证要求有所不同。

故而业界针对复杂主动脉瘤提出以下解剖特点：

（1）近端瘤颈：①锚定区不足。②严重瘤颈角。③倒锥形或锥形。④瘤颈直径超过32mm。⑤钙化或附壁血栓。

（2）远端髂动脉：①直径不足，髂外动脉＜7mm。②髂轴成角≥90°。③钙化或者附壁血栓。

参考答案　ABCDE

---

## 3.16 复杂腹主动脉瘤的处理方法，最不合适的方式是：

A．"烟囱""开窗"

B．缝制分支支架

C．定制支架

D．常规腹主支架植入

E．开放手术治疗

**题目解析**

根据《腹主动脉瘤诊断和治疗中国专家共识（2022版）》，复杂 EVAR 已逐步应用于治疗短瘤颈、近肾、肾上及胸腹主动脉瘤，以实现腔内重建分支动脉，这些技术主要包括"烟囱"技术、"开窗"技术和分支支架技术等。

参考答案　D

**3.17** 患者，男性，74岁。排便时突发腰痛20小时，伴恶心、呕吐，呕吐物为胃内容物，无呕血、便血，无发热、黄疸、排气排便停止等不适，小便颜色正常。请问该患者的主要诊断为：

A．急性阑尾炎

B．急性胃溃疡穿孔

C．破裂腹主动脉瘤

D．急性胰腺炎

E．急性肠梗阻

**题目解析**

患者增强CT显示腹主动脉瘤，同时伴有腹压增高时腰部疼痛，考虑为破裂腹主动脉瘤。破裂腹主动脉瘤死亡率可达80%～90%。破裂腹主动脉瘤一旦诊断，需要即刻手术。既往研究显示，开放手术的死亡率可达50%。随着腔内技术的进展、诊断的及时性等，破裂腹主动脉瘤行腔内手术治疗后死亡率可降至18.5%。对于具有合适锚定区的破裂腹主动脉瘤，为降低死亡率及并发症发生率，目前指南推荐腔内治疗而不是开放手术。而在麻醉选择方面，对行腔内手术治疗的破裂腹主动脉瘤患者，指南推荐行局麻而不是全麻。另一方面，在血压控制方面，尽管没有随机临床对照实验的研究，从创伤相关文献的经验可得知，维持低血压可以降低破裂腹主动脉瘤的出血风险，指南建议可维持收缩压在60～90mmHg以维持患者的生理状态。

参考答案　C

## 基本概念

破裂腹主动脉瘤：腹主动脉瘤破裂，是腹主动脉瘤致命并发症之一，致死率高。破裂腹主动脉瘤的危险因素与腹主动脉瘤的危险因素并不一致，主要包括：女性、动脉瘤直径大、扩张速度快、瘤壁峰压升高、吸烟、高血压、心脏或肾脏移植史、用力呼气容积下降等。

## 3.18 腹主动脉瘤 EVAR 手术中，髂内动脉重建，不利于：

A. 减少臀部间歇性跛行

B. 减少 II 型内漏发生

C. 预防阳痿的发生

D. 预防潜在马尾神经损伤

E. 预防乙状结肠缺血

### 题目解析

此题主要是考查髂血管堵塞后侧支循环的情况。在主髂动脉闭塞的时候有内乳动脉和腹壁下动脉的交通，在术中，我们常隔绝肠系膜下动脉，但此血管可能通过 Riolan 弓和肠系膜上动脉交通。因为复杂的交通侧支循环，这也就好理解 II 型内漏临床较为常见的原因。关于 II 型内漏的处理仍存在争议，也是目前临床研究的热点问题。2018年美国血管外科学会的腹主动脉瘤临床指南指出，II 型内漏在 EVAR 手术中的发生率高达 25% 以上，其中 30%～50% 的 II 型内漏可自行消失。鉴于此，II 型内漏通常先采取随访观察的管理策略，若瘤体无明显增大，则不需外科干预治疗。当随访观察中发现瘤体增大，一般认为瘤体较术前增大＞5mm 时需要进行外科治疗。目前，由于腔内治疗的有效性及微创性的特点，II 型内漏的治疗方法选用腔内治疗。II 型内漏腔内治疗的方法可先经肠系膜上动脉或者髂动脉入路的栓塞技术，若该途径治疗失败或者技术难度较高，则可采取经下腔静脉或经腰部直接穿刺瘤腔进行栓塞治疗。若腔内治疗失败，则可采取开放手术治疗，如腹腔镜下的腰动脉、肠系膜下动脉等结扎、支架取出后人工血管置换术等。新指南中也指出，尽管通过各种手段可对Ⅱ型内漏进行处理，但处理后的Ⅱ型内漏的复发率高达60%以上。同时，有部分研究认为，Ⅱ型内漏与腹主动脉瘤的不良预后并无相关性。因此，对于Ⅱ型内漏的处理仍有争议，但大部分学者认为当Ⅱ型内漏导致瘤体增大时应进行积极处理。本题中患者主诉无不适症状，因此本题首选B。

参考答案 B

## 3.19 32mm 的腹主动脉瘤的治疗可以是：

A．二甲双胍治疗

B．他汀类药物降脂治疗

C．积极介入治疗

D．RNA治疗

E．控制危险因素，随诊

### 题目解析

根据RESCAN研究的数据30～44mm的腹主动脉瘤（AAA）年平均增长为1.28～2.44mm，50mm的AAA年平均增长为3.61mm，AAA直径每增加0.5cm，生长速率每年平均增加0.59mm。对于小的腹主动脉瘤的检查，2～3年随访最为合理。所以此题选择E，其余4个选项都有相关文献和一些基础研究支持，也是此领域的研究方向，目前有一些基础研究证实了这些理论的有效性，需要进一步临床试验来证实这些治疗方法在临床的有效性。

参考答案 E

### 3.20 根据目前腹主动脉瘤筛查相关文献显示，腹主动脉瘤发生发展的危险因素不包括：

A．高血压

B．高血脂

C．高血糖

D．吸烟

E．腹主动脉瘤家族史

F．男性

**题目解析**

腹主动脉瘤（AAA）与动脉粥样硬化有几个共同的危险因素。其中，糖尿病（DM）可能对AAA的形成生长和扩张产生负面影响。糖尿病密切相关的高血糖和高胰岛素血症都会导致晚期糖基化终产物增加、纤维蛋白溶解减少和平滑肌细胞改变，从而降低动脉瘤生长和扩张的风险。金属蛋白酶减少，主要是2型和9型用于治疗2型糖尿病的药物以及用于高血压和血脂异常的药物也可能在这种保护作用中发挥重要作用。二甲双胍、噻唑烷二酮类、DPP4抑制剂、他汀类药物和血管紧张素转换酶抑制剂已在该领域进行了评估。由此可知，糖尿病的发生发展与动脉瘤发展可能并无直接关系或者负相关。因此本题应选C。

参考答案　C

### 3.21 患者，男性，67岁。有吸烟史。超声筛查时发现腹主动脉直径为32mm，请问以下处理哪项是正确的：

A．5年后进行再次随诊筛查腹主动脉瘤

B．2～3年后进行再次随诊筛查腹主动脉瘤

C．每年进行随诊筛查腹主动脉

D．进一步行CTA检查，确认腹主动脉瘤诊断

E．可除外腹主动脉瘤诊断

**题目解析**

基于RESCAN研究的数据，30～44mm的AAA年年平均增长率为1.28～2.44mm，50mm的AAA年平均增长率为3.61mm。AAA直径每增加0.5cm，生长速率年平均增加0.59mm。对于小的腹主动脉瘤的检查，2～3年随访最为合理。所以答案应选B。

参考答案　B

---

### 3.22《腹主动脉瘤诊断和治疗中国专家共识（2022版）》中提示，超声中腹主动脉瘤筛查的人群不应该包括：

A．65～75岁男性吸烟人群

B．60岁以上一级亲属有腹主动脉瘤的人群

C．65～75岁女性吸烟人群

D．60岁以上的人群

E．65～75岁围手术期的男性人群

**题目解析**

《腹主动脉瘤诊断和治疗中国专家共识（2022版）》中，对普通人群进行全面的AAA筛查的潜在获益尚不明确；2018年，美国血管外科学会（SVS）腹主动脉瘤诊治临床实践指南推荐，超声筛查对象为：年龄＞65岁伴有吸烟史的男性或女性；没有吸烟史但年龄＞75岁的男性或女性；一级亲属AAA病史的人群。

参考答案　D

# 参考文献

1. WANHAINEN A, VERZINI F, VAN HER-ZEELE I, et al. Editor's Choice-European Society for Vascular Surgery (ESVS) 2019 clinical practice guidelines on the management of abdominal aorto-iliac artery aneurysms [J]. Eur J Vasc Endovasc Surg, 2019, 57 (1): 8-93.

2. National Institute of Health and Care Excellence (NICE). Abdominal aortic aneurysm: diagnosis and management. NICE guideline. (2020-03-19). https://www.nice.org.uk/guidance/ng156.

3. LEVINE GN, BATES ER, BLANKENSHIP JC, et al. 2011 ACCF/AHA/SCAI guideline for percutaneous coronary intervention: a report of the American College of Cardiology Foundation/American Heart Association Task Force on Practice Guidelines and the Society for Cardiovascular Angiography and Interventions [J]. Catheter Cardiovasc Interv, 2013, 82 (4): E266-E355.

4. CHAER RA, ABULARRAGE CJ, COLEMAN DM, et al. The Society for Vascular Surgery clinical practice guidelines on the management of visceral aneurysms [J]. J Vasc Surg, 2020, 72 (1S): 3S-39S.

5. KIRKPATRICK AW, ROBERTS DJ, DE WAELE J, et al. Intra-abdominal hypertension and the abdominal compartment syndrome: updated consensus definitions and clinical practice guidelines from the World Society of the Abdominal Compartment Syndrome [J]. Intensive Care Med, 2013, 39 (7): 1190-1206.

6. ROKOSH RS, WU WW, DALMAN RL, et al. Society for Vascular Surgery implementation of clinical practice guidelines for patients with an abdominal aortic aneurysm: endoleak management [J]. J Vasc Surg, 2021, 74 (6): 1792-1794.

7. CHAIKOF EL, DALMAN RL, ESKANDARI MK, et al. The Society for Vascular Surgery practice guidelines on the care of patients with an abdominal aortic aneurysm [J]. J Vasc Surg, 2018, 67 (1): 2-77, e2.

8. 肖占祥, 陈浩, 戚悠飞, 等. 腹膜后解剖外旁路术治疗感染性腹主动脉瘤 [J]. 中国血管外科杂志: 电子版, 2015, 7 (3): 4.

9. 黄建华, 蔡舟. 感染性腹主动脉瘤的手术治疗 [J]. 中国血管外科杂志: 电子版, 2020, 12 (2): 4.

10. AZIZ A, MENIAS CO, SANCHEZ LA, et al. Outcomes of percutaneous endovascular intervention for type II endo-leak with aneurysm expansion [J]. J Vasc Surg, 2012, 55 (5): 1263-1267.

11. CHAKFÉ N, DIENER H, LEJAY A, et al. Editor's Choice-European Society for Vascular Surgery (ESVS) 2020 clinical practice guidelines on the management of vascular graft and endograft infections [J]. Eur J Vasc Endovasc Surg, 2020, 59 (3): 339-384.

12. 方征东, 符伟国. 血管移植物感染的防治策略 [J]. 外科理论与实践, 2009, 14: 260-263.

13. 连冲，崔进，王冕，等．腹主动脉瘤腔内修复术后移植物感染的治疗及预后分析［J］．中华血管外科杂志，2020，5：23-29．

14. GANS S L，POLS M A，STOKER J，et al．Guideline for the diagnostic pathway in patients with acute abdominal pain［J］．Dig Surg，2015，32（1）：23-31．

15. BALA M，KASHUK J，MOORE E E，et al．Acute mesenteric ischemia: guidelines of the World Society of Emergency Surgery［J］．World J Emerg Surg，2017，12：38．

16. WU J，ZAFAR M，QIU J，et al．A systematic review and meta-analysis of isolated abdominal aortic dissection［J］．J Vasc Surg，2019，70（6）：2046-2053．

17. 吴志远，刘声亮，高擎，等．单细胞转录组测序在腹主动脉瘤研究中的应用现状与展望［J］．中国普外基础与临床杂志，2021，28（11）：1-4．

18. 中华医学会外科学分会血管外科学组．腹主动脉瘤诊断和治疗中国专家共识（2022版）［J］．中国实用外科杂志，2022，42（4）：380-387．

19. WU ZY，CHEN ZG，MA L，et al．Outcomes of Chimney and/or Periscope Techniques in the Endovascular Management of Complex Aortic Pathologies［J］．Chin Med J（Engl），2017，130（17）：2095-2100．

20. ISSELBACHER EM，PREVENTZA O，HAMILTON BLACK J 3RD，et al．2022 ACC/AHA Guideline for the diagnosis and management of aortic disease: a report of the American Heart Association/American College of Cardiology Joint Committee on Clinical Practice Guidelines［J］．Circulation，2022，146（24）：e334-e482．

21. BENSON RA，MEECHAM L，FISHER O，et al．Ultrasound screening for abdominal aortic aneurysm: current practice，challenges and controversies［J］．Br J Radiol，2018，91（1090）：20170306．

22. CLIMENT E，BENAIGES D，CHILLARÓN JJ，et al．Diabetes mellitus as a protective factor of abdominal aortic aneurysm: Possible mechanisms［J］．Clin Investig Arterioscler，2018，30（4）：181-187．

第四章

# 内脏动脉疾病

04

4.1 患者，女性，64岁。半年前体检发现血压162/90mmHg，尿常规及肾功能正常，此后一直服用卡托普利治疗，血压控制情况不详。1个月前出现夜尿增多、乏力，血压190/110mmHg，尿常规：尿蛋白（+），肾功能：血尿素氮16mmol/L，肌酐324μmol/L，血钾5.0mmol/L。肾脏B超检查：左肾11.8cm×5.2cm，右肾9.0cm×3.8cm。根据上述临床表现，首先考虑哪个诊断（单项）：

A. 原发性醛固酮增多症

B. 先天性右肾发育不全

C. 良性小动脉性肾硬化症

D. 肾动脉狭窄

E. 库欣综合征

## 题目解析

本题中患者因体检发现高血压行卡托普利降压治疗，治疗5个月后血压较前升高且出现肾功能不全表现，B超提示右肾萎缩。原发性醛固酮增多症指肾上腺皮质分泌过量醛固酮，临床主要表现为高血压伴低血钾，常伴多尿，尿蛋白增多，少数可发生肾功能减退。先天性肾发育不全包括多囊性、梗阻性肾发育不全以及与基因有关的肾发育异常，完全性单侧肾发育不全，可表现为无症状。良性小动脉性肾硬化症是一种通常伴有高血压的疾病，可能表现为尿素氮和血浆肌酐浓度的缓慢进行性升高。肾动脉狭窄是由多种病因引起的一种肾血管疾病，临床上主要表现为肾血管性高血压和缺血性肾病，由于肾小管对缺血敏感，其功能减退常在先（出现夜尿多，尿比重及渗透压减低等远端肾小管浓缩功能障碍表现），而肾小球功能受损在后（肾小球滤过率下降，血清肌酐增高），后期肾脏体积缩小，且两肾大小常不对称。库欣综合征又称皮质醇增多症，主要表现为满月脸、多血质外貌、向心性肥胖、痤疮、紫纹、高血压、继发性糖尿病和骨质疏松等。综上所述，结合本题中患者症状，符合良性小动脉性肾硬化症、肾动脉狭窄的临床表现。在良性小动脉性肾硬化症患者中，ACEI类药物具有一定的肾功能保护性，而本题中患者在服用卡托普利后血压控制不佳且出现肾功能受损，应当考虑为双侧肾动脉狭窄，ACEI类药物扩张出球小动脉导致肾灌注不足引起肾功能受损。故本题应选择D。

参考答案 D

## 基本概念

1．原发性醛固酮增多症：指肾上腺皮质分泌过量醛固酮，导致体内潴钠、排钾、血容量增多、肾素－血管紧张素系统活性受抑，临床主要表现为高血压伴低钾血症。

2．先天性肾发育不全：为肾脏未能进行正常生长发育的先天性疾病，包括多囊性、梗阻性肾发育不全以及与基因有关的肾发育异常，病变常呈单侧，完全性单侧肾发育不全，可表现为无症状。

3．良性小动脉性肾硬化症：是一种通常伴有高血压的疾病，以累及血管，肾小球和小管间质为特征，患者可能表现尿素氮和血浆肌酐浓度的缓慢进行性升高，以及高尿酸血症。

4．肾动脉狭窄：是由多种病因引起的一种肾血管疾病，临床上主要表现为肾血管性高血压和缺血性肾病，常见病因包括动脉粥样硬化、肌纤维发育不良以及大动脉炎等（图4-1-1）。

5．库欣综合征：是由于多种原因引起的肾上腺皮质长期分泌过多糖皮质激素所产生的临床综合征，也称为内源性库欣综合征，主要表现为满月脸、多血质外貌、向心性

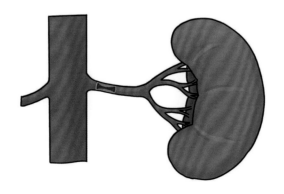

**图4-1-1 肾动脉狭窄**

肥胖、痤疮、紫纹、高血压、继发性糖尿病和骨质疏松等。

---

**4.2 患者，女性，64岁。半年前体检发现血压162/90mmHg，尿常规及肾功能正常，此后一直服用卡托普利治疗，血压控制情况不详。1个月前出现夜尿增多、乏力，血压190/110mmHg，尿常规：尿蛋白（＋），肾功能：血尿素氮16mmol/L，肌酐324μmol/L，血钾5.0mmol/L。肾脏B超检查：左肾11.8cm×5.2cm，右肾9.0cm×3.8cm。为明确诊断肾功能恶化原因，应选择何种检查（单项）：**

A. 肾活检

B. 肾动脉造影

C. 肾静脉造影

D. 肾上腺CT

E. 肾脏多普勒超声

### 题目解析

本题为上一题的延续，根据上一题中的解析，该患者首要诊断应当考虑为肾动脉狭窄。在评估肾动脉狭窄的辅助检查中，主要包括血管彩色多普勒超声检查、静脉肾盂造影、放射性核素肾图、肾动脉CTA/MRA、肾动脉造影等。其中肾动脉造影是肾动脉狭窄最重要的诊断方法，目前仍是肾动脉狭窄诊断的金标准，可显示肾动脉有无狭窄，狭窄的部位、范围、程度，病变为单侧或双侧，以及远端的分支及侧支循环情况，也可了解腹主动脉有无病变（与重建手术相关）。故本题应选择B。

参考答案 B

**4.3 患者，女性，25 岁。近期发现血压升高，最高血压 165/90mmHg，给予患者口服双联降压药物效果欠佳，患者完善腹部DSA如图4-3-1所示，患者进一步需要完善哪些相关检查（不定项选择）：**

A. 风湿免疫系列

B. 肾动态显像

C. 颈部＋头颅MRA

D. 全主动脉CTA

E. 心肌核素

### 题目解析

本题中患者为25岁年轻女性，近期发现血压升高且双联降压药物治疗效果不佳，需高度警惕继发性高血压。完善腹部CTA检查后提示右肾动脉呈"串珠样"改变，首要诊断应当考虑肾动脉肌纤维发育不良。肌纤维发育不良（FMD）是非炎症性、非动脉粥样硬化性疾病，可导致动脉狭窄、闭塞、动脉瘤、动脉夹层和动脉迂曲，几乎所有动脉床中都可出现这些表现。最常受累的动脉是肾动脉和颈内动脉，其次是椎动脉、内脏动脉和髂外动脉。其病因尚不明确，尽管肌纤维发育不良可能涉及很多因素，但目前研究人员认为遗传因素在该病的发生中有重要作用。肌纤维发育不良并非自身免疫性疾病，故

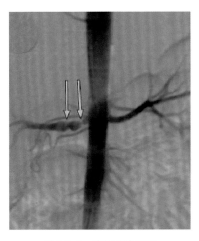

**图4-3-1 腹主动脉DSA**

无需完善风湿免疫系列检查。患者存在右肾动脉受累，完善肾动态显像评估肾功能是必要的。在诊断肾动脉肌纤维发育不良的患者中，常见颅外脑血管受累，且内脏动脉、髂动脉、主动脉等全身血管床均可受累，颈部＋头颅MRA以及全主动脉CTA有助于帮助明确诊断。患者为年轻女性且无心脏病史，暂无需完善心肌核素检查。故本题应选择BCD。

参考答案　BCD

## 基本概念

肌纤维发育不良：是一种非炎症性、非动脉粥样硬化性疾病，可导致动脉狭窄、闭塞、动脉瘤、动脉夹层和动脉迂曲，几乎所有动脉床均可受累，最常受累的动脉是肾动脉和颈内动脉，其次是椎动脉、内脏动脉和髂外动脉。疾病表现的个体差异很大，具体取决于受累动脉节段和病情严重程度。

## 4.4 患者，女性，25岁。近期发现血压升高，最高血压165/90mmHg，给予患者口服双联降压药物效果欠佳，患者完善腹部CTA如图4-3-1所示，目前诊断为肌纤维发育不良，进一步治疗方案应选择（单项）：

A. 三联降压药物治疗

B. 行肾动脉球囊扩张成形术

C. 行肾动脉支架植入术

D. 抗血小板治疗

E. 抗凝治疗

## 题目解析

本题为上一题的延续，目前该患者明确诊断为肾动脉肌纤维发育不良（FMD），且接受双联降压药物仍降压效果欠佳。目前建议对于下列存在高血压的肾动脉FMD患者接受肾动脉血运重建——近期出现高血压，且不存在基础动脉粥样硬化性疾病的年轻局灶性FMD患者；依从恰当的三联药物方案，仍存在抵抗性高血压的患者；无法耐受抗高血压药物或对其药物治疗方案依从性较差的患者；双侧肾动脉FMD或孤立肾出现单侧肾动脉FMD的成年患者；伴高血压的肾动脉FMD儿童。本题中患者起病时间较短，且为年轻女性，为避免右肾萎缩和慢性肾脏疾病，达到治愈高血压的目标，应当进行右肾动脉血运重建。血运重建的两种方式是经皮腔内血管成形术（PTA）或手术。在观察性研究中，PTA可实现相似的技术成功，且不良事件的风险更低，因此建议多数选择进行肾动脉血运重建的FMD成人患者采用PTA而不是手术。单独进行血管成形术的患者可获得良好疗效，而无需放置支架。当病变的纤维化程度重，通过血管成形术无法消除压力差时，支架植入通常也无法纠正该问题，且可能发生支架变形，此时则应当考虑行外科手术重建肾动脉血运。故本题首选治疗方案应为肾动脉球囊扩张成形术。

参考答案　B

4.5 患者，男性，61岁。因血压升高6年就诊。无明显阵发性头痛、心悸、出汗，无头晕、恶心、呕吐，无肢体活动障碍，间断口服降压药物效果不佳。卧立位实验：醛固酮（卧位）114.88pg/ml，醛固酮（立位）232.36pg/ml，肾素活性（卧位）4.11ng/ml，肾素活性（立位）17.79ng/ml，血浆血管紧张素Ⅱ（卧位）102.01pg/ml，血浆血管紧张素Ⅱ（立位）254.53pg/ml。CTA示两侧肾动脉起始部重度狭窄，伴左肾动脉周围多发侧支循环。以"双侧肾动脉狭窄，高血压病"为诊断收住院，行"左股动脉穿刺＋选择性主、肾动脉造影＋左肾动脉支架植入＋右肾动脉球扩成形术"。请问患者术后治疗成功的判定标准不包括：

A．术后管腔残余狭窄＜30%

B．无术后透析治疗、紧急外科手术、死亡等严重并发症

C．SBP＜140mmHg，DBP＜90mmHg，降压药物服用减少

D．SBP＜140mmHg，DBP＜90mmHg，停用降压药物

E．术后管腔残余狭窄＜15%

**题目解析**

肾动脉狭窄会引起继发性高血压，其发生率占高血压的5%左右。其原因是当肾动脉狭窄≥70%时，肾脏供血不足，自身的调节机制（肾素-血管紧张素-醛固酮系统）被激活，从而导致高血压的发生。介入治疗具有并发症少、创伤小的优点，可作为治疗肾动脉狭窄的首选方式。

判定其治疗成功的标准主要包括：

（1）术后管腔残余狭窄＜30%。

（2）无术后透析治疗、紧急外科手术、死亡等严重并发症。

（3）治愈：SBP＜140mmHg，DBP＜90mmHg，停用降压药物。

（4）改善：SBP＜140mmHg，DBP＜90mmHg，降压药物服用减少。

因此本题应选择E。

参考答案　E

**基本概念**

肾素-血管紧张素-醛固酮系统：为体内肾脏所产生的一种升压调节体系，引起血管平滑肌收缩及水、钠潴留，产生升压作用。

---

**4.6** 患者，男性，52岁。主因"腹痛3天，加重1天"就诊。3天前患者进食后突发脐周及左上腹疼痛不适，当地医院考虑胃肠功能紊乱，给予抑酸、补液等治疗后腹痛症状稍缓解，为进一步治疗到上级医院就诊。查体：腹软，未见胃肠型及蠕动波，脐上偏左压痛，无明显反跳痛及肌紧张，Murphy's征阴性，肝肾区无叩击痛，肠鸣音4次/分，主动脉造影如图4-6-1所示，进一步治疗方案应选择（多项）：

A．禁食、抑酸、补液

B．行肠系膜上动脉支架植入术

C. 行肠系膜上动脉成形术

D. 抗血小板治疗

E. 剖腹探查

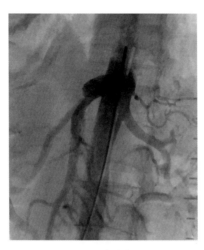

**图4-6-1　主动脉DSA**

## 题目解析

结合患者主动脉造影，考虑诊断为肠系膜上动脉夹层。自发性SMA夹层患者大多无需手术干预。对于有症状患者，若无剖腹探查指征，应在确诊SMA夹层后立即开始内科治疗，以预防血管血栓形成并降低进展风险。对无症状患者也可考虑予以治疗，包括抗血栓治疗、控制血压和镇痛，实施肠道休息、液体复苏、纠正电解质异常。大多数有症状的肠系膜动脉夹层患者都可通过内科方法治疗成功。若患者的临床表现未见改善，或者临床或影像学表现恶化，则应考虑外科干预。治疗自发性SMA夹层的最佳策略尚不明确，但采用抗血小板或抗凝治疗能够使患者获益。若患者初始表现为重度肠缺血（如腹膜炎、腹腔游离气体），或肠缺血在初始内科治疗后未见改善或出现恶化迹象，也需要立即行剖腹探查。对于本题患者，在给予初始内科治疗后患者症状可稍缓解，且腹部查体未见明确腹膜炎体征，可继予禁食、抑酸、补液治疗，同时行抗血栓、降压、镇痛治疗。故本题应选择AD。

参考答案  AD

**基本概念**

Murphy's征：又称为胆囊触痛征，系胆囊触痛检查法，适用于胆囊急性炎症诊断。检查者站在患者的右侧，将左手掌平放于患者右胸下部，以左手拇指压迫右侧腹直肌外缘与右肋弓的交界处腹壁，嘱患者做深呼吸，在吸气过程中产生炎症的胆囊下移时触及用力按压的拇指，即可引起疼痛，如因剧烈疼痛而吸气中止，即为Murphy's征阳性。

**4.7** 患者，女性，67岁。1年前因间断腹痛不适，检查发现肠系膜上动脉狭窄，行肠系膜上动脉支架植入术，术后腹痛症状明显好转。患者近1个月前出现餐后上腹部疼痛不适，排便后可缓解。完善腹部CTA提示：肠系膜上动脉支架术后，支架内血栓形成，狭窄率约50%。患者下一步治疗方案应选择：

A．抗凝治疗

B．行肠系膜上动脉支架内球囊扩张术

C．行肠系膜上动脉旁路术

D．抗血小板＋抗凝治疗

E．抗血小板治疗

**题目解析**

本题中患者既往诊断肠系膜上动脉狭窄，行肠系膜上动脉支架植入术，1个月前再次出现腹痛症状，经CTA证实为肠系膜上动脉支架内血栓形成。慢性肠系膜缺血患者进行开放式或血管腔内治疗后需接受终生随访，第1年每6个月进行1次临床评估，之后每年进行1次，以便发现复发症状和再狭窄。在血管腔内治疗或开放式手术后，再狭窄导致的复发症状一般都可通过血管成形术/支架术进行治疗，且血管腔内手术的围手术期结局优于开放式手术，远期生存率相近。故本题应选择B。

参考答案 B

## 基本概念

肠系膜上动脉狭窄：多由动脉粥样硬化引起，导致动脉起始部管腔狭窄，肠道血供储备能力下降，出现进食后腹痛、便秘、腹泻、消瘦等症状，严重时可发生肠坏死。

**4.8** 患者，女性，76岁。阵发性腹痛3天。患者自诉进食10分钟后出现腹部剧烈疼痛，呕吐物为胃内容物，呕吐后症状无缓解，无腹胀及停止排气排便。查体：腹部柔软，未触及肿块，左上腹压痛、无反跳痛，Murphy's征阴性，肝浊音界正常，无肾区叩击痛，肠鸣音亢进，10次/分，心电图提示无心律不齐及其他急性改变。结合患者目前情况，考虑诊断为什么？需进一步的检查为什么：

A. 肠梗阻，X线检查

B. 急性胰腺炎，腹部CT和尿淀粉酶检测

C. 冠心病-急性冠脉综合征，冠状动脉造影

D. 肠系膜上动脉血栓形成，肠系膜上动脉造影

E. 腹主动脉溃疡，超声学造影

## 题目解析

典型的急性肠系膜动脉缺血表现为：起病较急，早期表现为突然发生的剧烈腹部疼痛，以绞痛为主，伴频繁的恶心、呕吐以及腹泻等症状，患者的腹部体征比较轻微，腹部比较平软，可有轻度的压痛，肠鸣音活跃或者亢进，全身症状不明显；随着疾病的进展，患者可能会出现肠坏死、腹膜炎等，此时可能出现腹胀进行性加重、肠鸣音消失、呕血、便血、发热等症状，同时出现明显的压痛、反跳痛、肌紧张等腹膜刺激征。结合本题中患者病史、体征及辅助检查，考虑存在急性肠系膜上动脉缺血可能性大，且患者

无心律失常及房颤病史，应当考虑为肠系膜上动脉血栓形成。患者进食后腹部疼痛、呕吐，轻微压痛，无反跳痛，肠鸣音六进，表明患者可能处于肠系膜上动脉缺血的早期，应及时进行肠系膜上动脉造影检查明确诊断。故本题应选择D。

参考答案　D

## 基本概念

1．肠系膜上动脉血栓形成：肠系膜上动脉血栓形成多在严重动脉硬化性闭塞的基础上逐渐发生的。起病隐匿，多发生于老年人。因长期慢性肠系膜动脉缺血导致侧支循环的建立，临床上急性缺血症状常较轻。当出现腹膜炎症状和体征时，患者多已发生肠坏死和穿孔。

2．肠梗阻：任何原因引起的肠内容物通过障碍统称为肠梗阻。按病因分为机械性肠梗阻、动力性肠梗阻、血运性肠梗阻。

3．急性胰腺炎：急性胰腺炎是多种病因导致胰酶在胰腺内被激活后引起胰腺组织自身消化、水肿、出血甚至坏死的炎症反应。临床以急性上腹痛、恶心、呕吐、发热和血胰酶增高等为特点。

4．急性冠脉综合征：是以冠状动脉粥样硬化斑块破裂或侵袭，继发完全或不完全闭塞性血栓形成为病理基础的一组临床综合征，包括急性ST段抬高性心肌梗死、急性非ST段抬高性心肌梗死和不稳定型心绞痛。

---

**4.9** 患者，女性，68岁。持续性腹部钝痛1年。患者近1年来出现不同程度的餐后腹痛、食欲缺乏及体重下降，并伴有恶心、呕吐，不能平卧入睡，坐立或膝胸位疼痛稍缓解。查体：腹部软，上腹部轻微压痛，肠鸣音减弱，2～3次/分。CTA确诊为肠系膜上动脉慢性缺血（图4-9-1）；腹主动脉、髂总动脉壁增厚钙化。目前需要进一步采取的措施为：

A．禁食

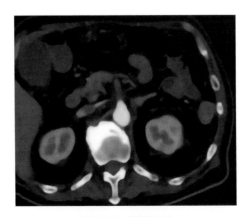

**图4-9-1 腹部CTA**

B．人工血管旁路手术重建SMA、CA血运

C．低分子量肝素抗凝治疗

D．行PTA＋支架植入术开通SMA

E．严格控制血压、戒烟

## 题目解析

本题中患者明确诊断为肠系膜上动脉慢性缺血（CMI），且症状、体征较重，严重影响患者日常生活，具备手术治疗指征，应当行积极干预。腔内治疗由于其微创的优势，可作为治疗CMI的首选治疗方法。在本题中，由于患者腹主动脉、髂总动脉壁增厚和钙化，行人工血管旁路手术重建SMA和CA血运受到限制。应当选用介入治疗，局麻下选择穿刺股动脉入路，导丝导管配合置入SMA，证实真腔后行PTA，并定位植入球囊扩张支架。故本题应选择D。

参考答案　D

## 基本概念

肠系膜上动脉慢性缺血：也称缺血性肠绞痛，多由于肠道血流障碍的反复短暂发作所致。动脉硬化是慢性肠系膜上动脉缺血的主要病因。症状多发生于餐后是由于进餐后供应肠道的血液向胃分流，引起肠道缺血加重。

**4.10** 患者，男性，57岁。主诉腹痛20小时，呈持续性绞痛，进行性加重，无恶心、呕吐、黑便。患者既往有高血压病史，血压180/100mmHg，应用药物治疗1周后，血压仍为160/90mmHg，腹痛缓解不明显。CTA影像如图4-10-1所示，该患者进一步的治疗策略为：

A. 禁食、抑制胃酸、镇痛、营养支持等

B. 严格控制血压、戒烟

C. 低分子量肝素抗凝治疗

D. 阿司匹林抗血小板治疗

E. 支架植入术

### 题目解析

患者影像提示：肠系膜上动脉夹层（SMAD），主动脉及双侧下肢动脉多发硬化。SMAD患者一经确诊应立即给予内科保守治疗，包括禁食、抑制胃酸、镇痛、营养支持等。根据患者腹痛的变化情况确定禁食时间，腹痛好转后给予进食少量流质食物，腹痛消失后逐渐恢复正常饮食。对于合并危险因素的患者给予严格控制危险因素治疗，如严格控制血压（120/80mmHg以下）、戒烟等；对于存在真腔严重狭窄或真腔内形成血栓的患者，给予低分子量肝素抗凝治疗。确诊时存在巨大夹层动脉瘤（夹层动脉瘤直径为正常

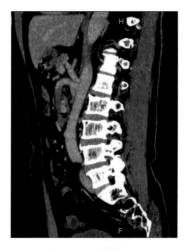

**图4-10-1　腹部CTA**

SMA直径的1.5倍）的SMAD患者，由于这样的夹层动脉瘤存在破裂的风险，应首选支架植入治疗。内科保守治疗一周左右腹痛不缓解、加重或复查影像学提示夹层或夹层动脉瘤持续进展的患者，此类患者认为内科保守治疗失败，宜行支架植入术。故本题应选择E。

参考答案 E

### 基本概念

低分子量肝素：低分子量肝素是由普通肝素解聚制备而成的一类分子量较低的肝素的总称，由于分子量小，组分相对均一，皮下注射吸收比肝素快而规则，药动学特征更具可预见性。

---

**4.11 患者，女性，65岁。主因"检查发现脾动脉瘤"就诊。平素无腹痛、腹胀及腰背部等不适症状。完善腹部平扫＋增强（图4-11-1）提示：脾动脉瘤形成，约2.6cm×3.0cm，现患者进一步治疗方案如何选择：**

A．行脾动脉覆膜支架植入术

B．行脾动脉栓塞术

C．行脾动脉瘤切除术

D．行脾切除术

E．定期复查

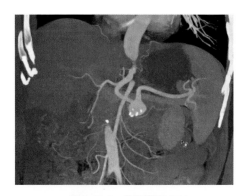

图4-11-1 腹部增强CT

### 题目解析

本题患者明确诊断为脾动脉瘤（SAA），脾动脉瘤是腹部第3大真性动脉瘤，仅次于主动脉瘤和髂动脉瘤，对于脾动脉瘤，破裂会引起很高的并发症发生率和死亡率（10%～25%）。对于无症状的脾动脉瘤患者，尚不确定修复的最佳直径阈值。目前推荐对于符合下列条件的无症状脾动脉瘤进行治疗：动脉瘤直径大于2cm；观察期间动脉瘤扩张速度超过每年0.5cm；发生于妊娠女性；发生于育龄期女性；发生于接受过原位肝移植的患者。故本题患者应当行手术治疗。血管腔内修复术在择期病例中的治疗效果更为突出，随着医用导管、医疗技术和装置不断改进，血管腔内治疗逐渐成为解剖学合适的脾动脉瘤的首选初始治疗。血管腔内修复的主要优点是侵入性降低，术后疼痛减轻，伤口并发症减少，住院时间缩短，恢复正常活动更快，以及短期生存质量改善。本题中患者脾动脉瘤位于脾动脉主干部位，对于近端和中间血管部脾动脉瘤，支架移植物可用于维持主干动脉的血流灌注，而不应当行脾动脉栓塞术。故本题应选择A。

参考答案　A

**基本概念**

脾动脉瘤：是最常见的内脏动脉瘤类型，大多数脾动脉瘤是无症状的。局部扩张导致其直径超过脾动脉正常直径的1.5倍，则定义为动脉瘤。通常为孤立性，呈囊状，常位于脾动脉的远端1/3（胃短动脉起始处远端的分叉区）和脾门。1/3的脾动脉瘤患者可能有其他相关的内脏动脉或肾动脉瘤（图4-11-2）。

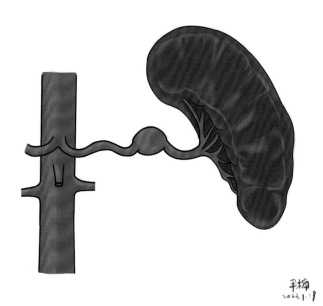

图4-11-2　脾动脉瘤

**4.12** 患者，男性，38岁。主因突发左上腹疼痛不适，休息后持续不缓解，就诊于急诊，血压115/78mmHg。腹部CTA提示脾动脉夹层可能，为进一步治疗收治入院，入院后给予患者完善造影如图4-12-1所示，下一步治疗方案是：

A. 抗凝治疗

B. 积极控制血压，暂不行手术治疗

C. 抗血小板治疗

D. 行脾动脉支架植入术

E. 行脾动脉栓塞术

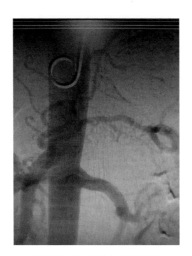

**图4-12-1 术中主动脉造影**

### 题目解析

本题中患者经由腹部CTA及动脉造影明确诊断为脾动脉夹层，且患者疼痛症状持续不缓解，应当早期干预以尽量减小破裂的风险并改善真腔供血。患者目前血流动力学尚稳定，可考虑行血管腔内治疗。脾脏主要由脾动脉供血，应当尽量保留经脾动脉的血流，以避免脾脏缺血坏死，故应避免行脾动脉栓塞术。本题中患者可选用脾动脉支架植入术。

参考答案　D

## 基本概念

脾动脉夹层：动脉夹层指动脉血液从动脉内膜撕裂破口进入到动脉中膜，使中膜分离，并沿着动脉长轴方向扩展，从而造成动脉真腔和假腔分离的一种病理改变。脾动脉夹层症状可为上腹部疼痛、阵发性绞痛，恶心、呕吐，脾大甚至肠梗阻，约10%的患者可触及肿块，6%的患者有搏动感和血管杂音，多数病例可能不具有明显症状。

---

## 4.13 患者，男性，54岁。表现为双侧肾动脉动脉硬化性狭窄，以及肾小球滤过率降低（GFR）。以下哪些是可以预示肾功能从肾动脉成形术或支架植入术获益的最重要指标：

A．肾动脉的狭窄程度

B．术前肾功能损伤的程度（GFR）

C．患者年龄

D．术前血压的控制情况

E．术前为控制高血压所需的降压药种类的多少

### 题目解析

此题考查肾动脉支架植入术的指征及判断依据。

2017年ESC外周动脉疾病诊断与治疗指南中提出：肾动脉狭窄不推荐常规的血管重建手术，对于肾动脉纤维肌性发育不良引起肾动脉狭窄的患者，伴随高血压和心功能不全时，可行球囊扩张或支架植入术。针对反复发作的难以解释的心力衰竭或突发的肺水肿患者可行肾血管重建术，对于双肾动脉狭窄、孤肾动脉狭窄伴有少尿无尿的肾功能不全且无严重的肾萎缩的患者可行肾动脉成形手术。

2017年中国指南建议：以控制高血压为目的的肾动脉支架术，入选患者需满足以

下关键点：①RAS≥70%，且能证明狭窄与血压升高存在因果关系。②顽固性高血压或不用降压药高血压达Ⅲ级水平。以肾功能变化作为主要终点事件，如果要取得有益结果，需要具备以下条件：

（1）患侧肾小球大部分存活（≥50%），且无不可逆损伤，尤其是双侧或单功能肾的肾动脉严重狭窄（≥70%）所致的缺血性肾病。

（2）从事肾动脉介入的治疗团队富有经验，能有效防范介入对肾脏的直接损伤。

美国维克森大学肾动脉重建的手术适应证包括：

（1）保守治疗失败的严重高血压患者。

（2）近期肾功能快速降低，除了肾动脉狭窄，肾性高血压无法解释的患者。

（3）双侧肾动脉狭窄的高血压危象，引起心肺功能及神经系统急症的患者。

（4）儿童的肾动脉狭窄和成年人的肾动脉纤维肌性发育不良引起的高血压或肾功能不全的患者，适当放宽适应证。

2014年肾动脉支架植入适应证共识中提出以下情况适宜行肾动脉支架植入：

（1）急性心功能不全（肺水肿或急性冠脉综合征）合并高血压。

（2）包括利尿剂在内的多种降压药仍难以控制的高血压。

（3）缺血性肾功能不全，eGFR＜45ml/min。

结合本题A、C选项不在手术指征的评估范围，血压控制情况的综合评判是评估的指标，需结合血压水平、用药数量以及用药种类进行评价，D、E选项均不够具体准确。B选项GFR水平是精准反映肾功能的指标，因此，本题最佳答案为B。

参考答案　B

## 基本概念

肾动脉纤维肌性发育不良：为原发性、节段性、非动脉粥样硬化性、非炎症性的动脉壁肌性病变所致的中动脉狭窄，好发于肾动脉，亦可累及颈内动脉、椎动脉、锁骨下动脉、肠系膜动脉、髂动脉等。大多于青少年时期出现症状，多见于育龄女性。根据动脉壁受累范围，肾动脉FMD的病理学分类为：中膜型、内膜型和全层型。影像上分为多灶型（串珠样）、单灶型（长度＜1cm）和管型（长度＞1cm）。病变大多位于肾动脉主干中远段，可累及一级分支。单灶型往往可见远端单发的动脉瘤或瘤样扩张。因此，青少年患者发现上述肾动脉受累的影像学改变，排除肾动脉痉挛、多发性大动脉炎、肾动脉粥样硬化相关狭窄或者其他血管炎等，可诊断为肾动脉FMD。

---

**4.14 患者，男性，75岁。10天前因急性心肌梗死，诱发室颤，经复苏后，通过ECMO进行高级生命支持，并完成冠脉复通治疗。IABP维持生命体征，患者逐步清醒。血肌酐216μmol/L。患者主诉剧烈腹痛，伴黑便，查体未见明确腹膜刺激征，血红蛋白呈进行性下降。行小肠镜检查，见小肠黏膜溃疡伴缺血改变。请问患者最应该做的检查是：**

---

A. 腹部CT增强血管造影

B. 腹部超声

C. 腹腔镜探查

D. 腹部MRI扫描

E. 腹部平扫CT

### 题目解析

本题患者的病例特点是剧烈腹痛伴消化道出血，同时未见明确的腹膜刺激征，小肠镜提示肠道缺血性改变，10天前发作过心肌梗死及室颤，有复苏经历。从病例特点上高度提示肠缺血性疾病，包括急性肠系膜上动脉栓塞（EAMI）、急性肠系膜上动脉血栓形成（TAMI）、肠系膜上静脉血栓形成（VAMI）、非闭塞性肠系膜缺血（NOMI）。主诉与查体不符的剧烈腹痛是急性肠系膜缺血性疾病的经典表现，但通常不足以作为诊断标准。而此类疾病漏诊所致的后果往往十分严重，故无明确病因的急性腹痛患者（特别是合并有心血管方面疾病的老年患者）应疑诊为急性肠系膜缺血性疾病直至被推翻。《2020中国急性肠系膜缺血诊断与治疗专家共识》推荐对疑诊为急性肠系膜缺血性疾病的患者尽快进行CTA检查。即使本题中的患者存在一定程度的肾功能不全，仍建议尽早行CTA检查，因为急性肠系膜缺血性疾病延诊、误诊或管理不善带来的后果，相对于肾脏暴露于碘化造影剂而言更为有害。故本题应选择A。

参考答案　A

---

**4.15** 患者，男性，52岁，因血小板减少被诊断为肝炎后肝硬化，脾大、脾功能亢进。患者年幼时曾因外伤输异体血；饮酒30年（600ml啤酒/天）。入院检查发现：肝功能B级，增强CT扫描提示：肝萎缩、脾大、少量腹水。胃镜见食管静脉曲张［Form3 Red Color sign1（F3RC1）］。请问该患者选择进行部分脾栓塞，可能出现的并发症不包括：

A．消化道出血

B．脾脓肿

C．大量腹水

D．肝性脑病

E．门静脉血栓

**题目解析**

脾脏的解剖及功能：位于左上腹部，在膈肌之下，呈卵圆形。脾脏生理功能：吞噬破坏衰老的血细胞，储存血液，血液滤过，具有免疫功能。

部分脾栓塞的适应证：主要应用于肝硬化门静脉高压以及其他疾病所致的脾大、脾功能亢进。

（1）肝硬化门静脉高压相关疾病：可单独或与其他方法联合治疗，如内镜静脉曲张结扎术（endoscopic variceal ligation，EVL）、经皮经肝曲张血管栓塞术（percutaneous transhepatic varices embolization，PTVE）等。

（2）血液系统疾病。

（3）肿瘤性疾病：肝癌合并肝硬化脾大的支持治疗，以及脾脏肿瘤性疾病的靶向治疗。

（4）肝移植辅助治疗：治疗肝移植前后的脾功能亢进，可减少脾切除所致围手术期并发症风险，以及治疗脾动脉盗血综合征以改善移植后肝脏灌注。

（5）脾外伤及脾血管性病变。

部分脾栓塞的有效栓塞程度：

（1）栓塞的有效程度（50%～70%）。

（2）栓塞范围过小，疗效欠佳，复发概率增高。

（3）栓塞范围过大，术后反应严重，且达不到保留脾脏功能的目的。

（4）血小板升高水平与脾实质栓塞面积之间呈正相关（r＝0.53，$P＝0.003$）。但栓塞面积直接关系到并发症的发生。

（5）一次脾栓塞面积不应过大，可采取反复、多次限制性脾栓塞来达到或接近有效栓塞面积。

（6）严重并发症与栓塞面积及肝功能有关，Child B级和C级肝硬化可增加手术期间死亡率和长期败血症风险。

部分脾栓塞的并发症：

（1）穿刺部位血肿。

（2）栓塞后综合征：最常见不良反应是腹痛（82.4%）和发热（94.1%），以及恶心、呕吐。

（3）肺炎、肺不张或肺膨胀不全及胸腔积液。

（4）脾周围炎、腹水。

（5）脾脓肿。

（6）脾破裂：术后第4周是脾包膜破裂最危险的时期。

（7）脾静脉或门静脉血栓形成。

（8）异位栓塞。

参考答案　ABCD

**4.16** 患者，女性，36岁。因肾动脉狭窄行支架治疗，后反复行球囊扩张术。近期发现血压再次升高，给予缬沙坦、酒石酸美托洛尔但血压仍高达170/90mmHg，心率69次/分。请问该患者进一步行药物降压，不建议选择的药物是：

A. 加用利尿剂

B. 增加β受体阻滞剂的剂量

C. 加用钙离子阻滞剂

D. 加用α受体阻滞剂

E. 加用ACEI类（普利类药物）

### 题目解析

关于高血压的治疗，国内外有非常多的指南可供参考。本题中，该患者考虑为肾动脉狭窄引起的高血压，ACC/AHA、ESC和SCAI都更喜欢药物治疗作为RAS的一线治疗。ACC/AHA和ESC推荐使用ACEI、ARB和钙通道阻滞剂治疗单侧RAS。单功能肾、双侧重度RAS，或RAS患者在开始使用ACEI或ARBs时需要非常仔细的监测；如服药后尿量锐减或血清肌酐快速上升超过44.2μmol/L，表明已发生急性肾功能不全。ACC/AHA还推荐使用β受体阻滞剂治疗与RAS相关的高血压。ESC认为使用抗血小板药物是最好的药物治疗的一部分。利尿剂激活肾素释放，一般不主张用于肾血管性高血压，但患者如合并原发性高血压、肺水肿或心力衰竭，仍可选用。

参考答案 A

### 基本概念

利尿剂：指增加尿量的药物，常用利尿剂分为噻嗪类、髓袢利尿剂、保钾利尿剂、渗透性利尿剂等。

**4.17** 患者，女性，36岁。因肾动脉狭窄3年前行支架治疗（图4-17-1），后因支架内再狭窄分别行球囊扩张术，以及药物球囊扩张术。近期发现血压再次升高。联合药物仍不能很好控制血压，该患者进一步需要如何治疗：

　　A．再次球囊扩张

　　B．延长支架植入

　　C．肾动脉架桥

　　D．自体肾移植

　　E．肾脏切除

### 题目解析

（1）肾血管狭窄/闭塞的治疗策略主要包括：

1）药物治疗，控制高血压。

2）开通血管，纠正解剖学病变。

3）肾脏切除，去除病变。

（2）肾动脉再通的腔内介入治疗：

1）球囊扩张/支架植入。

2）原位肾动脉架桥。

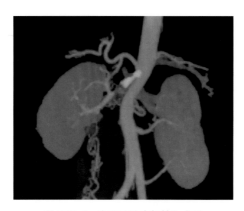

**图4-17-1 右肾动脉支架植入术后**

3）自体肾脏移植。

（3）肾动脉支架后再狭窄（ISR）：

1）药物球囊。

2）覆膜支架。

3）药物支架。

4）旁路。

参考答案　A

## 基本概念

自体肾移植：通常是指切除自身肾脏并将其重新返回体内，属于肾移植手术的一个特殊类别。

---

**4.18** 患者，女性，36岁。因肾动脉狭窄3年前行支架治疗，后因支架内再狭窄分别行球囊扩张术，以及药物球囊扩张术。近期发现血压再次升高。联合药物仍不能很好控制血压。检查发现肾素水平升高（表4-18-1），肾血流图显示：左肾血流灌注稍低，右肾血流灌注正常，右肾峰时稍延后，峰值及排泄正常；左肾峰时延后，峰值减低、排泄延缓。分肾GFR：左肾32.3ml/min；右肾47.6ml/min。请问，该患者进一步需要如何治疗：

A．调整降压药物治疗

B．右肾动脉开通治疗

C．维持目前情况，继续观察

D．增加直接肾素抑制剂

E．增加ARB，或者ACEI药物

**表4-18-1 患者检验结果**

|  | 基础 | 激活 | 结果 |
| --- | --- | --- | --- |
| 肾素/（μU/ml） | 67.1 | 404.2 | 升高 |
| 醛固酮/（pmol/L） | 105 | 164.9 | 正常 |
| 醛固酮/肾素比值 | 1.6 | 0.4 | 正常 |

## 题目解析

肾动脉狭窄的治疗主要包括：①药物治疗，控制高血压；②开通血管，纠正解剖学病变；③肾脏切除，去除病变。

准确的诊断是合理治疗的前提：

1．解剖诊断。

2．病因诊断：动脉硬化，血管炎，肌纤维发育不良等。

3．病理生理诊断

（1）狭窄两端收缩压差≥20mmHg。

（2）或平均压差≥10mmHg。

（3）影响肾灌注压和肾小球滤过率（GFR）。

（4）激活病理生理进程。

该患者前两次手术没有解决问题，在做任何手术之前应检测血液肾上腺素的水平是否过高，如果过高，再次手术也很难解决问题。相反，如果选用交感神经节抑制药物治疗，这类降压药物遏制肾上腺释放肾上腺素，由此降压。如果血液肾上腺素水平正常，则再考虑手术干预。

参考答案　D

## 基本概念

肾上腺激素：包括肾上腺皮质激素和肾上腺髓质激素。肾上腺皮质分泌的是类固醇类激素，其中最重要的是皮质醇、醛固酮和雄性类固醇激素。肾上腺髓质为神经内分泌组织，主要分泌儿茶酚胺（肾上腺素、去甲肾上腺素和多巴胺）。

## 4.19 针对RAAS系统的降压药物主要包括哪些，联合应用可以起到什么样的效果？

A．包括ARB和ACEI，不可联合应用

B．包括ARB和ACEI，联合应用效果更佳

C．包括ARB、ACEI和直接肾素抑制剂，联合应用可导致心脑血管事件增加

D．包括ARB、ACEI和直接肾素抑制剂，联合应用效果更佳

E．包括ARB、ACEI和α受体阻滞剂，可以联合应用

### 题目解析

RAS抑制剂主要包括：ACEI、ARB和肾素抑制剂3类药物。关于ACEI和ARB类药物，2014年欧洲药品管理局的药物警戒风险评估委员会（PRAC）发布消息，不推荐ACEI、ARB或肾素抑制剂的两类药物联合使用，尤其是伴糖尿病肾病的高血压患者更不应ARB与ACEI的联合治疗。2017年美国心脏病学会指南指出同时使用ACEI、ARB和/或肾素抑制剂有潜在危害，不推荐用于成人高血压（强不推荐，风险＞获益）。2017年《高血压合理用药指南（第2版）》中关于临床用药注意事项指出：若单药治疗对血压控制不佳，则应考虑加量或采用联合治疗方案，禁止ACEI与ARB联合使用。另外，《中国高血压基层诊疗指南（2019年）》指出CKD（慢性肾病）合并高血压患者的初始降压治疗应包括一种ACEI或ARB，单独或联合其他降压药，但不建议ACEI和ARB联合。

参考答案 C

### 基本概念

肾素-血管紧张素-醛固酮系统：为体内肾脏所产生的一种升压调节体系，引起血

管平滑肌收缩及水、钠潴留，产生升压作用。肾素为肾小球旁细胞分泌的一种蛋白水解酶，当肾素进入血液后与肝脏产生的$\alpha_2$球蛋白作用，使之形成血管紧张素Ⅰ（十肽），再经过肺内转化酶作用形成血管紧张素Ⅱ（八肽）及血管紧张素Ⅲ（七肽）。血管紧张素Ⅱ具有血管收缩作用及刺激肾上腺髓质释放出肾上腺素，促使交感神经末梢释放出甲肾上腺素，产生升压作用。

---

**4.20** 患者，男性，45岁。1周前患者突发脐周痛，于当地医院行CT检查后诊断为"肠梗阻"，行保守治疗5天后好转出院。8小时前患者进食午餐后再次复发腹痛，至医院急诊行CTA如图4-20-1所示，既往患者无心脏病史及血栓栓塞史，查体脐周压痛、无反跳痛，无腹肌紧张，请问该患者的诊断为：

A. 肠系膜上动脉血栓形成

B. 肠系膜上动脉夹层

C. 肠系膜上动脉栓塞

D. 肠系膜上动脉瘤破裂

E. 肠系膜上静脉血栓

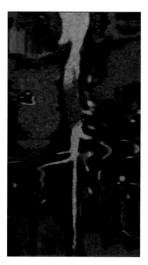 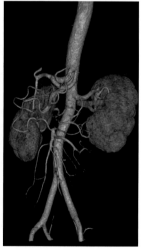

**图4-20-1 主动脉CTA**

**题目解析**

自发性孤立性肠系膜上动脉夹层（SISMAD）是临床少见的内脏血管病变，多见于40～50岁的男性患者，90%的症状性患者以急性腹痛为首发症状，部分可合并恶心、呕吐，临床表现缺乏特异性，易误诊为肠梗阻、动脉栓塞等常见的腹部病变。本题目中该患者为50岁左右男性，临床中对于此类男性患者需高度怀疑肠系膜动脉夹层可能，动脉急性血栓多见于动脉粥样硬化严重的老年患者，或者高凝状态所致。本题目中患者既往无心脏病史及血栓栓塞史，可初步排除心源性栓子栓塞或动脉粥样硬化继发动脉血栓形成导致肠缺血可能。CTA为诊断SISMAD的最有效的影像学检查，对于怀疑SISMAD的患者，首选CTA进行诊断，其影像学特征可表现为SMA双腔样改变，假腔内血栓形成、"新月形"低密度影，真腔不同程度受压等直接征象以及肠壁增厚、肠管积气、肠坏死等征象。选择性血管造影用于诊断时可能造成导管二次损伤或者误入假腔造成误诊，通常用于治疗前评估。本题目中CTA可见患者SMA中段血栓形成，近端可见"双腔样"改变，真腔完全闭塞，结合影像表现及病史可鉴别此类SISMAD病变与动脉栓塞。综上，本题首选B。

参考答案　B

**基本概念**

急性肠系膜缺血的病因

（1）肠系膜上动脉栓塞：动脉栓塞是急性肠缺血最常见的病因，占40%～50%。心源性栓塞最为多见，如房颤、充血性心力衰竭、室壁瘤等，此外也包括主动脉血栓脱落等，50%左右的栓子留在结肠中动脉远端。

（2）肠系膜上动脉血栓形成：动脉血栓形成多合并先前严重的动脉粥样硬化，多见于老年人群，此类患者可能由于慢性进展可见丰富的侧支循环，亦可见腹腔干、肠系膜下动脉等其他血管钙化狭窄。

（3）非阻塞性肠系膜动脉缺血：多见于终末期心功能不全、休克等患者，主要是因为心排出量的减少或者内脏动脉的广泛痉挛，病理基础上并没有动静脉的阻塞。

（4）肠系膜上静脉血栓形成：肠系膜静脉血栓可表现为肠系膜上静脉充盈缺损，可合并门静脉血栓。多见于年轻患者，继发于高凝状态、肾病综合征、恶性肿瘤等。

---

**4.21 患者，男性，49岁。半年前患者突发腹痛于当地医院诊断为SISMAD，行保守治疗5天后症状好转出院，出院后未规律复查。现患者于医院门诊就诊，诉半年来偶发腹痛、常感乏力，饮食差，大小便正常，6个月以来体重减轻10kg。门诊肠系膜上动脉复查CTA较前无明显变化。请问患者下一步治疗最佳的诊疗计划为：**

A. 无需入院治疗，少食多餐，加强营养

B. 无需入院治疗，继续随访，等待肠道侧支循环建立，等待腹痛自行缓解

C. 入院保守治疗，禁食水、抗凝、胃肠道减压、静脉营养支持

D. 入院完善检查及术前准备后择期行肠系膜上动脉支架植入术

E. 入院完善检查后行腹腔镜下腹腔探查术，探查肠道血运，切除缺血肠道

### 题目解析

目前SISAMD公认的治疗策略是以症状为导向，对于首诊的症状性SISMAD，首选保守治疗，保守治疗成功率可达80%以上。保守治疗包括单纯观察、禁食、胃肠减压、镇痛、控制血压等，20%左右的患者内科治疗效果不佳，需行腔内治疗。尽管文献报道建议将狭窄程度超70%～90%的作为腔内干预指征，考虑这部分患者保守治疗失败的可能性更高，但SISMAD的症状缺乏特异性，其临床表现与SMA狭窄程度并非完全一致，因此该干预指征尚未达成共识。本题目中该患者饮食受限伴体重下降，已出现肠道慢性缺血相关症状，对于此类患者，继续保守治疗获益较小，参考ESVS指南以及专家共识，对于症状缓解不佳，动脉瘤破裂风险以及慢性肠缺血的患者，建议腔内干预。对

于SISMAD合并真腔严重狭窄的患者，肠道侧支循环的开放可能是避免肠道急性缺血或维持部分SISMAD患者无症状的重要因素，但侧支可能并不能完全代偿肠道血流，且临床治疗的目的仍以症状为主，在症状性患者中等待侧支建立显然不妥，且目前缺乏足够证据评估SISMAD患者的侧支循环与其临床转归。腹腔镜探查多用于临床中的重症患者，包括腔内治疗失败或者可能需要肠切除者，因此本题目应选D。

参考答案 D

## 基本概念

肠道的侧支循环

（1）胰十二指肠动脉弓：由肠系膜上动脉第一个分支发出的胰十二指肠下动脉与胃十二指肠动脉发出的胰十二指肠上动脉在胰头处汇合而成，是腹腔干和肠系膜上动脉之间的侧支吻合。

（2）Buhler弓：一种先天性血管变异，起自腹腔干与胃十二指肠动脉之间，止于肠系膜上动脉。

（3）Riolan弓：由肠系膜上动脉的中结肠动脉左支与肠系膜下动脉的左结肠动脉的升支汇合而成，是肠系膜上动脉与肠系膜下动脉重要的交通支。

（4）Drummond弓：又称为边缘动脉弓，也是肠系膜上动脉与肠系膜下动脉之间的交通支，沿左半结肠内侧缘走行，起自肠系膜下动脉，止于中结肠动脉的左支。

---

**4.22** 患者，男性，51岁。主诉"突发上腹痛5小时"入院。入院后行CTA诊断为SISMAD，入院后给予禁食水、抗凝、营养支持等保守治疗，一周后复查CTA较前无明显变化。现患者症状较前好转，恢复流质饮食后仍餐后腹痛，腹部压痛、无反跳痛、无腹肌紧张。主治医生考虑患者症状缓解欠佳，拟行进一步腔内治疗，请问下一步拟采取的手术方式为：

A. 单层裸支架植入术

B. 覆膜支架植入术

C．双侧裸支架植入术

D．单层裸支架植入并弹簧圈栓塞术

E．球囊扩张成形术

### 题目解析

支架的选择与植入是SISMAD腔内治疗，目前肠系膜上动脉无专用的锥形支架，目前文献报道中植入的支架主要为自膨式裸支架，包括编织型和激光雕刻支架，常用的支架如Wallstent、EverFlex、Xpert、Lifestent，以及新型的薄壁Plusar-18支架等。鉴于SISMAD的良性转归，现有的回顾性证据已表明单层的裸支架植入有着良好的安全性和有效性，弹簧圈栓塞治疗仅针对假腔扩张显著存在较高动脉瘤破裂风险（动脉瘤直径＞2cm），常规栓塞以及双层裸支架是非必要的。目前覆膜支架的安全性和有效性的证据仍十分有限，并且尚无覆膜支架与裸支架的比较，覆膜支架存在可能覆盖动脉分支、输送系统直径更大等可能，因此目前覆膜支架仅被用于治疗破口位于近端的短段病变，在本例患者中可见病变已累及远端分支，综上，本题目的最佳答案应为A。

参考答案　A

### 基本概念

SISMAD腔内治疗技术失败的原因

（1）真腔通过失败：真腔严重狭窄、血栓形成可导致导丝无法通过真腔，由于SMA特殊的角度，可尝试肱动脉或者股动脉不同入路尝试开通，解剖条件允许的患者可尝试经侧支逆向开通。

（2）误入假腔：由于夹层破口较大且靠近SMA开口，可能导致导丝及导管误入假腔，需结合不同角度多次造影仔细辨别，在无法确认真腔之前避免导管二次损伤，切忌引入球囊或支架植入物。

（3）支架急性血栓形成：SISMAD夹层累及远端分支，流出道欠佳的条件下围手术期血栓形成风险较高，因此避免支架植入过长过深。

（4）支架短缩：编织型支架如Wallstent等易发生轴向短缩，支架短缩可能出现近端无法完全覆盖破口，导致近端狭窄，增加血栓形成风险且影响真腔重塑。

---

## 4.23 患者，女性，56岁。2年前行健康体检超声检查发现脾动脉起始段2.1cm×1.4cm囊状动脉瘤，主诉无不适症状，未规律随访。1周前于门诊行CTA复查提示动脉瘤最大直径3.3cm×1.8cm。现需向患者说明下一步的治疗方案，以下最不适宜的为：

A．建议外科手术治疗，行开腹脾动脉瘤切除并脾动脉重建术

B．建议介入手术治疗，行覆膜支架植入腔内隔绝术

C．建议介入手术治疗，行支架植入辅助弹簧圈栓塞术

D．建议外科手术治疗，行腹腔镜下脾动脉瘤夹闭术

E．建议继续保守治疗，继续随访观察

### 题目解析

脾动脉瘤是最常见的内脏动脉瘤，约占内脏动脉瘤的60%。育龄期女性、多次妊娠、门静脉高压等均是脾动脉瘤发生的危险因素，女性男性发病比例可达4∶1，本题目中该患者非育龄期女性，但脾动脉瘤直径已超过3cm，且直径增长速度每年＞5mm，而最常见的脾动脉瘤破裂直径在3cm左右，参考美国血管外科学会指南建议对直径超过3cm的动脉瘤进行手术治疗。脾动脉瘤根据其发生位置可分为近段、中段和远段脾动脉瘤，需要结合其解剖条件选择最佳治疗方案。手术方式包括外科手术治疗和腔内治疗，外科手术包括脾动脉近远端结扎术、脾动脉瘤切除并脾动脉重建术，脾动脉瘤切除并脾脏切除术等。本题目中患者动脉瘤位于起始段，对于近端脾动脉瘤，外科治疗方式可采用保留脾脏的脾动脉瘤切除并脾动脉重建术。相较于传统手术，腔内治疗通过使用覆膜支架以及弹簧圈栓塞有效地隔绝动脉瘤，对于治疗近中段瘤体有较高的安全性和有效性，同时具有局部麻醉、住院时间短等优点，对于解剖条件良好的患者，覆膜支架隔

绝脾动脉瘤目前已经成为血管外科治疗脾动脉瘤的首选方案。需要注意的是，由于胃短动脉可以为脾动脉远端提供血流，脾动脉远端血运重建并非必要，对脾动脉瘤近端和远端结扎或者栓塞亦是可行的方案。对于远端脾门处脾动脉瘤，尤其是脾动脉迂曲的解剖条件可能使得腔内治疗技术难度较高，成功率低，此类病变可行脾动脉瘤并脾脏切除术。综上所述，本题目中最不适宜的治疗方案应为选项E。

参考答案　E

**基本概念**

脾动脉瘤的手术指征

（1）绝对指征：①破裂脾动脉瘤。②合并症状性的未破裂脾动脉瘤。③瘤体直径＞3cm。④瘤体增长速度每年＞5mm。⑤妊娠期女性或者计划妊娠女性。⑥任何直径的假性动脉瘤。

（2）相对指征：①合并门静脉高压患者。②肝移植患者。③其他非动脉粥样硬化动脉瘤，如炎性或感染性动脉瘤。

---

**4.24** 患者，男性，58岁。主因"持续上腹痛10天"入医院急诊，患者10天前进食后出现上腹部疼痛，呈绞痛，VAS6-7分，伴恶心、呕吐，就诊当地医院考虑肠梗阻可能，给予禁食禁水、营养支持、抑酸等治疗，患者疼痛未见缓解，因腹痛加重就诊。既往高血压3级20年，平时口服氨氯地平5mg，维持在150/90mmHg。查体：痛苦面容，腹部轻压痛，无反跳痛、肌紧张，肠鸣音活动，6次/分，完善腹部增强CT，提示腹主动脉钙化改变，肠系膜上动脉呈双腔改变，近端见内膜破裂口，真腔受压狭窄，部分闭塞，假腔内大量血栓形成，周围脂肪间隙模糊，诊断为SISMAD（Sakamoto分型II型）。请问患者下一步最佳的诊疗计划为：

A. 急诊剖腹探查，必要时肠切除

B. 继续给予禁食禁水、营养支持、抗栓治疗

C．急诊造影检查，必要时肠系膜上动脉支架植入

D．开放行肠系膜上动脉搭桥术

## 题目解析

关于自发性肠系膜上动脉夹层的治疗目的是限制夹层的继续进展及扩大破裂，维持SMA真腔血流通畅，预防肠坏死，达到腹痛症状缓解。主要治疗方法包括保守治疗、介入支架治疗、开放手术三种方法，对于出现肠坏死或者夹层破裂，推荐开放手术，手术方式包括SMA单纯结扎、SMA旁路手术（胃网膜右动脉－肠系膜上动脉旁路术、主动脉－肠系膜上动脉旁路术等）、SMA内膜修补切除术等，对于腹痛持续不缓解、夹层动脉瘤进行性扩张、真腔进行性狭窄或真腔闭塞、保守治疗中有急性肠缺血症状等发生，建议介入治疗，对于未出现上述症状的患者，建议内科保守治疗，结合该患者持续腹痛10天不缓解且加重，真腔闭塞，故应选择C。

参考答案　C

## 基本概念

1．自发性孤立性肠系膜上动脉夹层（spontaneous isolated superior mesenteric artery dissection，SISMAD）是一种临床上较为罕见的除外主动脉夹层，仅发生在肠系膜上动脉夹层引起肠缺血性疾病，发病率约为0.06%。多数观点认为动脉壁病理性改变是其发生的根本原因，认为与动脉内膜坏死、纤维肌性的发育不良、动脉粥样硬化或动脉炎、结缔组织病等病变有关，导致出现肠系膜上动脉（superior mesenteric artery，SMA）内膜破裂或中膜弹力纤维层病变，血液通过内膜破裂口进入中膜内，导致中膜撕裂、剥离形成双腔夹层，同时可伴真假腔血栓形成、闭塞等情况。近年来，随着影像学的发展，目前越来越多的个案报道或系列报道被发表，但其发生机制目前尚不清楚，临床多以腹痛为首发症状，无特异性表现，诊断多依靠增强CT或者CTA。对于SIDSMA的治疗措施包括保守治疗、介入治疗、手术治疗。

2．Sakamoto 分型

Ⅰ型：假腔近端破裂入口，远端破裂出口，假腔内血流通畅。

Ⅱ型：假腔近端破裂入口，远端无破口，假腔有血栓形成。

Ⅲ型：假腔内血栓形成，并可见溃疡性龛影，由真腔突入假腔。

Ⅳ型：假腔内完全血栓形成，动脉壁上无溃疡样破口。

# 参考文献

1. 中国医疗保健国际交流促进会血管疾病高血压分会专家共识起草组. 肾动脉狭窄的诊断和处理中国专家共识［J］. 中国循环杂志，2017，32（9）：835-844.

2. 蒋雄京，杨倩. 纤维肌性发育不良［J］. 中华高血压杂志，2009（10）：4.

3. GORNIK HL，PERSU A，ADLAM D，et al. First international consensus on the diagnosis and management of fibromuscular dysplasia［J］. Vasc Med，2019. 24（2）：164-189.

4. PRINCE M，TAFUR JD，WHITE CJ. When and how should we revascularize patients with atherosclerotic renal artery stenosis?［J］. JACC Cardiovasc Interv，2019，12（6）：505-517.

5. LENZ T. Treatment of renal artery stenosis in the year 2021［J］. Internist（Berl），2021，62（3）：252-262.

6. 中国医师协会急诊医师分会，解放军急救医学专业委员会，中华医学会急诊医学分会，等. 2020中国急性肠系膜缺血诊断与治疗专家共识［J］. 中华急诊医学杂志，2020，29（10）：1273-1281.

7. ODERICH GS. Current concepts in the management of chronic mesenteric ischemia［J］. Curr Treat Options Cardiovasc Med，2010，12（2）：117-130.

8. BANNAZADEH M，TASSIOPOULOS A，KOULLIAS G. Acute superior mesenteric artery thrombosis seven days after discharge for novel coronavirus pneumonia［J］. J Vasc Surg Cases Innov Tech，2021，7（3）：586-588.

9. LU W，FU W，WANG L，et al. Morphologic characteristics and endovascular management of acute type B dissection patients with superior mesenteric artery involvement［J］. J Vasc Surg，2021，74（2）：528-536.

10. HUBER TS，BJÖRCK M，CHANDRA A，et al. Chronic mesenteric ischemia：Clinical practice guidelines from the Society for Vascular Surgery［J］. J Vasc Surg，2021，73（1S）：87S-115S.

11. SARDAR P，WHITE CJ. Chronic mesenteric ischemia：Diagnosis and management［J］. Prog Cardiovasc Dis，2021，65：71-75.

12. XU Y，LI X，SHANG D，et al. Midterm outcomes of symptomatic isolated superior mesenteric artery dissection with endovas-

cular management[J]. Vascular, 2021, 29 (2): 301-310.

13. PITCHER GS, CIRILLO-PENN NC, MENDES BC, et al. Aneurysms of the superior mesenteric artery and its branches [J]. J Vasc Surg, 2022, 76 (1): 149-157.

14. DAVE SP, REIS ED, HOSSAIN A, et al. Splenic artery aneurysm in the 1990s [J]. Ann Vasc Surg, 2000 May, 14 (3): 223-229.

15. LARSON RA, SOLOMON J, CARPENTER JP. Stent graft repair of visceral artery aneurysms [J]. J Vasc Surg, 2002, 36 (6): 1260-1263.

16. CORDOVA AC, SUMPIO BE. Visceral artery aneurysms and pseudoaneurysms—should they all be managed by endovascular techniques? [J]. Ann Vasc Dis, 2013, 6 (4): 687-693.

17. ABOYANS V, RICCO JB, BARTELINK MEL, et al. 2017 ESC Guidelines on the Diagnosis and Treatment of Peripheral Arterial Diseases, in collaboration with the European Society for Vascular Surgery (ESVS): Document covering atherosclerotic disease of extracranial carotid and vertebral, mesenteric, renal, upper and lower extremity arteries Endorsed by: the European Stroke Organization (ESO) The Task Force for the Diagnosis and Treatment of Peripheral Arterial Diseases of the European Society of Cardiology (ESC) and of the European Society for Vascular Surgery (ESVS) [J]. Eur Heart J, 2018, 39 (9): 763-816.

18. PARIKH SA, SHISHEHBOR MH, GRAY BH, et al. SCAI expert consensus statement for renal artery stenting appropriate use [J]. Catheter Cardiovasc Interv, 2014, 84 (7): 1163-1171.

19. 国家卫生计生委合理用药专家委员会，中国医师协会高血压专业委员会. 高血压合理用药指南（第2版）[J]. 中国医学前沿杂志（电子版），2017，9（7）：28-126.

20. 中华医学会，中华医学杂志社，中华医学会全科医学分会，等. 高血压基层诊疗指南（2019年）[J]. 中华全科医师杂志，2019，18（4）：301-313.

21. 中国医师协会介入医师分会外周血管介入专业委员会. 孤立性肠系膜上动脉夹层诊治专家共识 [J]. 中华放射学杂志，2021，55（4）：352-358.

22. 李拥军，高擎. 急性肠系膜缺血的现代诊断和治疗进展 [J]. 中华血管外科杂志，2022，7（2）：89-93.

23. BJORCK M, KOELEMAY M, ACOSTA S, et al. Editor's choice-management of the diseases of mesenteric arteries and veins: clinical practice guidelines of the European Society of Vascular Surgery (ESVS) [J]. Eur J Vasc Endovasc Surg, 2017, 53 (4): 460-510.

24. SIDAWY AN, PERLER BA. Rutherford's vascular surgery and endovascular therapy [M]. 10th ed. Philadelphia, PA: Elsevier, 2023.

25. JIA Z, SU H, CHEN W, et al. Endovascular treatment of patients with isolated mesenteric artery dissection aneurysm: bare stents alone versus stent assisted coiling [J]. Eur J Vasc Endovasc Surg, 2019, 57 (3):

400-406.

26. DONG Z, NING J, FU W, et al. Failures and lessons in the endovascular treatment of symptomatic isolated dissection of the superior mesenteric artery [J]. Ann Vasc Surg, 2016, 31: 152-162.

27. CHAER RA, ABULARRAGE CJ, COLEMAN DM, et al. The Society for Vascular Surgery clinical practice guidelines on the management of visceral aneurysms [J]. J Vasc Surg, 2020, 72 (1S): 3S-39S.

28. LIM EH, JUNG SW, LEE SH, et al. Endovascular management for isolated spontaneous dissection of the superior mesenteric artery: report of two cases and literature review [J]. J Vasc Interv Radiol, 2011, 22 (8):

1206-1211.

29. FOORD AG, LEWIS RD. Primary dissecting aneurysms of peripheral and pulmonary arteries: dissecting hemorrhage of media [J]. Arch Pathol, 1959, 68: 553-577.

30. HEO SH, KIM YW, WOO SY, et al. Treatment strategy based on the natural course for patients with spontaneous isolated superior mesenteric artery dissection [J]. J Vasc Surg, 2017, 65 (4): 1142-1151.

31. JIA ZZ, ZHAO JW, TIAN F, et al. Initial and middle-term results of treatment for symptomatic spontaneous isolated dissection of superior mesenteric artery [J]. Eur J Vasc Endovasc Surg, 2013, 45 (5): 502-508.

第五章

# 下肢动脉疾病

05

## 5.1 下列哪些患者不属于需要筛查主髂动脉闭塞症的人群：

    A．年龄45岁以上，有动脉粥样硬化高危因素的人群

    B．单侧或双侧下肢间歇性跛行或臀肌跛行的人群

    C．有勃起功能障碍的男性

    D．查体发现一侧或双侧腹股沟区股动脉搏动减弱或消失的人群

    E．既往有血栓闭塞性脉管炎病史的人群

### 题目解析

主髂动脉闭塞症（AIOD）发病情况可根据下肢动脉硬化性疾病或外周动脉疾病（PAD）发病率推测。目前全球有超过2亿人、中国有4113万人罹患PAD，而主髂动脉病变约占下肢动脉硬化闭塞症患者的52.8%。AIOD高危因素与其他动脉硬化疾病一样，包括高龄、吸烟、肥胖、糖尿病、高血压、高脂血症等。鉴于AIOD潜在患病人群数量庞大，推荐及早对高危人群进行筛查，并对确诊患者进行临床分期。年龄45岁以上、有动脉粥样硬化高危因素的人群应重视血管检查。如果有单侧或双侧下肢间歇性跛行或臀肌跛行，男性有勃起功能障碍，查体发现一侧或双侧腹股沟区股动脉搏动减弱或消失，建议行血管外科专科检查。

参考答案　E

### 基本概念

1. 主髂动脉闭塞症：主髂动脉闭塞症（AIOD）是指肾下腹主动脉及髂动脉狭窄或闭塞引起的下肢和/或盆腔组织和脏器缺血性疾病，临床表现为臀肌或下肢的活动后疼痛，即间歇性跛行，如果病情持续加重，会引起慢性肢体威胁性缺血（CLTI），影响生活质量，甚至危及生命。AIOD最常见的病因是动脉粥样硬化，其他少见病因包括血栓闭塞性脉管炎或大动脉炎等。

《主髂动脉闭塞症的诊断和治疗：中国专家共识》《2017欧洲血管外科学会指南》

和 *2017 ESC Guidelines on the Diagnosis and Treatment of Peripheral Arterial Diseases，in collaboration with the European Society for Vascular Surgery（ESVS）* 均建议确诊AIOD患者临床分期建议使用Fontaine分期法或Rutherford分级法（表5-1-1）。

**有5-1-1　下肢动脉硬化闭塞症的临床分期**

| Fontaine 分期 | | Rutherford 分级 | | |
| --- | --- | --- | --- | --- |
| 分期 | 临床表现 | 分级 | 类别 | 临床表现 |
| Ⅰ期 | 无症状 | 0级 | 0 | 无症状 |
| Ⅱa期 | 轻微跛行 | Ⅰ级 | 1 | 轻微跛行 |
| Ⅱb期 | 中度至重度跛行 | Ⅰ级 | 2 | 中度跛行 |
| | | Ⅰ级 | 3 | 重度跛行 |
| Ⅲ期 | 缺血性静息痛 | Ⅱ级 | 4 | 缺血性静息痛 |
| Ⅳ期 | 溃疡或坏疽 | Ⅲ级 | 5 | 轻度组织丧失 |
| | | Ⅳ级 | 6 | 溃疡或坏疽 |

2．臀肌和下肢间歇性跛行：主动脉、髂动脉狭窄或闭塞引起的下肢和/或盆腔组织和脏器缺血性疾病，临床表现为臀肌或下肢的活动后疼痛，即间歇性跛行。臀肌间歇性跛行往往提示血管狭窄或闭塞的部位累及或靠近主动脉。远端下肢的间歇性跛行，可不合并主髂动脉病变，往往由于股动脉或膝下动脉病变导致。另外，臀肌和下肢间歇性跛行均需要与神经源性跛行鉴别。

3．血栓闭塞性脉管炎（thromboangiitis obliterans，TAO）：又称为Buerger病（Buerger's disease）是一种以中小动、静脉节段性、非化脓性炎症和动脉腔内血栓形成为特征的慢性进行性闭塞性疾病。主要侵袭四肢，特别是下肢的中小动、静脉，进而导致患肢远端的缺血性病变。该病也可累及中枢神经系统血管。血栓闭塞性脉管炎多发于男性青壮年，大部分有吸烟史，在亚洲的中东、东南亚和远东以及东欧地区比较多见。

血栓闭塞性脉管炎在18世纪以前曾被称为"自发性坏疽",18世纪开始,一些学者经过研究发现"自发性坏疽"和动脉病变有关。1876年,德国病理学家Carl Friedlander提出肢体坏疽是动脉内膜和内膜间质细胞增殖导致动脉闭塞的结果。1879年,奥地利医生Felix von Winiwarter首次报道该疾病,认为这是一个区别于肢体动脉硬化闭塞症的独立疾病,并称之为"动脉和静脉内膜炎",在此后一段时间,血栓闭塞性脉管炎也被称为Von Winiwarter病。1924年,研究者Buerger深入研究了这类患者的共同特征,并正式将该疾病命名为血栓闭塞性脉管炎,也被称为Buerger病。

血栓闭塞性脉管炎的病因目前仍不完全阐明。相关研究表明,吸烟与血栓闭塞性脉管炎的发生和发展密切相关。绝大多数患者有长期、大量吸烟的嗜好。烟碱诱发的超敏反应可导致血管的强烈收缩,同时,血液内碳氧血红蛋白含量增高可以引起血管内膜的炎症反应并继发血栓形成。另一种观点认为免疫功能异常是致病的主要因素,即血栓闭塞性脉管炎是一种自身免疫性疾病。此外,遗传因素、寒冷刺激、外伤和拟交感神经药物的滥用等因素也可能导致血栓闭塞性脉管炎的发生。

4．外周动脉疾病危险因素:AIOD高危因素与其他动脉硬化疾病一样,包括高龄、吸烟、肥胖、糖尿病、高血压、高脂血症、慢性肾功能不全、高半胱氨酸血症等。

## 5.2 针对下肢动脉硬化闭塞症的治疗,下列说法错误的是

A．TASC A-C级主－髂动脉病变首选腔内治疗

B．TASC D级主－髂动脉病变不能选择腔内治疗

C．TASC A-C级股－腘动脉病变应将腔内治疗作为首选治疗方式

D．TASC D级股－腘动脉病变合并严重的内科疾病或存在其他手术禁忌时也可以选择腔内治疗

E．对于股－腘动脉病变,球囊扩张成形术是最常用的腔内治疗方法

## 题目解析

较多血管外科中心选择腔内治疗作为首选的血运重建方法，简单总结原因如下：①相对手术而言，腔内治疗围手术期并发症发生率和死亡率均较低。②治疗失败或治疗效果欠佳仍可进行开放手术治疗。③腔内治疗对于患者心肺功能等基础状况的要求较少。

TASC分级就不同的病变治疗决策进行了相应推荐。①主－髂动脉病变：主－髂动脉TASC A-C级病变推荐首选腔内治疗。当TASC-D级病变合并严重的内科疾病或存在其他手术禁忌时也可以选择腔内治疗。当球囊扩张效果不满意时（如跨病变压力差持续存在、残余狭窄＞50%或发生影响血流的夹层）应植入支架。②股－腘动脉病变：股－腘动脉TASC A-C级病变应将腔内治疗作为首选治疗方式；当TASC D级病变合并严重的内科疾病或存在其他手术禁忌时也可以选择腔内治疗。球囊扩张成形术是下肢动脉硬化闭塞症最常用的腔内治疗方法。

参考答案　B

## 基本概念

TASC分级：TASC，该名字源于其前身"外周动脉疾病管理的跨大西洋社会共识"（The Trans-Atlantic Inter-Society Consensus for the Management of Peripheral Arterial Disease，TASC），对外周动脉疾病的诊断和治疗提供持续更新的专家意见。

TASC指南最初发表于2000年，目前是外周动脉疾病中被广泛应用的病变解剖分类。这种解剖分类列举了各种疾病的特征，并根据解剖疾病的复杂性和位置，指导最佳血管重建策略（腔内手术vs.开放手术）。最初，TASC分级分别将主－髂动脉和股－腘动脉的疾病分为从A到D的不同类别，2015年TASC Ⅱ的更新新增了膝下动脉分类。TASC A代表最不复杂的解剖情况（局限、狭窄），TASC D反映最复杂的血管重建情况（弥漫、闭塞）。简单来说，TASC A病变被认为是最合适的腔内治疗，而TASC D病变则根据当时的可用证据推荐进行开放手术血管重建。TASC B和TASC C的最佳治疗策略可能会基于可用的技术资源、患者状态和医生经验等因素而不同。

---

**5.3** 患者，男性，68岁。双下肢间歇性跛行8个月，最远行走距离500米，突发右下肢麻凉痛18小时，疼痛持续无缓解。既往有高血压病史，未规律服药、吸烟史，无糖尿病病史。查体：右下肢皮肤发白，双下肢皮温低，双股动脉、腘动脉、胫后动脉及足背动脉搏动未触及。右小腿中下1/3及右足感觉功能减退，右足运动功能轻度缺失。肾功能正常，肌酸激酶轻度升高。CTA：腹主动脉自肠系膜下动脉起始以远闭塞，双髂总、髂内、髂外动脉闭塞，双股总及股深动脉显影可，与腹腔动脉形成侧支循环。双股浅、腘及膝下动脉显影。目前最应考虑的治疗措施：

A. 抗凝治疗

B. 介入吸栓治疗

C. 置管溶栓治疗

D. 介入开通，支架植入

E. 切开取栓

## 题目解析

老年男性患者，慢性病程，轻度间歇性跛行。患者固定症状的基础上突发急性加重过程，出现肢体疼痛、皮温降低、麻木感觉异常、麻痹、无脉。该病理生理过程可能为急性栓塞并继发血栓形成，也可能为急性血栓形成导致主髂动脉闭塞。依据急性肢体缺血的分级，目前缺血处于Ⅱb期，已发生组织严重缺血，濒临广泛坏死，治疗上需立即复流。上述治疗方案中，最快捷有效的治疗手段为切开取栓恢复血流以保肢，但要达到良好的远期通畅率，常需要联合其他治疗措施。

参考答案　E

## 基本概念

1. 5P征：肢体急性缺血时（肢体动脉栓塞或血栓形成），特征性表现为持续性疼痛（pain），同时伴有患肢苍白（pallor）、无脉（pulselessness）、感觉异常（paresthesia）、运动障碍（paralysis）症状和体征。这5个症状和体征的英文首字母为P，故称为5P征。5P征的出现和缺血严重程度及缺血时间有关。出现5P征应尽快行相关检查明确诊断，多数病例需要急诊手术。

2. 急性肢体缺血和分级：2020ESVS制定的急性肢体缺血的临床实践指南中，原文对于急性肢体缺血的定义如下：急性肢体缺血（acute limb ischaemia，ALI）通常指短时间内肢体的动脉血供明显减少，威胁肢体存活，且需要急诊评估和治疗的病理生理过程。症状出现在两周之内均可以认为是急性肢体缺血，症状持续大于两周认为是慢性缺血过程，需要进行慢性肢体缺血的评估和治疗。

2020ESVS制定的急性肢体缺血的临床实践指南中就急性肢体缺血的分级进行了汇总（表5-3-1）。

**表5-3-1　急性肢体缺血分级**

| 分级 | 特征 | 体格检查 | | 多普勒特点 | |
| --- | --- | --- | --- | --- | --- |
| | | 感觉丧失 | 运动丧失 | 动脉 | 静脉 |
| I | 不会立即威胁肢体 | 无 | 无 | 有信号 | 有信号 |
| IIa | 如果及时治疗，肢体可以挽救 | 轻度（趾）或没有 | 无 | 一般没有信号 | 有信号 |
| IIb | 如果迅速治疗，可以挽救 | 足部以上，多有静息痛 | 轻度，中度 | 通常没有信号 | 有信号 |
| III | 面临截肢或永久性神经不可逆损伤 | 多部位的麻痹 | 多部位的严重 | 无信号 | 无信号 |

3. 慢性肢体缺血分级：中华医学会外科学分会血管外科学组制定的《下肢动脉硬化闭塞症诊治指南》和2017欧洲血管外科学会指南均建议确诊慢性肢体缺血的患者临床分期建议使用Fontaine分期法或Rutherford分级法。

5.4 患者，男性，66岁。双下肢间歇性跛行4年，近1年跛行距离由500米逐渐缩短至100米。既往高血压病史7年，2型糖尿病史5年，脑梗死病史4年。查体：左下肢较对侧偏细，肌肉萎缩。左侧股动脉、腘动脉、胫后动脉、足背动脉均未触及。右股动脉、腘动脉、胫后动脉、足背动脉搏动减弱。下肢动脉多普勒：左下肢胫后动脉压力40mmHg，踝肱指数0.24。右下肢胫后动脉压力100mmHg，踝肱指数0.92，双下肢动脉CTA：双下肢动脉硬化，左侧髂总动脉、髂内、外动脉闭塞。右髂外动脉局部管腔重度狭窄（图5-4-1）。行动脉造影示：右髂外轻中度狭窄，左髂动脉全程闭塞（图5-4-2）。分别应用4mm～200mm、5mm～200mm、6mm～150mm球囊扩张左髂动脉闭塞段后造影见髂总动脉局部残余狭窄及夹层形成（图5-4-3）。如何选择后续治疗方案：

A. 药涂球囊治疗

B. 药物涂层金属裸支架

C. 植入自膨式裸支架

D. 植入自膨式覆膜支架

E. 植入球扩覆膜支架

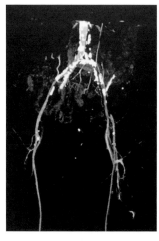

图5-4-1 右髂外动脉重度狭窄

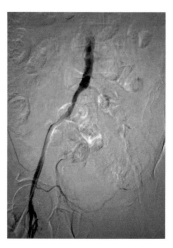

图5-4-2 左髂动脉全程闭塞

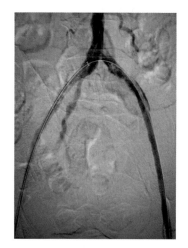

图5-4-3 髂动脉局部残余狭窄及夹层

## 题目解析

针对主髂动脉病变的COBEST研究3年结果显示：TASC B级病变，覆膜支架和金属裸支架的临床预后未见明显差异；而对于TASC C和D级病变，覆膜支架组有着更好的长期通畅率和临床预后。5年结果显示：对于TASC C/D病变，覆膜支架有着更好的远期通畅率，在复杂TASC C/D病变中其通畅率也具优势，有着更低的再干预率。在 *Catheter Cardiovasc Interv*（2020，96：915-929）发表的《美国心血管和介入医学治疗指南》当中，对于累及主髂动脉分叉部位的主髂动脉病变，建议首选定位更加精准的球扩覆膜支架或球扩裸支架。结合该患者病变特点，首选球扩覆膜支架。

参考答案 E

## 基本概念

1. COBEST研究：COBEST（covered versus balloon expandable stent trial）是全球第一个对比覆膜支架和金属裸支架在治疗主髂动脉病变效果的多中心临床试验研究。该研究共纳入125名主髂动脉疾病的患者，125名患者共有168处髂动脉病变。按照病变，83处病变随机接受球扩覆膜支架治疗，85处病变接受金属裸支架治疗。

主要研究终点：支架Ⅰ期通畅率，定义为未经处理的情况下未出现＞50%的支架内狭窄，未出现支架内闭塞。

COBEST的5年随访结果：①球扩覆膜支架（BECS）的通畅率优于金属裸支架（74.7% *vs.* 62.9%，$P=0.01$）；②BECS在治疗更严重的TASC C/D病变时通畅率优势更加明显（83.7% *vs.* 76.1%，$P=0.017$），且患者接受再次血管重建比例更低。

2. 球扩式支架：其设计是支架预装在球囊上，通过球囊导管将支架输送至血管病变处，球囊扩张到拟定直径后依靠血管壁回缩力贴附于血管壁，对血管壁不产生持续膨胀张力。球扩式支架的最大优点为释放时定位精确，尤其适用于开口病变，如椎动脉开口、肾动脉开口病变，此外还具有释放后短缩现象不明显、径向支撑力强于外周自膨式支架等特点。但球扩式支架本身缺乏弹性、受压后易出现塌陷闭塞，柔韧性欠佳，不太适合于颅外颈动脉、股腘动脉等易受压或活动关节部位；在外周血管仅适用于走行较直、非活动关节区域的局限性短段狭窄闭塞病变（＜3cm）。

3．自膨式支架：其释放原理与球扩式支架不同，支架压缩于输送鞘管内并输送到血管病变处，鞘管外侧释放支架，依赖支架自身膨胀张力和血管壁的弹性限制之间取得平衡关系从而贴附血管壁。自膨式支架的优点是柔韧性较好，有利于通过扭曲血管和钙化病变，能顺应血管壁的自然曲度，不易受压变形，甚至可跨越活动关节释放。缺点为释放时有前向跳跃和短缩现象，以至于精确定位释放困难。

4．裸金属支架：裸金属支架是没有涂层或覆盖物的网状细线管。理想情况下，裸金属支架将在植入后几周内被一层新的内皮细胞覆盖，将其密封在血管壁中。然而，一定比例的患者身体对植入的异物产生负面反应，导致新内膜增生，即支架上瘢痕组织的生长。这会导致血管段再狭窄，从而导致现在用于大多数患者的药物洗脱支架（DES）的开发。

5．覆膜支架：覆膜支架为在普通裸金属支架的平台上覆盖高分子特殊膜性材料，是裸金属支架的支撑理化特性和覆膜材料的特有性能的有效组合。支架型人工血管为用于主动脉的覆膜支架特有命名。覆盖的高分子膜性材料以生物非降解性聚合物为主，主要有可膨性聚四氟乙烯（ePTFE）、涤纶（PET，俗称dacron）、聚酯（polyestPE）、聚氨基甲酸乙酯（PU）、真丝等。靶血管的直径对选择不同特性的覆膜材料有特殊要求：对于小口径的血管，抗血栓形成尤为重要；而对于大口径的血管（≥10mm），机械耐久性是其相对突出的问题。相较dacron而言，ePTFE不易致血栓形成，因而被用于直径≤10mm的血管覆膜或移植血管材料；Dacron的致炎性反应和致纤维增生反应较ePTFE明显，因而在大口径的主、髂动脉具有更好耐受性。覆膜支架或支架型人工血管已广泛用于动脉扩张性疾病的腔内修复治疗，如主动脉瘤、主动脉夹层和外周动脉瘤、血管损伤所致的假性动脉瘤和动静脉瘘以及血管成形术所致的急性破裂穿孔等。由于内膜可通过裸支架的网眼增生导致支架内再狭窄缺陷，覆膜支架亦被用于外周动脉闭塞性疾病，借助覆膜材料的物理屏障作用以抑制内膜在支架腔内的增生。覆膜支架外壁光滑，较金属裸支架容易移位，为防止移位支架两端增设倒钩；覆膜支架或支架型血管长度一般需超出病变长度2cm以上，两端分别超出病变两端1cm以上，原则上宁长勿短：支架直径需大于病变两端血管直径15%～20%，使支架与血管壁严密贴合。与金属裸支架相比，覆膜支输送鞘外径明显增粗，用于外周动脉通常为8～12F，用于主动脉则为16～24F。

---

**5.5 患者，男性，56岁。左下肢间歇性跛行2年，静息痛2个月，足趾坏疽20天。外院行坏疽足趾切除，创面不愈合。既往长期大量吸烟史，平时身体状况良好。ABI：左侧测不出，右侧0.5；CTA提示腹主动脉下段、双侧髂总动脉、左侧髂内、外动脉及股总近端闭塞。下一步合理的治疗方案是：**

A．"Kissing"技术植入球囊与裸支架

B．"Kissing"技术植入球囊与覆膜支架

C．置管溶栓

D．主髂动脉内膜剥脱术

E．主-双髂（股）动脉旁路转流术

### 题目解析

主髂动脉闭塞症（AIOD）根据病变部位及病变性质的不同，临床表现也各不相同。临床分期和分型是选择血运重建方法的重要依据。静息痛和肢端组织缺血坏死是肢体重度缺血的表现，往往提示需尽快行血运重建治疗；而轻度间歇性跛行则提示我们可以选择保守治疗方式观察疾病的进展过程。

随着血管腔内外科技术及器械耗材的极大的发展和进步。微创、围手术期并发症少、心肺功能较差的患者的耐受性好、术后恢复时间短的临床优势使得腔内技术已成为大多数下肢动脉疾病的首选治疗方案。

中华医学会外科学分会血管外科学组2015年制定的《下肢动脉硬化闭塞症诊治指南》推荐，TASC A～C级AIOD首选腔内治疗。欧洲心脏病学会2011年指南提出，当TASC D级病变合并严重的内科系统疾病或存在其他手术禁忌时，也可以考虑腔内治疗，但应在有经验的医疗机构进行。

对于主髂动脉分叉处病变，球囊血管成形术中仅对一侧髂动脉行球囊扩张，可能会造成跨过主-髂动脉分叉部动脉斑块或血栓移位或碎片脱落向下栓塞对侧髂动脉，也可能造成血管成角，影响对侧肢体血流，为避免上述意外发生，可使用"Kissing"球囊技术。主髂动脉狭窄性病变经球囊扩张后，植入支架可以维持较好的通畅率。对于TASC II C/D级病变，覆膜支架较金属裸支架有更好的中长期通畅率。

AIOD急性加重的患者，部分合并血栓形成，可行置管溶栓，减少血栓负荷，减少不必要的支架植入。内膜剥脱术有多种优势，包括不需要植入人工材料，感染率几乎为零，以及流入腹部下动脉的血流比旁路手术要好，更能提高男性患者性功能，更适合污染或感染区域的血管重建。该术式除了对有明确定位的主髂动脉闭塞症（Ⅰ型）的合适外，对于Ⅱ、Ⅲ型及动脉瘤性疾病的患者则是禁忌。

腹主-双髂（股）动脉人工血管旁路移植术被认为是治疗主髂动脉闭塞性疾病的"金标准"，该术式符合解剖学和血流动力学，是经典的手术方式，远期通畅率最高，尤其适合于青壮年。

参考答案　E

## 基本概念

1．置管溶栓（CDT）：在数字减影血管造影术或超声引导下，经皮穿刺将溶栓导管引入目标血管，通过溶栓导管将溶栓药物直接输注于血栓部位，溶解已形成的血栓，恢复血管的通畅，溶栓药物输注时间通常大于12小时。相比经外周静脉途径的全身性系统溶栓，置管溶栓可增加血栓内的局部给药浓度，减少溶栓药物使用，提升血栓溶解率，减少出血并发症的发生。

2．CERAB技术：对于AIOD病变已累及单或双侧髂总动脉开口且向上延伸至腹主动脉下段的患者，国外学者多主张采用覆膜支架腔内修复主动脉分叉（covered endovascular reconstruction of the aortic bifurcation，CERAB）技术，即先在腹主动脉内植入直径较大的球扩覆膜支架，再在其内分别经双侧髂动脉对吻植入小口径球扩覆膜支架。CERAB技术被认为可以减少对吻支架造成的主动脉壁与支架间的径向不匹配，避免后期的再狭窄，在几何形态和流体力学上是治疗AIOD的最理想方案。CERAB技术的12个月的一期通畅率为87.3%，24个月为82.3%，而1年和2年的二期通畅率均为95%，较开放手术更安全可行。

3."Kissing"技术：即"对吻"支架技术，将支架同时植入双侧髂动脉，向上并行超越腹主动脉病变区域。我们认为，对于主髂动脉段重度狭窄或闭塞的病变，病变开通后植入覆膜支架，在物理上隔绝了支架与主动脉壁之间所谓"湍流"所致的支架内再狭窄，而支架近心端是正常宽大的主动脉管腔，远端如果流出道足够通畅，支架的两端也不容易发生再狭窄。同时"对吻"支架技术不像CERAB技术那样容易覆盖肠系膜下动脉，对于慢性主髂动脉完全闭塞的患者，肠系膜下动脉和髂内、外动脉间往往有非常好的侧支循环，"对吻"支架技术因为径向不匹配的原因，反而有可能保留这一血管。因此，"对吻"支架技术简单易行，具有更好的临床应用价值。

4.主动脉-双髂动脉/股动脉旁路移植术：世界上第一例报道的主髂动脉闭塞的开放手术，主髂动脉血管搭桥的病例，为1954年首次由D.Emerick Szilagyi医生完成。最先报道的近肾主髂动脉闭塞的开放手术，行主髂动脉血管搭桥的病例报道，在1978年由R Hatano医生完成，他共完成4例近肾主髂动脉闭塞开放手术，行主髂动脉人工血管转流术。

5.开腹行动脉旁路移植的优点

（1）作为具有70年历史传统手术，技术成熟。

（2）疗效可靠。

（3）成功率高：因此是治疗主髂动脉闭塞的金标准。

6.开腹手术的缺点

（1）手术创伤大，操作技术复杂。

（2）并发症发生率较高（5%～10%）。

（3）围手术期死亡率可高达1%～5%，甚至达到10%。因此不适合高龄患者或全身情况差的患者。

5.6 患者，男性，64岁。双下肢间跛3年，左下肢静息痛1月余。既往：高血压病6年余，规律服降压药治疗，血压控制在（140 ~ 150）/100mmHg；糖尿病10余年，血糖控制可；高脂血症6年。吸烟40余年，平均20支／日。查体：双足未见溃疡及坏疽，双足皮温凉，右股动脉搏动（＋＋），左股动脉（＋），双侧腘动脉、足背动脉和胫后动脉未触及搏动。术前颈动脉超声检查发现右颈内动脉起始部混合回声斑块，狭窄程度75%。CTA检查如图5-6-1及图5-6-2所示。该患者下一步的最佳治疗方案选择：

A. 最佳药物治疗＋运动锻炼

B. 先行CEA，再行左髂动脉支架植入

C. CEA＋左髂动脉支架植入

D. CEA＋左髂动脉支架植入＋左股腘动脉旁路

E. 先行左髂动脉支架植入＋左股腘动脉旁路，再行CEA

## 题目解析

一项流行病学研究中，症状性下肢动脉疾病患者合并颈动脉狭窄程度≥60%的患

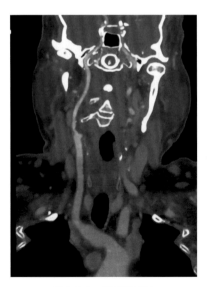

图5-6-1　下肢CTA　　　　图5-6-2　颈动脉CTA

者比例＞20%。另外一项纳入大于400例外周动脉疾病患者的研究发现，围手术期合并颈动脉狭窄显著增加围手术期卒中风险；对于合并症状性颈动脉狭窄的PAD患者，无论是先行CEA还是同期行CEA及下肢动脉旁路手术，均可以使患者获益。而对于CLTI合并无症状性颈动脉狭窄患者应优先进行下肢动脉重建。

参考答案　E

## 基本概念

1.无症状颈动脉狭窄：既往6个月内无颈动脉狭窄所致的短暂性脑缺血发作（TIA）、卒中或其他相关神经症状，只有头晕或轻度头痛的临床表现视为无症状性颈动脉狭窄。

2．有症状性颈动脉狭窄：既往6个月内有TIA、一过性黑矇或患侧颅内血管导致的轻度或非致残性卒中等临床症状中一项或多项的颈动脉狭窄称为有症状性颈动脉狭窄。

3．颈动脉狭窄的干预指征

● 绝对指征：有症状性颈动脉狭窄，且无创检查颈动脉狭窄度≥70%或血管造影发现狭窄超过50%。

● 相对指征：

（1）无症状性颈动脉狭窄，且无创检查狭窄度≥70%或血管造影发现狭窄≥60%。

（2）无症状性颈动脉狭窄，且无创检查狭窄度＜70%，但血管造影或其他检查提示狭窄病变处于不稳定状态。

（3）有症状性颈动脉狭窄，无创检查颈动脉狭窄度处于50%～69%。同时要求该治疗中心有症状患者预期围手术期卒中发生率和病死率＜6%，无症状患者预期围手术期卒中发生率和病死率＜3%，患者预期寿命＞5年。

（4）对于高龄患者（如70岁或以上），与CAS相比，采用CEA可能有较好的预后，尤其当动脉解剖不利于开展血管腔内治疗时。对于较年轻患者，在围手术期并发症风险（如卒中、心肌梗死或死亡）和同侧发生卒中的长期风险上，CAS与CEA相当。

（5）有手术指征的患者术前的相关检查综合评估为不稳定斑块的患者倾向于行CEA手术，稳定性斑块者则CAS与CEA均可选择。

（6）对于符合治疗指征的有症状颈动脉狭窄的患者，多数国际指南推荐首选CEA手术，因为有充足证据证明CEA手术可以更好地控制围手术期乃至远期脑卒中及死亡率。对于符合治疗指征无症状颈动脉狭窄的患者，多数也是建议CEA手术，将CAS作为备选治疗。

---

**5.7** 患者，男性，59岁。左下肢间歇性跛行2年，近6个月出现左小腿及左足静息痛。吸烟30年。查体：血压150/90mmHg，左股动脉搏动弱，左腘动脉、胫后动脉、足背动脉搏动未触及。生化全项示：空腹血糖10.1mmol/L，胆固醇8mmol/L，尿酸526μmmol/L，血同型半胱氨酸20μmmol/L。下肢动脉彩超提示：左髂总动脉中度狭窄，左股浅动脉闭塞。下列哪项不是导致该患者下肢动脉闭塞的高危因素：

---

A．长期吸烟

B．高血压病

C．糖尿病

D．高尿酸血症

E．高同型半胱氨酸血症

**题目解析**

长期吸烟、高血压病、糖尿病、高脂血症、高同型半胱氨酸血症、慢性肾功能不全均为下肢动脉硬化闭塞症的高危因素，高尿酸血症是导致痛风的病因。

参考答案　D

**基本概念**

外周动脉疾病危险因素：2017 ESC制定的外周动脉疾病指南对每个危险因素做出了

相关具体说明。

（1）吸烟：吸烟与外周动脉疾病密切相关，并且患病风险随着吸烟强度的增加而增加。就颈动脉疾病而言，吸烟和发病风险之间的相关研究数据相对有限，但现有的数据也提示吸烟和颈动脉疾病之间存在明确的相关性。一项研究提示，在65岁以上的男性人群中，吸烟是颈动脉疾病的颈独立危险因素（*OR* 1.70）。在该研究中，5%的近期正在吸烟的人群合并中度以上（＞50%）颈动脉狭窄。有研究汇总了4项人群研究，结果提示，针对颈动脉中度狭窄（*OR* 2.3）和重度狭窄（*OR* 2.3），当前吸烟均是独立的危险因素。儿童时期接触父母吸烟与成年后患颈动脉疾病的风险增加密切相关。吸烟与颈动脉斑块进展密切相关，同时相较于非吸烟人群，吸烟人群颈动脉内膜剥脱术的时间需提前7年。既往存在吸烟病史的人群和现阶段正在吸烟的人群，锁骨下动脉狭窄的发病率均明显呈高频。吸烟也与肾动脉狭窄的风险增加密切相关，对于下肢动脉疾病而言，吸烟是特别重要的危险因素，即使戒烟时间超过10年，吸烟对于下肢动脉疾病的进展仍存在明显的促进作用。

（2）高血压：在男性和女性人群中，高血压与颈动脉疾病风险增加有关。研究者发现，上肢动脉疾病与患者年龄增长以及收缩压升高密切相关。另外，血压升高与肾动脉狭窄的发病密切相关。高血压与下肢动脉疾病的相关性得到了多项研究的证实，*OR* 范围为1.32～2.20。在一项对92 728人进行的基于人群的前瞻性研究中，高血压是很多急性缺血事件最强危险因素，包括急性肠系膜缺血、急性肢体缺血和慢性肢体威胁性缺血（CLTI）。

（3）血脂异常：几项基于人群的研究提示，低密度脂蛋白水平升高和高密度脂蛋白水平降低与症状性颈动脉狭窄及无症状性颈动脉狭窄的风险升高密切相关。同时，研究提示高胆固醇血症和下肢动脉疾病的发病也密切相关。一项纳入了51 529名年龄在40～79岁男性的前瞻性研究提示，高胆固醇血症与LEAD的发病呈现密切的相关性。

（4）糖尿病：糖尿病与颈动脉疾病的风险密切相关。多项研究提示，糖尿病与下肢动脉疾病的高风险相关，比值比（*OR*）范围为1.9～4.0，随着糖尿病病程的延长，下肢动脉疾病的风险也随之上升。相较于不合并糖尿病的下肢动脉疾病患者，合并糖尿病的下肢动脉疾病患者的预后明显较差，截肢风险升高5倍。

（5）其他危险因素：炎症反应是动脉粥样硬化进展过程中的关键环节，因而与炎症反应相关的指标（高敏C反应蛋白、纤维蛋白原、白介素6）往往与下肢动脉疾病的发病、进展以及并发症的出现密切相关。同时，同型半胱氨酸水平异常，在一定程度上也可以提示下肢动脉疾病的不良预后。

---

**5.8** 患者，男性，70岁。双下肢间歇性跛行1年，诊断为下肢动脉硬化闭塞症，双股浅动脉重度狭窄。既往吸烟40年；高血压病史20年，血压146/92mmHg；2型糖尿病病史10年；LDL-C 5.2mmol/L。针对该患者危险因素的治疗，下列说法错误的是：

A. 应控制低密度脂蛋白（LDL）水平＜2.6mmol/L，对于具有缺血高风险的下肢ASO患者，建议控制LDL水平＜1.8mmol/L

B. 该患者建议将血压控制＜130/80mmHg

C. 他汀类药物主要适用于血中总胆固醇及低密度脂蛋白胆固醇（LDL-C）增高为主的患者

D. 合并糖尿病的下肢ASO患者，控制血糖目标值：空腹4.44～6.70mmol/L，餐后血糖6.70～8.90mmol/L，糖化血红蛋白（Hb A1c）＜7.0%

E. 如患者跛行症状控制良好，可不戒烟

题目解析

下肢动脉粥样硬化闭塞症（atherosclerosis obliterans，ASO）患者使用他汀类药物降脂治疗，应控制低密度脂蛋白（LDL）水平＜2.6mmol/L，对于具有缺血高风险的下肢ASO患者，建议控制LDL水平＜1.8mmol/L。对于仅合并高血压的下肢ASO患者建议控制血压＜140/90mmHg（1mmHg＝0.133kPa），对于有高血压同时合并糖尿病或慢性肾病的下肢ASO患者建议控制血压＜130/80mmHg。合并糖尿病的下肢ASO患者，控制血糖目标值：空腹4.44～6.70mmol/L，餐后血糖6.70～8.90mmol/L，糖化血红蛋白（Hb A1c）＜7.0%。下肢动脉粥样硬化闭塞症患者均应该戒烟。

参考答案　E

## 基本概念

1. 他汀类药物的作用机制

现有的他汀类药物包括洛伐他汀、普伐他汀、辛伐他汀、氟伐他汀、阿托伐他汀、瑞舒伐他汀和匹伐他汀。

羟甲基戊二酸单酰辅酶A（HMG CoA）还原酶是胆固醇生物合成的限速酶，这些药物竞争性地抑制这种酶。他汀类药物占据了酶上的HMG CoA部分结合位点，阻止HMG CoA这个底物与HMG CoA还原酶的活性位点结合。

肝脏内胆固醇减少，会增加肝脏低密度脂蛋白（LDL）受体的转化，其原因是肝脏LDL受体循环速率增加。他汀类药物还能通过肝脏载脂蛋白B分泌介导的作用，减少极低密度脂蛋白（VLDL）的生成，这与药物治疗后HMG CoA还原酶活性恢复的速率降低有关。

2. 动脉粥样硬化性心血管疾病（ASCVD）

ASCVD在欧洲心脏病学会（ESC）/欧洲动脉粥样硬化学会（EAS）血脂异常管理指南中已被定义为"极高危"。临床ASCVD包括急性冠状动脉综合征（ACS）、心肌梗死（MI）史、稳定或不稳定心绞痛、冠状动脉或其他血管重建术、缺血性卒中、短暂性脑缺血发作和周围血管病变（peripheral artery disease，PAD）等，以上均为动脉粥样硬化相关性疾病。

3. 超高危ASCVD患者

基于亚洲及中国人群的临床血脂管理经验，同时参考2018年AHA/ACC胆固醇管理指南，建议中国超高危ASCVD患者的风险分层采用严重事件＋高风险因素模式，定义为发生过≥2次严重的ASCVD事件或发生过1次严重的ASCVD事件合并≥2个高风险因素的患者为超高危ASCVD患者（表5-8-1）。

### 4. 超高危ASCVD患者血脂异常的治疗原则

血脂异常特别是血清LDL-C水平升高是ASCVD的重要危险因素。血脂异常的治疗原则是通过降脂治疗以降低患者ASCVD的风险。现有研究证实LDL-C水平是ASCVD事件的重要影响因素。因此LDL-C是降脂治疗的首要干预靶点（表5-8-2）。

**表5-8-1　严重ASCVD事件和高风险因素的定义**

| 项目 | 内容 |
| --- | --- |
| 严重ASCVD | ·近期发生过ACS（在既往12个月内）<br>·心肌梗死病史（12个月以上）<br>·缺血性卒中史<br>·有症状的周围血管病变，既往接受过血运重建和截肢 |
| 高风险因素 | ·多血管床病变（冠脉、脑动脉和外周动脉同时存在2～3处有缺血症状的动脉病变）<br>·早发冠心病（男＜55岁，女＜65岁发病史）<br>·家族性高胆固醇血症或基线LDL-C＞4.9mmol/L<br>·既往有冠状动脉旁路移植术或经皮冠状动脉介入治疗史<br>·糖尿病<br>·高血压<br>·慢性肾脏病（3/4期）<br>·吸烟<br>·最大耐受剂量他汀类药物治疗后，LDL-C仍≥2.6mmol/L |

注：ASCVD为动脉粥样硬化性心脏病，ACS为急性冠状动脉综合征。

**表5-8-2　超高危ASCVD患者血脂的干预靶标**

| 干预靶标 | 目标 |
| --- | --- |
| 主要靶标（LDL-C） | ·超高危ASCVD患者的LDL-C降低至1.4mmol/L以下且较基线降幅超过50%（基线是指未接受降脂药物治疗时的LDL-C水平）<br>·对于2年发生≥2次MACE患者，可考虑LDL-C降至1.0mmol/L以下且较基线降幅超过50% |
| 次要靶标（非HDL-C） | ·极高危ASCVD患者的非HDL-C＜2.2mmol/L |

**5.9** 患者，男性，52岁。近1年行走100米即出现右小腿后侧疼痛，停下休息后可继续行走。行下肢动脉CTA检查示：右股动脉近端有长约7cm重度狭窄，右股动脉远端有长约9cm完全闭塞，该患者TASC II分型为：

　　A．TASC II-A型

　　B．TASC II-B型

　　C．TASC II-C型

　　D．TASC II-D型

### 题目解析

　　根据影像学检查，可按2007年第2版泛大西洋协作组（TASC）分型标准对主髂动脉病变和股腘动脉病变进行分型。股腘动脉病变的TASC II分型：A型，单处狭窄，长度≤10cm；单处闭塞，长度≤5cm。B型，多处TASC狭窄或闭塞病变，每处≤5cm；单处狭窄或闭塞（长度≤15cm），未累及膝下腘动脉；单处或多处病变，胫动脉未受累并可用作旁路手术时的远端流出道；钙化严重的闭塞（≤5cm）；单处腘动脉狭窄。C型，多处的狭窄或闭塞，总长度＞15cm，伴或不伴有严重的钙化；两次腔内治疗后复发，仍需要治疗的狭窄和闭塞。D型，股总动脉和股浅动脉的慢性完全闭塞，＞20cm且累及腘动脉；腘动脉和膝下三分支的慢性完全闭塞。

　　参考答案 C

**5.10** 患者，女性，78岁。双下肢间歇性跛行5年，距离从400米逐渐缩短至50米，近2个月出现左足静息痛。既往糖尿病病史40年，因糖尿病肾病、肾功能不全行血液透析治疗8年。下列哪项用于评估该患者下肢缺血程度最简单有效：

　　A．触摸患肢皮肤温度变化

B．踝肱指数

C．运动后踝肱指数

D．趾肱指数

E．评估患肢运动及感觉

## 题目解析

踝肱指数（ABI）测定是最基本的无损伤血管检查方法，易操作、可重复，可初步评估动脉阻塞和肢体缺血程度。ABI指踝部动脉（胫后动脉或足背动脉）收缩压与上臂收缩压（取左右手臂数值高的一侧）的比值。正常值为1.00～1.40，0.91～0.99为临界值，ABI≤0.90可诊断为下肢缺血；严重下肢缺血时，ABI常＜0.40。

当高度怀疑下肢缺血但静息ABI正常时，测量运动后ABI（平板运动试验）对确定诊断有帮助。方法是先测定患者静息状态下的ABI，然后患者以3.5km/h的速度在坡度为12°的平板检查仪上行走，出现间歇性跛行症状时测量运动后的ABI，ABI明显降低提示下肢缺血，ABI测定可以用于初筛肢体缺血的患者、评估肢体缺血的程度，对腔内治疗及开放手术治疗适应证的选择提供客观依据、作为术后或药物治疗后疗效的评价以及术后随访的重要手段。

但动脉壁钙化或弹性降低可导致假性高压的发生，从而影响ABI的准确性，常见于长期糖尿病、终末期肾病和高龄患者，此时可检测趾肱指数（toe-brachial index，TBI）作为诊断依据。趾肱指数（TBI）指足趾收缩压与肱动脉收缩压的比值，与ABI一样，是评价下肢缺血程度的常用指标。长期糖尿病患者、老年患者和长期透析患者由于血管中膜钙化，利用ABI常不能有效评估血管病变程度，可通过测量TBI评估血管供血状态，因为患者趾端动脉通常钙化不严重。TBI＜0.70即可诊断下肢缺血。

参考答案　D

## 基本概念

糖尿病肾病

糖尿病肾脏疾病（diabetic kidney disease，DKD）是一种由糖尿病（DM）引起的慢性肾脏病（chronic kidney disease，CKD），发病机制复杂，临床特征为持续性白蛋白尿排泄增加，和/或肾小球滤过率（glomerular filtration rate，GFR）进行性下降，最终发展为终末期肾脏疾病（end stage renal disease，ESRD）。DKD是引起ESRD的主要原因，全球有30%～50%的ESRD是由DKD所致，DKD已成为我国中老年人发生ESRD的首要病因。因此，DKD不仅危害我国居民健康，也严重影响我国社会经济的发展。

符合ADA 2020年制定的DM诊断标准，有明确的DM病史，同时与尿蛋白、肾功能变化存在因果关系，并排除其他原发性、继发性肾小球疾病与系统性疾病，符合以下情况之一者，可诊断DKD。

（1）随机尿白蛋白/肌酐比值（urinary albumin to creatinine ratio，UACR）≥30mg/g或尿白蛋白排泄率（urinary albumin excretion rate，UAER）≥30mg/24h，且在3～6个月内重复检查UACR或UAER，3次中有2次达到或超过临界值；排除感染等其他干扰因素。

（2）估算肾小球滤过率（estimated glomerular filtration rate，eGFR）＜60ml/（min · 1.73m$^2$）3个月以上。

（3）肾活检符合DKD病理改变。

---

**5.11 患者，男性，65岁。左下肢间歇性跛行2年，距离约600米，1个月前行走距离突然缩短至30米，并出现夜间静息痛。入院后查体：左腘动脉、胫后动脉、足背动脉搏动未触及。左足趾感觉功能减退，运动功能正常。行彩超检查示左股浅动脉远端及腘动脉P1段闭塞，腔内为中低回声。行左下肢动脉造影既往脑出血病史1个月。拟行左下肢动脉腔内减容治疗。该患者优先选择哪种腔内减容方式：**

A．置管接触溶栓（catheter directed thrombolysis，CDT）

B．TurboHawk

C．Straub Rotarex

D．Excimer Laser

E．Angiojet

## 题目解析

患者左下肢缺血近期突然加重，彩超提示左下肢动脉腔内中低回声，结合病史及动脉造影表现考虑动脉粥样硬化基础上继发左下肢动脉血栓形成。血栓减容常用方式有：置管接触溶栓（CDT）、Rotarex、Angiojet等。因该患者近期脑出血病史，故不适宜行CDT。根据病史及彩超检查，考虑左下肢动脉血栓为亚急性期，故应用Straub Rotarex减容效果优于Angiojet（急性期血栓效果佳），且该患者闭塞段相对较长，Rotarex操作不受时间限制。TurboHawk及Excimer Laser均适用于斑块减容。

参考答案　C

## 基本概念

血管减容装置

腔内减容治疗可分为血管腔内减容（切开取栓、溶栓或吸栓）和动脉壁减容（外科内膜剥脱术和腔内内膜剥脱）。血管腔内减容主要应用于清除动脉短段狭窄闭塞、继发长段血栓或栓塞后血栓机化。

血管减容设备包括定向斑块切除装置、螺旋斑块切除系统、激光斑块切除装置、机械切栓术等。

（1）定向斑块切除装置（DA）：定向斑块切除装置的切割部分是带有硬质合金刀具，且由电机驱动可高速旋转的圆盘，圆盘置于管状外壳内，外壳前端是收集脱落斑块的收纳腔；该装置工作过程中沿着血管的某个固定方向切割故为"定向"。

该类装置的特点是贴合血管壁切除内膜下的斑块，控制斑块的切除方向，适用于偏离血管中心的病变；此外没有气压伤，减少了内膜增生和夹层的风险；但容易引起远端栓塞，对于严重钙化血管推荐使用栓子保护装置。DA适用于短段、多处、分散、髋关节、近分叉、高钙化以及膝下的病变，支架内再狭窄属于超适应证使用。主要代表产品包括美敦力公司的SilverHawk及TurboHawk，二者的主要区别在于刀头的个数。

（2）激光斑块切除装置（ELA）：该装置由激光发射器与导管组成，利用光化学效应、光热效应、光机械作用将血栓、斑块及增生组织气化，从而达到恢复血流的目的，同时还可以抑制血小板聚集。适用于血栓、钙化病变，长段、再狭窄ISR，不伤害周围组织进而最小化了再狭窄的可能；但是其开通直径小，无管壁塑性。

（3）螺旋斑块切除系统（RA）：RA现有产品包括波科的JetStream和Rotablator。

JetStream其切割部分包括前端切割旋转刀头、可伸缩的旋转刀头、主动抽吸口和注液口。前端刀头可快速进入病变，用于狭窄和闭塞的血管；可伸缩刀头能使管腔获得最大化，并可在同一导管中处理不同直径的血管；动态连续的机械抽吸系统可转移碎片减少远端栓塞的风险。

Rotablator的切割钻头布满2000～3000个直径20μm的金刚石颗粒，但颗粒仅高出涂层5μm，钻头颗粒将斑块切碎至10μm以下至红细胞大小；可以通过小型血管和扭曲血管，最终在特定直径下形成光滑的血管内管腔。

RA可进行360°旋转切除，适用于长段、弥漫性病变和慢性完全闭塞病变，可清除血栓、斑块和钙化病变，能够主动抽吸，较省时，管壁重新塑性；但不能调节切除深度，同样有远端栓塞的可能。

（4）机械切栓术（PMT）：机械切栓术是通过击碎、吸出、局部喷药溶解或液化血栓等清除血栓，适用于血管、支架内再狭窄、人造血管等，用于治疗急性或亚急性动脉栓塞或动脉血栓形成。PMT装置可分为旋切型（利用头端高速旋转行螺旋消融和切除血栓）、流变型（通过导管留空效应吸入并排出血栓）、负压吸引型、超声助溶型和其他类型。以波科的Angiojet、Straub公司的动静脉旋吸导管、EKOS的Endowave为代表。

Angiojet装置是利用流体动力学伯努利原理对血栓进行清除，即控制台对导管部件泵加压使盐水泵入，喷出高速盐水产生低压区，引起低压效应，血栓被吸进导管后被喷射水流击碎并排出于体外废液袋中。该技术可一次完成导管溶栓＋流变吸栓，手术操作简便、治疗效率高。但由于高速的喷射水流会破坏红细胞并释放腺苷和钾离子，抽吸时间过长可能会导致肾功能损伤和心动过缓。

Straub装置可提供Rotarex和Aspirex两种导管。Rotarex导管主要应用于动脉血栓清除，工作原理是头端高速旋转旋磨腔内栓塞物，同时产生负压达5.8kPa，无需外加抽吸，切割下的碎屑被螺圈输送到近端的收集袋内，其工作不接触血管壁，避免刺激和损伤。Aspirex导管主要应用于静脉血栓的清除，其头端转子仅仅内部旋转，可以起到保护静脉血管壁及瓣膜的作用。其仅有机械清除血栓的作用，而无局部药物溶栓的功能。

## 5.12 在下肢动脉硬化闭塞症手术治疗中，进行球囊扩张或减容治疗后，下列何种情况不需植入支架：

A．病变部位存在C型夹层，病变近远端压力差为8mmHg

B．病变部位管腔残余狭窄为50%，病变近远端压力差为16mmHg

C．病变部位存在D型夹层，病变近远端压力差为10mmHg

D．病变部位存在E型夹层

E．病变部位残余狭窄为30%，存在B型夹层，病变近远端压力差为20mmHg

**题目解析**

对于下肢动脉硬化闭塞症，球囊扩张成形术是最常用的腔内治疗方法。支架植入可以作为球囊扩张效果不满意或失败后的补救治疗方法。

对于夹层的评估，目前仍是借鉴冠脉病变夹层分型（NHLBI分型）方法。

A型：血管腔内少许内膜撕裂透亮影，造影剂排空大致正常。

B型：平行的内膜撕裂成双腔，无明显造影剂滞留或轻度排空延迟。

C型：假腔形成伴造影剂排空延迟。

D型：螺旋形夹层伴造影剂滞留。

E型：新出现的持续造影剂充盈缺损。

F型：管腔完全闭塞。

一般认为，A、B两型属于非血流限制性夹层，可以不植入支架，而C型以上者为血流限制性夹层，需植入支架。但在临床实际应用中，对夹层的分型和判断有时并不容易，更多地需依赖术者的主观判断。动脉压力梯度测定和血管腔内超声等方法可以提高对夹层性质判断的准确性。如残余狭窄＞50%或出现压力差＞10mmHg的夹层需要植入补救性支架。

参考答案　A

## 基本概念

NHLBI（National Heart，Lung and Blood Institute）分级

NHLBI分级是一项针对冠状动脉设计的，基于DSA影像的动脉夹层分级系统，但也被广泛地用于外周动脉（表5-12-1）。

表5-12-1　NHLBI分级

| 分级 | 造影征象 |
| --- | --- |
| 0 | 无夹层 |
| A | 微小的线性造影剂充盈缺损，造影剂通过无滞留 |
| B | 双腔表现，但可快速清除 |
| C | 管腔外造影剂充盈，真腔内造影剂清除后，假腔造影剂滞留 |
| D | 造影剂充盈螺旋形假腔，真腔内造影剂清除后，假腔造影剂滞留 |
| E | 管腔内持续性充盈缺损 |
| F | 夹层远段未见显影 |

一项在股浅动脉应用NHLBI分级系统的研究将球囊扩张后夹层分为非严重（A/B级夹层）和严重（C/D/E/F级夹层）夹层，在不进行干预的情况下，12个月的一期通畅率分别为65%和11%（$P<0.001$），24个月的一期通畅率分别为53%和7%（$P<0.001$）。可见C级及以上病变，明显影响病变段的远期通畅率，因此，需要补救性支架植入。而针对球囊扩张段夹层原因进行分析发现，动脉直径<5mm、病变长度>15cm以及慢性闭塞病变，都是形成严重夹层（C/D/E/F级夹层）的预测因素。

**5.13** 患者，男性，69岁。左足静息痛半年，第3、4、5足趾干性坏疽3个月。既往3年前因左股浅动脉远端、腘动脉闭塞行左股前动脉、腘动脉支架植入术。查体：左小腿及左足皮温低，左足皮色青紫，第3、4、5足趾坏疽，左侧股动脉搏动可触及，左腘动脉、胫后动脉、足背动脉搏动未触及。左ABI：0，左TBI：0。下肢动脉CTA：左股浅动脉远端及腘动脉支架内再闭塞，闭塞段严重钙化，胫腓干动脉及腓动脉显影可，胫前动脉、胫后动脉近端未见显影，远端与腓动脉形成侧支循环。入院后尝试腔内开通失败，拟行股浅动脉、胫腓干动脉搭桥手术，桥血管选择：

A. 聚四氟乙烯人工血管

B. 经肝素处理的聚四氟乙烯人工血管

C. 健康的自体小隐静脉与臂静脉的拼接结合

D. 健康的自体大隐静脉

E. 对侧股深动脉

**题目解析**

在慢性肢体威胁性缺血中，旁路手术的目标是为下肢和足部提供足够的血流灌注以改善下肢缺血症状并减少截肢事件的发生。目前移植物有自体血管及人工移植材料，研究显示：自体血管优于人工血管，健康的大隐静脉是腹股沟韧带以下动脉搭桥手术的最佳选择。自体拼接静脉再次干预的频率更高，并且耐用不如单节段大隐静脉。相对于股深动脉，获取大隐静脉更加安全简便，对肢体影响更小。

参考答案　D

## 基本概念

聚四氟乙烯人工血管

聚四氟乙烯（PTFE）制品具有耐高温、抗酸碱、耐溶剂性和优良的电绝缘性、生物兼容性等特性，长期以来在传统工业，如化工、机械、电子等领域有重要的应用。20世纪70年代后开发成功了膨体聚四氟乙烯（ePTFE）微孔膜，研究人员发展了微孔膜在电子、纺织、医疗、环保等方面的应用，特别是当前在一些高科技领域中的应用。

理想的合成人工血管的材料应该满足以下几点要求：生物相容性好，特别强调具有优异的血液相容性，无免疫原性，可塑性强，有一定强度，符合血管生物力学要求，易于细胞种植。因此，制造人工血管的材料可分为天然生物材料和人工合成材料。天然生物材料包括去细胞基质、胶原蛋白、聚氨基酸、多肽、透明质酸及其复合物等大分子材料；人工合成材料是一种不可降解材料，如PTFE、尼龙-6、聚酯等。但是，由于可降解材料技术条件尚不成熟，因此，ePTFE以其多孔性以及良好的表面特性和顺应性成为合成人工血管不二的选择。

（1）ePTFE制备：ePTFE以聚四氟乙烯分散树脂为原料，加入液状助挤剂，混合均匀后，预压成坯体，将其放在专用设备上，按需要挤成管状、棒状制品，再经干燥去除助剂。此时对管状制品可进行拉伸；而对棒状制品则要经压延后，方可干燥、拉伸。被拉伸的制品应在特定的温度范围内热定型，经冷却后便可得到ePTFE医用制品。

（2）ePTFE的结构和性能：作为医用材料，膨体聚四氟乙烯（ePTFE）具有优良的医学性能。

　　1）组织相容性好。

　　2）无毒，无致畸致癌性。

　　3）长期植于人体后，其机械强度不受影响。

　　4）组织刺激轻微，组织反应小。

　　5）材料表面呈负电性，表面张力小。

　　6）不易继发血栓形成，无需进行预凝血处理。

　　7）不漏血。

　　8）易于消毒。

　　用拉伸法制成的ePTFE在电镜扫描下，其表面结构呈现出特殊的结构特点。它是由很多微细纤维经结点连接成网状结构，微细纤维之间形成无数的细通孔（微孔直径约30μm）。这种连续的多孔性网状结构使ePTFE医用制品柔软、富有弹性、强度高、手术时易缝合，用剪刀剪截时不产生毛边和散开现象，更有利于体内细胞和组织的长入，并最后在其内壁形成新内膜，与周围组织结合起来形成整体，ePTFE得以固定而无纤维囊形成。又由于纤维长短（即孔径大小）可通过选择工艺条件将其控制在所需范围内，材料不漏血，无需进行预凝血处理。

---

**5.14** 患者，男性，60岁。左足2～5足趾坏疽5个月（图5-14-1），左足疼痛、夜不能寐。查体：左小腿及左足皮温低，左胫后动脉搏动未触及，左胫前动脉搏动微弱。下肢动脉造影见：左腓动脉、胫后动脉闭塞，左胫前动脉狭窄（图5-14-2）。腔内开通（POBA＋DCB）胫前动脉及腓动脉，见腓动脉与胫前动脉、胫后动脉远端侧支循环形成（图5-14-3），结合清创后左足溃疡逐渐愈合（图5-14-4）。该患者后续治疗药物应选择：

---

　　A. 阿司匹林100mg，qd

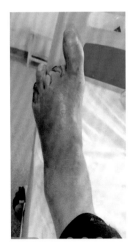 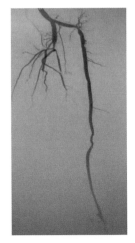 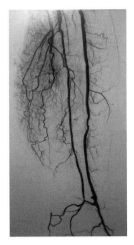 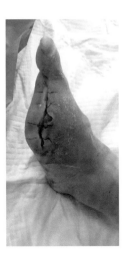

图 5-14-1　左足坏疽　　　图 5-14-2　左胫前动脉狭窄　　图 5-14-3　侧支循环形成　　图 5-14-4　左足溃疡愈合

B．阿司匹林 100mg ＋氯吡格雷 75mg，qd

C．阿司匹林 100mg，qd ＋利伐沙班 2.5mg，bid

D．阿司匹林 100mg，qd ＋利伐沙班 20mg，qd

E．利伐沙班 20mg，qd

## 题目解析

慢性肢体威胁性缺血（CLTI）全球管理指南中，建议小剂量阿司匹林和利伐沙班，2.5mg，bid，以减少 CLTI 患者的不良心血管事件和下肢缺血事件。

参考答案　C

## 基本概念

1．外周动脉疾病严重程度的描述

"严重肢体缺血"（CLI）一词已经过时，其涵盖的患者范围较为有限，并不能包括全部高截肢风险的下肢缺血患者。新术语，"慢性肢体威胁性缺血"（CLTI）包括了异质性较强的不同程度肢体缺血的患者，此类患者常合并延迟愈合的下肢创面，同时合并较高的截肢风险。为了明确 CLTI 的概念，以下人群被排除在 CLTI 概念之外：单纯静脉性溃疡，急性肢体缺血，急性"垃圾足"，栓塞相关肢体缺血、急性外伤或肢体损伤以及那些非动脉粥样硬化相关下肢创面的情况，包括：血管炎、血栓闭塞性脉管炎、肿瘤性疾病、皮肤病和放射性动脉炎。

2．严重肢体缺血（CLI）

1982年，一些血管外科医师初次定义了严重肢体缺血的概念，认为在非糖尿病患者人群中，下肢静息痛同时合并踝部动脉血压＜40mmHg，或下肢坏疽合并踝部动脉血压＜60mmHg即可定义为严重肢体缺血，之所以排除了糖尿病患者，是他们认为糖尿病相关下肢神经病变和下肢感染倾向严重干扰了判断准确性。该定义长期遭受学界的诟病，因大量高截肢风险的患者并不符合严重肢体缺血的定义，而均被排除在外。

3．慢性肢体威胁性缺血（CLTI）

研究者提出了CLTI的概念，该概念包含了更广泛的异质性更大的人群，这一类患者下肢缺血的程度差异较大，但均可明显延迟下肢缺血性创面的愈合速度，同时均有较高的截肢风险。CLTI的诊断一般需满足以下条件：客观证据证实的下肢动脉疾病，同时合并静息痛、下肢溃疡或坏疽。

4．CLTI的抗血小板和抗凝治疗推荐（表5-14-1）。

**表5-14-1　CLTI的抗血小板和抗凝治疗推荐**

| 推　荐 | 推荐级别 | 证据等级 |
|---|---|---|
| 全部CLTI患者均需要接受抗血小板治疗 | 1 | A |
| 单抗血小板治疗时，选择氯吡格雷 | 2 | B |
| 小剂量阿司匹林联合小剂量利伐沙班（2.5mg bid）可减少主要不良心血管事件和下肢动脉缺血事件的发生 | 2 | B |
| 不推荐常规使用维生素K拮抗剂治疗CLTI | 1 | B |

5.15 患者，男性，66岁。左下肢间歇性跛行2年，静息痛3个月，足底坏疽1个月（图5-15-1）。查体：左胫后动脉、足背动脉搏动未触及，左下肢ABI：0.21。术中造影见左膝下胫前动脉、胫后动脉闭塞，腓动脉显影（图5-15-2）。根据患者足底坏疽表现，决定先开通胫后动脉（POBA），开通后（图5-15-3）行足底清创缝合，足底创口逐渐愈合（图5-15-4）。通过图5-15-1患者足部坏疽表现，根据慢性肢体威胁性缺血WIfI分期为哪期：

A. W1 I3 fI01

B. W1 I0 fI01

C. W2 I0 fI01

D. W3 I0 fI01

E. W3 I123 fI0123

**题目解析**

WIfI系统基于3个关键因素：创面、下肢缺血和足部感染。WIfI与保肢、截肢风险和伤口愈合相关，并且可以识别可能从血运重建中受益的患者。

该患者深层次溃疡、合并明确的下肢缺血、同时可疑创面感染，分期应为W3；I

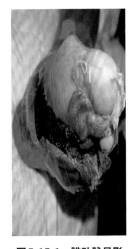

**图5-15-1　腓动脉显影**

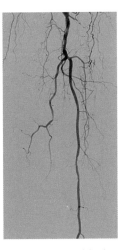

**图5-15-2　足底坏疽**

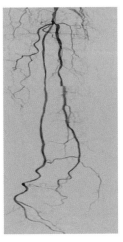

**图5-15-3　POBA开通**

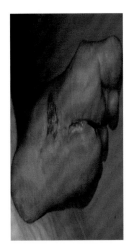

**图5-15-4　足底愈合**

123; fl0123。

### 基本概念

WIfI 分级系统：WIfI 系统基于 3 个关键因素。创面、下肢缺血和足部感染，对 CLTI 患者进行分级，以进一步评估患者的截肢风险、保肢可能以及血运重建的获益。

首先需对下肢创面、下肢血运和下肢感染分别进行评估，得到 Wx/Ix/flx（x ＝ 0 1 2 3）的评分，进而根据评分进一步评估患者截肢风险和动脉血运重建的获益可能。

---

**5.16 患者，男性，53岁。双下肢间歇性跛行3年，右下肢外伤后破溃1月余，伴有静息痛。CTA：肾动脉水平主动脉至双髂总、髂外动脉主髂动脉闭塞，双肾动脉通畅，GFR正常。患者心肺功能正常。以下哪个手术方式最合理：**

---

A．aortobifemoral bypass，ABFB 主股动脉搭桥

B．BMT 药物治疗

C．axillofemoral bypass 腋股旁路术

D．导管内溶栓后支架植入术

E．肾动脉保护下，直接覆膜支架植入术

### 题目解析

此题考查对不同治疗方式适应证的掌握。对于间歇性跛行的患者，基础药物治疗结合运动锻炼可以获得与介入治疗相近的远期效果，但对于严重下肢缺血患者（静息痛、动脉性坏疽），并不适用，B选项排除。

腋股动脉搭桥手术适用于在移除感染的移植物时，无法耐受传统主动脉/股动脉搭桥和额外解剖搭桥手术，或存在较高手术风险的患者。①有症状的主动脉和/或双髂周

边动脉阻塞性疾病，直接的主动脉修复风险过高。②主动脉感染、主动脉移植物感染的患者或合并主动脉/肠瘘的患者。③不宜再次开腹的患者，一般有多次手术史、肠内感染，或存在口腔或泌尿系统感染。本例患者不属于此类范畴，C选项排除。

多部指南对于主髂动脉闭塞（包括TASC Ⅱ C级和D级病变，如肾下腹主动脉和髂总、髂外动脉病变），建议首选腔内治疗，如果病变中合并血栓成分可先行溶栓治疗。当腔内治疗不是最佳方案的时候，可以应用手术治疗。2017年ESC指南中明确指出，主髂动脉闭塞累及或达到肾动脉水平，建议开放手术。此例患者心肺功能正常，符合开放手术条件。综上所述，本题最佳答案为A。

参考答案　A

### 基本概念

主髂动脉闭塞症：是指肾下腹主动脉及髂动脉狭窄或闭塞引起的下肢和/或盆腔组织和脏器缺血性疾病，临床表现为臀肌或下肢的活动后疼痛，即间歇性跛行，如果病情持续加重，会引起慢性肢体威胁性缺血影响生活质量，甚至危及生命。主髂动脉闭塞症最常见的病因是动脉粥样硬化，其他少见病因包括血栓闭塞性脉管炎或多发性大动脉炎等。

---

**5.17** 患者，男性，57岁。吸烟多年，每天20支以上，糖尿病10余年，血糖控制差。左下肢间歇性跛行2年，4个月前明确左股浅动脉及腘动脉P1段闭塞，之后行手术，股浅动脉全段及腘动脉P1段支架植入，术后间跛消失。术后10余天再次出现间歇性跛行，考虑支架闭塞，未马上处理。近半个月来，左足疼痛，伴足背破溃，有粪臭味。伴发热，白细胞计数升高。局部清创，清除大量坏死组织，感染有所控制，缺血性疼痛仍明显。行介入治疗，可见支架全段闭塞，形态良好，拟行PTA + DCB，术中用4mm球囊足时扩张后造影仍未见闭塞段显影。下一步该采取什么措施：

A. 用更大球囊扩张，之后DCB

B．支架内继续放置裸支架

C．支架内放置覆膜支架

D．股腘动脉人工血管搭桥

E．股腘动脉自体大隐静脉搭桥

F．截肢

## 题目解析

此题考查股腘动脉病变支架内再狭窄（ISR）的处理。目前常用的ISR处理方式有以下几种：球囊扩张（传统球囊、切割球囊、药涂球囊）、支架植入（自膨支架、药涂支架）、减容（旋切、激光）和外科搭桥。2017年ESC指南中提出DCB是股腘动脉支架内再狭窄的治疗措施，但推荐级别仅为Ⅱb，证据级别不足。结合病例，4mm球囊足时扩张后仍未见闭塞段显影。再行更大球囊扩张意义不大，应结合减容措施，A选项排除。足背破溃合并感染伴粪臭味，这种情况下，移植物植入有感染风险，所以B、C、D选项不作为最优选项，目前，应先行血运重建，再行截肢处理，因此，本题最佳选择为E。

参考答案　E

---

**5.18** 患者，女性，71岁。12小时前突发双下肢疼痛、无力。患者吸烟，有卵巢癌病史；1个月前曾因心肌梗死入院治疗。体检发现双下肢运动和感觉功能减退，双腿发紫冰凉。既往曾行双侧髂动脉支架植入术。最佳的治疗方式：

A．主双股动脉架桥，备骨筋膜室切开

B．介入下血栓清除，支架覆盖主髂病变部位

C．腋双股架桥，备骨筋膜室切开

D．双下肢截肢

E．切开取栓，联合主髂病变支架植入

## 题目解析

急性主髂动脉闭塞的治疗措施包括：切开取栓、介入血栓清除、解剖外旁路或直接的主髂重建。尽管急性主动脉栓塞可以通过取栓和支架覆盖病变部位得以治疗，但对于局部病变导致血栓形成的患者，尤其是曾行支架植入的患者，往往并不简单。经皮腔内介入治疗往往存在诸多陷阱，如恢复血流的时间往往更长、血栓能否完全清除，最关键的还有造影剂负荷。解剖外旁路适用于大多数情况，因为其简单和安全，特别是对于近期有过心脏事件的、一般情况不好的患者。主髂动脉原位重建通常更适合身体条件相对较好、缺血症状较轻的患者。综上所述，此题最佳选项为 C

参考答案　C

## 基本概念

急性肢体缺血和分级：2020ESVS就急性肢体缺血的指南中，急性肢体缺血的定义如下。

通常指短时间内肢体的动脉血供明显减少，威胁肢体存活，且需要急诊评估和治疗的病理生理过程。一般认为症状出现在两周之内均可以认为是急性肢体缺血，症状持续大于两周认为是慢性缺血过程，需要进行慢性肢体缺血的评估和治疗。

**5.19 患者，女性，74岁。右足疼痛加重2周。大量吸烟史，以及转移性肺癌史。几年来，一直存在可以耐受的小腿疼痛，近期出现右足趾夜间静息痛。检查发现股动脉搏动良好，足部动脉仅多普勒检查可以显示血流信号。足下垂时，有发红、尚温暖。下一步治疗措施是：**

A．戒烟、运动锻炼

B．镇痛、抗炎治疗

C．CTA评估是否存在胫动脉病变

D．右下肢动脉造影，积极介入治疗

E．右下肢动脉造影，自体大隐静脉股至膝下腘动脉架桥

## 题目解析

典型的重症下肢缺血表现为：静息痛、溃疡或坏疽。从间歇性跛行进展而来的重症下肢缺血往往意味着一年内50%的肢体丢失和死亡率。积极的血管复通治疗对于这类患者非常重要，仅戒烟和锻炼往往并不能奏效。在文献中，关于介入和手术架桥治疗重症下肢缺血的随机对照研究仅有BASIL研究。研究结果显示，对于1年期的免于截肢生存率而言，两种治疗方式并无区别。围手术期30天的死亡率也并无差别。但在2年随访时，接受外科治疗的患者生存率更高。因此，指南推荐：对于生存期超过两年的患者，如果大隐静脉条件良好的话，对于重症下肢缺血，首选自体静脉架桥。此例患者合并转移性肺癌，因此首选介入治疗，答案为D。

参考答案　D

5.20 患者，女性，70岁。因左侧大腿和臀部间歇性跛行8个月就诊。既往史：2型糖尿病，高血压，高血脂，分别给予相应的药物治疗。物理检查提示：左侧股、腘动脉搏动消失。右侧股、腘动脉搏动良好。该患者的动脉堵塞阶段可能在何处？

A．腹主动脉

B．左侧髂总动脉

C．左侧股深动脉

D．左侧腘动脉

E．左侧股浅动脉

## 题目解析

此题考查体征检查的判读。物理检查提示左侧股、腘动脉搏动消失，而右侧股腘动

脉搏动良好，说明病变在股动脉段以上，腹主动脉以下，即左侧髂动脉及髂内髂外段。结合主诉症状，若病变仅位于髂外动脉，由于髂内动脉的代偿，患者不会出现臀部间歇性跛行的症状，反之，若病变仅位于髂内动脉，则不会出现大腿间歇性跛行的症状。因此，病变存在于髂总动脉，故此题选 B。

参考答案　B

## 基本概念

1. 臀肌和下肢间歇性跛行：主动脉、髂动脉狭窄或闭塞引起的下肢和/或盆腔组织和脏器缺血性疾病，临床表现为臀肌或下肢的活动后疼痛，即间歇性跛行。臀肌间歇性跛行往往提示血管狭窄或闭塞的部位累及或靠近主动脉。远端下肢的间歇性跛行，可不合并主髂动脉病变，往往由于股动脉或膝下动脉病变导致。另外，臀肌和下肢间歇性跛行均需要与神经源性跛行鉴别。

2. 主髂动脉闭塞症：是指肾下腹主动脉及髂动脉狭窄或闭塞引起的下肢和/或盆腔组织和脏器缺血性疾病，临床表现为臀肌或下肢的活动后疼痛，即间歇性跛行，如果病情持续加重，会引起慢性肢体威胁性缺血（CLTI），影响生活质量，甚至危及生命。AIOD最常见的病因是动脉粥样硬化，其他少见病因包括血栓闭塞性脉管炎或大动脉炎等。

**5.21** 患者，男性，54岁。间歇性跛行8年，8年中先后行右股浅动脉DCB扩张术；右股浅动脉支架植入术；近1年内反复2次行股浅动脉支架内减容＋DCB术。本次入院源于右足趾坏死伴疼痛6个月，CTA和足部溃疡如图5-21-1所示，请问为保证足部溃疡愈合，最不可取的方法是：

A. 行人工血管和膝关节下腘动脉旁路手术

B. 应用 Linton patch 进行膝关节下腘动脉端侧吻合

C. 应用 Taylor patch 进行膝关节下腘动脉端侧吻合

D. 应用 Miller cuff 进行膝关节下腘动脉端侧吻合

E．再次行介入治疗（支架内减容＋/或DCB＋/或远端胫动脉支架植入术）

## 题目解析

在目前的临床认知中，单纯球囊扩张治疗，文献报道的通畅时间6～12个月；而药物球囊扩张治疗，可延长通畅时间至12～24个月。对于反复行球囊扩张和支架植入术后再狭窄的患者，继续行介入治疗的预期获益是相当有限的。对于此类患者，应当通过更加频繁和规律的术后随访，尽早发现再狭窄，进行及时再干预，理论上应该能够维持或获得更长久的通畅时间。同时进行药物治疗、基因治疗、其他血管再生治疗也能够一定程度上使患者获益。相较于介入手术而言，血管旁路手术对于保肢率和血管的一期通畅率上也有一定的优势。在本题中，A、B、C、D四个选项中的血管旁路手术均可选择，而再次行介入手术则应当慎重考虑。故本题应选择E。

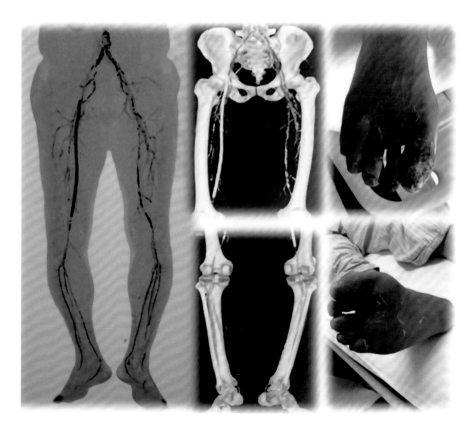

**图5-21-1　下肢CTA及足部溃疡**

参考答案 E

## 基本概念

1. Linton patch、Taylor patch、Miller cuff：3种方式均为使用静脉补片进行吻合口成形，有效扩大了吻合口径流，从而改善吻合口的远期通畅率。

2. 药物涂层球囊（DCB）：属于局部药物输送装置的一种，可载药并在病变部位以短暂的贴壁时间释放有效治疗浓度的药物，以达到治疗目的。

## 5.22 患者，男性，82岁。患冠心病和外周血管疾病多年，严重心功能不全（ASA Ⅲ）。突发右下肢缺血（R Ⅱ a），患者进一步的诊疗策略为：

A. 抗凝、镇痛治疗

B. 血管造影

C. 置管溶栓

D. 腔内机械血栓清除

E. 切开取栓

### 题目解析

根据2007年发表的《跨大西洋协会外周动脉疾病管理共识文件》，所有的急性下肢缺血患者都应尽快接受评估，确定缺血的严重程度和时间。治疗ALI的首要目标是防止血栓的增长和缺血的恶化，因此所有的患者都应立即注射低分子量肝素抗凝。此后，根据临床分级，确定患者的治疗方案。对于Ⅰ级和Ⅱa级的患者，应先行血管造影明确缺血的部位。如果没有溶栓禁忌证表5-22-1，溶栓治疗是首选的初始治疗方法。与机械血栓清除术相比，溶栓治疗的优势在于减少内皮创伤和在小的分支血管中低的溶栓风险。然而值得注意的是，随着血管内设备和技术的进步，机械血栓清除术可以更快速地清除血栓，并可治疗缺血程度更严重的患者。两种治疗方式的优劣，也是目前临床研究的热点问题。切开取栓适用于严重缺血的肢体（Ⅱb级）（表5-22-1）。此外，如果栓子停留在肢体的近端或腹股沟韧带的上方，也最好通过手术取出。

**表5-22-1 溶栓治疗禁忌证**

| 绝对禁忌证 | 相对禁忌证 | 轻微禁忌证 |
|---|---|---|
| 1）已确定的脑血管事件（2个月之前的TIA除外）<br>2）活跃的出血性疾病<br>3）最近的胃肠道出血（过去10天内）<br>4）过去3个月内的神经外科手术（颅内、脊柱）<br>5）过去3个月内的颅内外伤 | 1）过去10天内进行过心肺复苏<br>2）过去10天内有重大的非血管性手术或外伤<br>3）未受控制的高血压（收缩压＞180mmHg或舒张压＞110mmHg）<br>4）非可压缩血管的穿刺<br>5）颅内肿瘤<br>6）最近的眼部手术 | 1）肝衰竭，尤其是有凝血功能障碍者<br>2）细菌性心内膜炎<br>3）妊娠期<br>4）活动性糖尿病增殖性视网膜病变 |

这些禁忌证是为全身性溶栓治疗而设立的。区域性溶栓治疗的安全性明显提高，这一点已得到公认。在TOPAS试验中唯一的禁忌证是妊娠。

参考答案 A

**基本概念**

1. 急性肢体动脉缺血（acute limb ischemia，ALI）：由任何事件所导致的肢体动脉血流灌注突然减少，威胁肢体生存状态。通常在急性事件后的两周内发生。

2. 溶栓治疗禁忌证。

5.23 患者，男性，61岁。双下肢间歇性跛行半年，跛行距离最长约500米；突发右下肢麻木、发凉、疼痛36小时。既往史：高血压史，吸烟，无糖尿病史；未规律服药。肾功能正常。CTA影像如图5-23-1所示；目前诊断为，急性右下肢动脉缺血（Ⅱa），左下肢慢性缺血，下一步的治疗应选择：

A. 抗凝治疗

B. 介入吸栓治疗

C. CDT 治疗

D. 介入开通，支架植入

E. 外科切开取栓

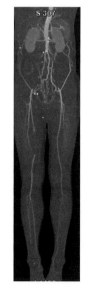

**题目解析**

由 CTA 可见本患者为一例肠系膜下动脉以下的主髂动脉的闭塞。目前诊断为，急性右下肢动脉缺血（Ⅱa），左下肢慢性缺血。根据2020 年 ESVS 制定的肢体急性缺血的指南，仅使用抗凝药物作为治疗仅推荐在下肢缺血症状不重且对将来下肢功能预期不高的患者使用。

图 5-23-1　下肢 CTA

相较于 CDT，介入吸栓有更高的技术成功率，但是随之而来的是更高的远端栓塞风险。介入吸栓的局限性还体现在难以应用在相对较小的血管，以及大量红细胞破坏带来的高钾血症、血红蛋白尿及肾功能损害的风险。相较而言，CDT 在这些方面的风险更低，而且花费方面也有显著优势。介入开通支架植入在指南中仅用于继发于腘动脉瘤的下肢缺血，即使在这种情况下，支架植入仍不被推荐为一线治疗。外科切开取栓与 CDT 两种治疗方式在保肢率与死亡率上没有明显差异。指南认为根据现有的数据，外科切开取栓被认为与 CDT 互有优劣，并不能做出有普遍意义的推荐。可能需要根据患者及各中心的具体情况才能做出更合适的选择。因此本题的答案为 CE。

参考答案　CE

---

**5.24 患者，男性，61 岁。双下肢间歇性跛行半年；突发右下肢麻木、发凉、疼痛 36 小时。既往史：高血压史，未规律服药。吸烟。无糖尿病病史。肾功能正常。目前诊断为：急性右下肢动脉缺血（Ⅱa）。行插管溶栓治疗。2 小时后，疼痛加重，伴有臀部和大腿花斑（图 5-24-1）。决定行快速血栓清除治疗。那么围手术期应该关注的并发症是：**

A. 急性肾衰竭

B．急性心肌梗死

C．急性脑卒中

D．骨筋膜室综合征

E．急性创伤性肺损伤

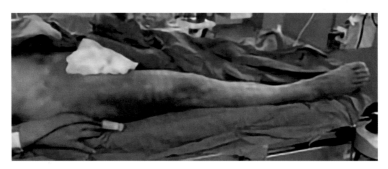

**图5-24-1　臀部及大腿花斑**

**题目解析：**

根据欧洲血管外科学会《2020急性肢体缺血的临床诊疗指南》：骨筋膜室综合征（compartment syndrome，CS）是急性下肢缺血（acute limb ischemia，ALI）血运重建后的严重并发症。缺血再灌注损伤引起的组织水肿是其原因。CS可在ALI的任何血运重建后发生，包括栓塞切除术、溶栓术或搭桥手术，且在长期严重缺血的血运重建后更常见。有报道，CS的发病率高达25%～30%，主要并发症是腿部截肢，偶尔会发生死亡。CS的诊断通常基于临床症状和体征；疼痛通常为症状，肿胀和压痛是体征。本患者缺血时间长，缺血程度重，CS的发病率很高，且后果很严重，因此在围手术期应该当关注骨筋膜室综合征。由IRI引起的CS导致肌肉损伤造成横纹肌溶解，使得血中的肌红蛋白和肌酸激酶升高，最终可导致肾小管损伤和肾衰竭。因此可以说急性肾衰竭是CS的结果之一。因此本题优先选D。

参考答案　D

## 基本概念

1．骨筋膜室综合征：人体四肢的肌肉群由坚韧的筋膜分隔成段或筋膜室。筋膜室内压力增高会损害该室内组织的血液循环和功能，从而发生骨筋膜室综合征。骨筋膜室综合征可快速发病，常见于创伤后，或者作为慢性综合征出现，最常见于运动员，表现为隐性疼痛。急性骨筋膜室综合征（acute compartment syndrome，ACS）是外科急症。ACS最常发生于重大创伤后不久，尤其是涉及长骨骨折。不涉及骨折的其他创伤形式也易导致ACS。可能的病因包括：

（1）组织筋膜室的直接暴力创伤（如挤压伤）

（2）重度热烧伤

（3）绷带、夹板或石膏托包扎过紧（通常为环形包扎）

（4）穿入伤

（5）高压注射

（6）血管损伤

（7）动物咬伤和蜇伤

2．急性创伤性肺损伤：即由创伤引起的急性肺损伤（acute lung injury，ALI）。ALI是急性呼吸窘迫综合征（acute respiratory syndrome，ARDS）的早期阶段。其病因有很多，包括肺炎、胰腺炎、重度烧伤等，也包括大面积的创伤。其本质是全身炎症反应综合征（SIRS）的肺部表现。

3．急性脑卒中：指发病时间在48小时内的脑卒中。

**5.25** 患者，男性，61岁。双下肢间歇性跛行半年，距离500米；突发右下肢麻木、发凉、疼痛36小时。既往史：高血压史，未规律服药。吸烟。无糖尿病。肾功能正常。目前诊断为，急性右下肢动脉缺血（Ⅱa），左下肢慢性缺血。行主髂动脉置管溶栓，溶栓6小时，患者主诉臀部和股外侧疼痛加重，查体发现右侧大腿、小腿广泛花斑。随即停止溶栓，行右侧股动脉切开取栓，"Kissing"支架植入，开通双侧下肢动脉。移动患者时，发现右侧大腿不能屈曲。下一步该如何诊治：

A．膝关节磁共振检查

B．右下肢骨筋膜室测压，备切开减压

C．继续观察，监测肾功能，扩容、碱化尿液

D．监测肌酶变化，备截肢

E．再次行血管造影，备血运重建

## 题目解析

在上一题中我们已经明确了此患者围手术期需要关注骨筋膜室综合征。骨筋膜室综合征的诊断要点为：①患肢外伤/缺血再灌注史，伤后肿胀伴剧痛；②筋膜间隙表面皮肤张力大，压痛明显；③肢体运动障碍；④肌肉被动牵拉痛；⑤两点分辨率下降。以上5条有3条即可确诊骨筋膜室综合征。根据本患者的病史及临床表现，骨筋膜室综合征的诊断不难成立。《中国急性骨筋膜室综合征早期诊断与治疗指南（2020版)》中指出：监测筋膜室内压力（intracompartmental pressure，ICP）同样也是诊断骨筋膜室综合征的有效辅助手段，诊断急性骨筋膜室综合征的临界值推荐采用压差 ΔP（ΔP＝舒张压－筋膜室内压），当 ΔP 值≤30mmHg（1mmHg＝0.133kPa）时，即可确诊骨筋膜室综合征。对于已确诊的急性骨筋膜室综合征患者，应立即行筋膜室彻底切开减压术，建议在伤后6～8小时内彻底减压，最迟不能超过12小时。及时彻底、完全的筋膜室切开减压是必须坚决贯彻的原则。切口需足够长，最好涵盖整个筋膜室纵轴长度。因此本题选择B。

参考答案　B

**5.26** 患者，女性，47岁。因左下肢动脉缺血，足趾溃疡先后行下肢动脉介入支架植入和自体大隐静脉膝下架桥手术。本次因左侧下肢桥血管搏动减弱，足底疼痛入院。造影发现桥血管于膝关节上方局限性重度狭窄，桥血管直径4mm。应用4mm普通球囊扩张，未能扩开病变，请问接下来怎样做更合理：

    A. 应用4mm高压球囊/切割球囊扩张狭窄病变

    B. 换用6mm球囊扩张狭窄病变

    C. 加强抗栓治疗，继续观察

    D. 植入覆膜支架，继续扩张病变

    E. 旁路狭窄区域病变

### 题目解析

高压球囊/切割球囊均属于非顺应性球囊/半顺应性球囊，相较于顺应性球囊，其支撑性、耐高压性和精确扩张能力更强。因此在一些血管弯曲的部位，使用普通球囊可以使球囊在扩张时，对血管床的牵拉影响降到最低，以提高安全性。但在血管相对较直的部位以及普通球囊无法扩开的部位，使用非顺应性球囊/半顺应性球囊可以提供更大的扩张力。在本例患者中，桥血管是相对较直的血管，且首次应用4mm普通球囊未能扩开病变，因此应用4mm高压球囊/切割球囊可以提高更强的扩张力以期扩开病变，为本题答案。B选项中使用更大口径的球囊进行扩张虽然也能够产生更强的扩张力，但是在限定了桥血管直径的情况下，出现血管扩张破裂及动脉夹层的风险不可忽视。C选项的抗栓治疗因当贯穿整个治疗过程，而不能解决病变无法再通的问题。D选项植入覆膜支架存在植入支架后仍无法扩开狭窄的风险。E选项再次进行旁路手术的手术创伤大，围手术期并发症风险高。因此本题选择A。

参考答案　A

**5.27** 患者，女性，47岁。因左下肢动脉缺血，足趾溃疡先后行下肢动脉介入支架植入和自体大隐静脉膝下架桥手术。本次因左侧下肢桥血管搏动减弱，足底疼痛入院。造影发现桥血管于膝关节上方局限性重度狭窄，行POBA治疗后发现如图5-27-1影像，请问最不合理的方式是：

A. 有条件行腔内超声，明确情况，决定进一步治疗

B. 行经皮超声，明确情况，决定进一步治疗

C. 多角度造影，明确情况，决定进一步治疗

D. 行支架治疗，覆盖全段病变

E. 完成治疗，结束手术

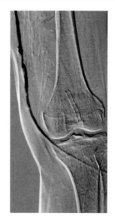

图5-27-1　POBA后DSA影像

**题目解析**

由图可见本患者出现了扩张后弹性回缩以及近远端的夹层，参考冠脉夹层的分类标准（表5-12-1），该患者的近端夹层属于C级而远端夹层属于E级，需要进行干预消灭夹层，保证血管通畅，因此直接结束手术显然是不合适的。无论是腔内超声、经皮超声还是多角度造影都是可选的评估手段。行支架治疗覆盖病变是消灭夹层的常规做法。

参考答案　E

---

**5.28** 患者，男性，56岁。糖尿病7年，控制不佳。间歇性跛行3年，左足静息痛、溃疡3月余。近期发现溃疡面积扩大、流脓，伴有异味。检查发现体温不高，但白细胞计数升高，中性粒细胞升高。下列哪些措施是正确的：

A. 快速开通血管，改善下肢缺血

B．全身应用抗菌素同时减压引流

C．踝关节离断术

D．彻底清创＋一期开通血管

E．彻底清创以控制感染

## 题目解析

慢性血管疾病＋急性感染加重，首先应处理急性问题，包括控制感染及稳定血糖。指南中指出首先紧急评估是否需要外科的手术干预，包括去除感染的组织，去除骨筋膜室的压力等；其次评估动脉疾病，必要时血运重建。在感染进展期，引流一定是最主要的动作，清创应在开通血运后或同期进行，优先清创是由于患者同时合并血运障碍无法分辨哪些仍是有活力组织，有使创面扩大的风险。而踝关节离断同样并不是眼下最首要的措施。综上，选B。

参考答案　B

## 基本概念

糖尿病足：糖尿病患者因下肢远端神经异常和血管病变导致的足部感染、溃疡和／或深层组织破坏。

---

**5.29** 患者，女性，54岁。突发左髋和左腿疼痛2小时，轮椅入急诊。2个月前发现肺癌，行化疗中。无心悸、心律不齐病史，吸烟29年，左小腿静脉曲张。查体生命体征平稳，腹部柔软，无压痛；肢体运动尚可，但因疼痛活动受限。神经系统检查无异常，但自述左侧肢体麻木、刺痛。肢体末端花斑。左侧股动脉搏动较对侧弱，腘动脉和远端动脉未触及。右侧动脉均可及。请问患者下一步最应完善的检查是：

A．腹部及下肢增强CT扫描

B. 下肢动静脉彩超

C. 腰椎磁共振

D. 左髋关节平片

E. D-二聚体水平

## 题目解析

患者突发左下肢疼痛，有肢体末端花斑、患肢股动脉搏动减弱等肢体缺血表现，首先考虑急性下肢缺血。根据2020年欧洲血管外科学会制定的急性下肢动脉缺血的管理指南，所有的急性下肢缺血患者都应尽快接受评估，确定缺血的严重程度和时间。该患者下肢缺血临床分级为Ⅱb级，应首先完善影像学检查。然而需要注意的是，该患者目前因肺癌化疗中，不能除外病理性骨折的可能。为完善鉴别诊断，可行腹部及下肢增强CT扫描，同时获得下肢动静脉及骨骼的信息，进而明确诊断。

参考答案 A

## 基本概念

急性肢体动脉缺血：由任何事件所导致的肢体动脉血流灌注突然减少，威胁肢体生存状态。通常在急性事件后的两周内发生。

---

5.30 患者，女性，54岁。突发左髋和左腿疼痛2小时，轮椅入急诊。2个月前发现肺癌，行化疗中。无心悸、心律不齐病史，吸烟29年，左小腿静脉曲张。查体生命体征平稳，腹部柔软，无压痛；肢体运动尚可，但因疼痛活动受限。神经系统检查无异常，但自述左侧肢体麻木、刺痛。肢体末端花斑。腹部及下肢增强CT扫描，骨窗未见骨折，静脉期未见静脉血栓迹象，3D动脉血管重建如图5-30-1所示，请问患者下一步的治疗策略是：

A. 肝素抗凝治疗

B．导管接触溶栓治疗

C．机械性血栓清除治疗

D．手术切开取栓治疗

E．双通道（抗凝联合抗血小板）抗栓治疗

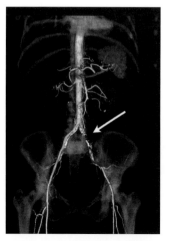

**图5-30-1　3D动脉血管重建**

### 题目解析

根据2020年欧洲血管外科学会制定的急性下肢动脉缺血的管理指南，所有的急性下肢缺血患者都应尽快接受评估，确定缺血的严重程度和时间。治疗ALI的首要目标是防止血栓的增长和缺血的恶化，因此所有的患者都应立即注射低分子量肝素抗凝。此后，根据临床分级，确定患者的治疗方案。对于Ⅰ级和Ⅱa级的患者，应先行血管造影明确缺血的部位。如果没有溶栓禁忌证，溶栓治疗是首选的初始治疗方法。与机械血栓清除术相比，溶栓治疗的优势在于减少内皮创伤和在小的分支血管中低的溶栓风险。值得注意的是，随着血管内设备和技术的进步，机械血栓清除术可以更快速地清除血栓，并可治疗缺血程度更严重的患者。两种治疗方式的优劣，也是目前临床研究的热点问题。切开取栓适用于严重缺血的肢体（Ⅱb级）。此外，如果栓子停留在肢体的近端或腹股沟韧带的上方，也最好通过手术取出。对于手术方式的选择应该综合考虑患者的病情和医疗团队的经验水平，以最合适的手段完成血运重建。

参考答案　A

### 参考文献

1. 国家心血管病专家委员会血管外科专业委员会下肢动脉疾病学组，中国医药教育协会血管外科专业委员会专家共识写作组．主髂动脉闭塞症的诊断和治疗：中国专家共识［J］．中国循环杂志，2020，35（10）：948-954.

2. ABOYANS V，RICCO JB，BARTELINK MEL，et al. 2017 ESC Guidelines on the Diagnosis and Treatment of Peripheral Arterial

Diseases, in collaboration with the European Society for Vascular Surgery (ESVS): Document covering atherosclerotic disease of extracranial carotid and vertebral, mesenteric, renal, upper and lower extremity arteries Endorsed by: the European Stroke Organization (ESO) The Task Force for the Diagnosis and Treatment of Peripheral Arterial Diseases of the European Society of Cardiology (ESC) and of the European Society for Vascular Surgery (ESVS) [J]. Eur Heart J, 2018, 39 (9): 763-816.

3. BJÖRCK M, EARNSHAW JJ, ACOSTA S, et al. Editor's choice-European Society for Vascular Surgery (ESVS) 2020 clinical practice guidelines on the management of acute limb ischemia [J]. Eur J Vasc Endovasc Surg, 2020, 59 (2): 173-218.

4. EUROPEAN STROKE ORGANISATION; TENDERA M, ABOYANS V, et al. ESC guidelines on the diagnosis and treatment of peripheral artery diseases: document covering atherosclerotic disease of extracranial carotid and vertebral, mesenteric, renal, upper and lower extremity arteries: the Task Force on the Diagnosis and Treatment of Peripheral Artery Diseases of the European Society of Cardiology (ESC) [J]. Eur Heart J, 2011, 32 (22): 2851-2906.

5. TETTEROO E, VAN DER GRAAF Y, BOSCH JL, et al. Randomised comparison of primary stent placement versus primary angioplasty followed by selective stent placement in patients with iliac-artery occlusive disease. Dutch Iliac Stent Trial Study Group [J]. Lancet, 1998, 351 (9110): 1153-1159.

6. SCHILLINGER M, SABETI S, DICK P, et al. Sustained benefit at 2 years of primary femoropopliteal stenting compared with balloon angioplasty with optional stenting [J]. Circulation, 2007, 115 (21): 2745-2749.

7. DICK P, WALLNER H, SABETI S, et al. Balloon angioplasty versus stenting with nitinol stents in intermediate length superficial femoral artery lesions [J]. Catheter Cardiovasc Interv, 2009, 74 (7): 1090-1095.

8. LAIRD JR, KATZEN BT, SCHEINERT D, et al. Nitinol stent implantation versus balloon angioplasty for lesions in the superficial femoral artery and proximal popliteal artery: twelve-month results from the RESILIENT randomized trial [J]. Circ Cardiovasc Interv, 2010, 3 (3): 267-276.

9. NORGREN L, HIATT WR, DORMANDY JA, et al. Inter-society consensus for the management of peripheral arterial disease (TASC II) [J]. J Vasc Surg, 2007, 45 Suppl S: S5-67.

10. RUTHERFORD RB. Rutherford's Vascular Surgery[M]. 6th ed. Philadelphia: W. B. Saunders, 2005.

11. SOBEL M, VERHAEGHE R. Antithrombotic therapy for peripheral artery occlusive disease: American College of Chest Physicians Evidence-Based Clinical Practice Guidelines (8th Edition) [J]. Chest, 2008 Jun; 133 (6 Suppl): 815S-843S.

12. 中华医学会外科学分会血管外科学组. 下肢动脉硬化闭塞症诊治指南 [J]. 中华医学杂志，2015，95（24）：1883-1896.

13. MWIPATAYI BP，THOMAS S，WONG J，et al. A comparison of covered vs bare expandable stents for the treatment of aortoiliac occlusive disease [J]. J Vasc Surg，2011，54（6）：1561-1570.

14. MWIPATAYI BP，SHARMA S，DANESHMAND A，et al. Durability of the balloon-expandable covered versus bare-metal stents in the Covered versus Balloon Expandable Stent Trial（COBEST）for the treatment of aortoiliac occlusive disease [J]. J Vasc Surg，2016，64（1）：83-94.

15. FELDMAN DN，ARMSTRONG EJ，ARONOW HD，et al. SCAI guidelines on device selection in aorto-Iliac arterial interventions [J]. Catheter Cardiovasc Interv，2020，96（4）：915-929.

16. BOSCH JL，HUNINK MG. Meta-analysis of the results of percutaneous transluminal angioplasty and stent placement for aortoiliac occlusive disease [J]. Radiology，1997，204（1）：87-96.

17. BIBOMBE P MWIPATAYI，SURABHI SHARMA，ALI DANESHMAND，et al. Durability of the balloon-expandable covered versus bare-metal stents in the Covered versus Balloon Expandable Stent Trial（COBEST）for the treatment of aortoiliac occlusive disease [J]. J Vasc Surg，2016，64：83-94.

18. 国际血管联盟中国分部护理专业委员会. 周围血管血栓性疾病置管溶栓护理专家共识 [J]. 介入放射学杂志，2022，31（11）：1045-1051.

19. F A B GRIMME，P C J M GOVERDE，P J E M VERBRUGGEN，et al. First Results of the Covered Endovascular Reconstruction of the Aortic Bifurcation（CERAB）Technique for Aortoiliac Occlusive Disease [J]. Eur J Vasc Endovasc Surg，2015，50（5）：638-647.

20. MICHEL MPJ REIJNEN. Update on covered endovascular reconstruction of the aortic bifurcation [J]. Vascular，2020，28（3）：225-232.

21. 谷涌泉，齐立行，张建，等. 195例主髂动脉硬化闭塞的临床分析 [J]，中国医师杂志，2014，16（3）：298-302.

22. E SIILAGYI，P R OVERHULSE. Segmental aorto-iliac and femoral arterial occlusion；treatment by resection and arterial graft replacement [J]. J Am Med Assoc，1955，157（5）：426-33.

23. R HATANO，T TSUKUURA，M SUNAMORI，et al. Surgical treatment of juxtarenal aortic occlusion [J]. Jpn J Surg，1978，8（2）：93-101.

24. ABURAHMA AF，AVGERINOS ED，CHANG RW，et al. The Society for Vascular Surgery implementation document for management of extracranial cerebrovascular disease [J]. J Vasc Surg，2022，75（1S）：26S-98S.

25. 中华医学会外科学分会血管外科学组. 颈动脉狭窄诊治指南 [J]. 中国血管外科杂志（电子版），2017，9（3）：169-175.

26. NAYLOR R，RANTNER B，ANCETTI

S，et al．Editor's choice-European Society for Vascular Surgery（ESVS）2023 clinical practice guidelines on the management of atherosclerotic carotid and vertebral artery disease［J］. Eur J Vasc Endovasc Surg，2023，65（1）：7-111.

27．GRAHAM I，ATAR D，BORCH-JOHNSEN K，et al．European guidelines on cardiovascular disease prevention in clinical practice: full text．Fourth Joint Task Force of the European Society of Cardiology and other societies on cardiovascular disease prevention in clinical practice（constituted by representatives of nine societies and by invited experts）［J］．Eur J Cardiovasc Prev Rehabil，2007，14（Suppl 2）：S1-113.

28．CATAPANO AL，REINER Z，DE BACKER G，et al．ESC/EAS Guidelines for the management of dyslipidaemias The Task Force for the management of dyslipidaemias of the European Society of Cardiology（ESC）and the European Atherosclerosis Society（EAS）［J］．Atherosclerosis，2011，217（1）：3-46.

29．MANCIA G，LAURENT S，AGABITI-ROSEI E，et al．Reappraisal of European guidelines on hypertension management: a European Society of Hypertension Task Force document［J］．J Hypertens，2009，27（11）：2121-2158.

30．American Diabetes Association．Standards of medical care for patients with diabetes mellitus［J］．Diabetes Care，2000，23（Suppl 1）：S32-42.

31．中华医学会心血管病学分会动脉粥样硬化与冠心病学组，中华心血管病杂志编辑委员会．超高危动脉粥样硬化性心血管疾病患者血脂管理中国专家共识［J］．中华心血管病杂志，2020，48（4）：7.

32．LIJMER JG，HUNINK MG，VAN DEN DUNGEN JJ，et al．ROC analysis of noninvasive tests for peripheral arterial disease［J］．Ultrasound Med Biol，1996，22（4）：391-398.

33．DACHUN XU，JUE LI，LILING ZOU，et al．Sensitivity and specificity of the ankle−brachial index to diagnose peripheral artery disease: a structured review［J］．Vasc Med，2010，15（5）：361-369.

34．中华医学会肾脏病学分会专家组．糖尿病肾脏病临床诊疗中国指南［J］．中华肾脏病杂志，2021，37（3）：50.

35．包俊敏．下肢动脉闭塞腔内治疗策略的新思考［J］．中国血管外科杂志，电子版，2017，9（2）：3.

36．HIRSCH AT，HASKAL ZJ，HERTZER NR，et al．ACC/AHA 2005 guidelines for the management of patients with peripheral arterial disease（lower extremity，renal，mesenteric，and abdominal aortic）: executive summary a collaborative report from the American Association for Vascular Surgery/Society for Vascular Surgery，Society for Cardiovascular Angiography and Interventions，Society for Vascular Medicine and Biology，Society of Interventional Radiology，and the ACC/AHA Task Force on Practice Guidelines（Writing Committee to Develop Guidelines for the Management of Patients With Peripheral Arterial Disease）endorsed by the American

Association of Cardiovascular and Pulmonary Rehabilitation；National Heart，Lung，and Blood Institute；Society for Vascular Nursing；TransAtlantic Inter-Society Consensus；and Vascular Disease Foundation［J］. J Am Coll Cardiol，2006，47（6）：1239-1312.

37. FUJIHARA M，TAKAHARA M，SASAKI S，et al. Angiographic dissection patterns and Ppatency outcomes after balloon angioplasty for superficial femoral artery disease［J］. J Endovasc Ther，2017，24（3）：367-375.

38. ARMSTRONG EJ，BRODMANN M，DE-ATON DH，et al. Dissections after infrainguinal percutaneous transluminal angioplasty：a systematic review and current state of clinical evidence［J］. J Endovasc Ther，2019，26（4）：479-489.

39. ALMASRI J，ADUSUMALLI J，ASI N，et al. A systematic review and meta-analysis of revascularization outcomes of infrainguinal chronic limb-threatening ischemia［J］. J Vasc Surg，2019 Jun，69（6S）：126S-136S.

40. CONTE MS，BRADBURY AW，KOLH P，et al. Global vascular guidelines on the management of chronic limb-threatening ischemia［J］. Eur J Vasc Endovasc Surg，2019，58（1S）：S1-S109.

41. ANAND SS，BOSCH J，EIKELBOOM JW，et al. Rivaroxaban with or without aspirin in patients with stable peripheral or carotid artery disease：an international，randomised，double-blind，placebo-controlled trial［J］. Lancet，2018，391（10117）：219-229.

42. CULL DL，MANOS G，HARTLEY MC，et al. An early validation of the Society for Vascular Surgery lower extremity threatened limb classification system［J］. J Vasc Surg，2014，60（6）：1535-1541.

43. ZHAN LX，BRANCO BC，ARMSTRONG DG，et al. The Society for Vascular Surgery lower extremity threatened limb classification system based on Wound，Ischemia，and foot Infection（WIfI）correlates with risk of major amputation and time to wound healing［J］. J Vasc Surg，2015，61（4）：939-944.

44. ABBAS ZG，LUTALE JK，GAME FL，et al. Comparison of four systems of classification of diabetic foot ulcers in Tanzania［J］. Diabet Med，2008，25（2）：134-137.

45. PARISI MC，ZANTUT-WITTMANN DE，PAVIN EJ，et al. Comparison of three systems of classification in predicting the outcome of diabetic foot ulcers in a Brazilian population［J］. Eur J Endocrinol，2008，159（4）：417-422.

46. SANTEMA TB，LENSELINK EA，BALM R，et al. Comparing the Meggitt-Wagner and the University of Texas wound classification systems for diabetic foot ulcers：inter-observer analyses［J］. Int Wound J，2016，13（6）：1137-1141.

47. MILLS JL SR，CONTE MS，ARM-STRONG DG，et al. The Society for Vascular Surgery Lower Extremity Threatened Limb Classification System：risk stratification based on wound，ischemia，and foot infection（WIfI）［J］. J Vasc Surg，2014，59（1）：220-34.e1-2.

48. GORMAN JF，DOUGLASS FM．Axillary-femoral artery bypass［J］．Arch Surg，1965，91：509-512．

49. ABOLA MTB，GOLLEDGE J，MIYATA T，et al．Asia-Pacific consensus statement on the management of peripheral artery disease：a report from the Asian Pacific Society of Atherosclerosis and Vascular Disease Asia-Pacific Peripheral Artery Disease Consensus Statement Project Committee［J］．J Atheroscler Thromb，2020，27（8）：809-907．

50. ADAM DJ，BEARD JD，CLEVELAND T，et al．Bypass versus angioplasty in severe ischaemia of the leg（BASIL）：multicentre，randomised controlled trial［J］．Lancet，2005，366（9501）：1925-1934．

51. ABU DABRH AM，STEFFEN MW，ASI N，et al．Bypass surgery versus endovascular interventions in severe or critical limb ischemia ［J］．J Vasc Surg，2016，63（1）：244-53，e11．

52. 中华医学会骨科学分会外固定与肢体重建学组，中国医师协会创伤外科医师分会创伤感染专业委员会，中国医师协会骨科医师分会创伤专家工作委员会．中国急性骨筋膜室综合征早期诊断与治疗指南（2020版）［J］．中华创伤骨科杂志，2020，22（8）：645-654．

53. MALIK，N，RAPHAEL，C.E，GERSHLICK．Coronary Dissection．n：Llindsay A，Chitkara，K，Di Mario，C．eds Complications of Percutaneous Coronary Intervention．Springer，London．

54. SCHAPER NC，VAN NETTEN JJ，APELQVIST J，et al．Practical Guidelines on the prevention and management of diabetic foot disease（IWGDF 2019 update）．Diabetes Metab Res Rev，2020，36（Suppl 1）：e3266．

第六章

# 静脉系统疾病

## 06

**6.1 患者，女性，62岁。突发上腹部疼痛不适伴恶心呕吐，呕吐物为血性液，伴食物残渣。急诊完善腹部CT提示：肝硬化、门静脉及肠系膜上静脉血栓形成，查体：腹软，未见胃肠型及蠕动波，上腹部压痛（＋），反跳痛（－），肠鸣音2次/分，患者进一步治疗方案为：**

A. 禁饮食，行胃镜检查

B. 给予患者足量抗凝治疗

C. 行TIPS手术

D. 行置管溶栓术

E. 剖腹探查

**题目解析**

急性肠系膜静脉血栓形成（AMVT）包括肠系膜上静脉、肠系膜下静脉、脾静脉与门静脉栓塞，曾被认为是急性肠系膜缺血（AMI）的主要原因。对于所有的AMVT患者来说，抗凝治疗是基础且必要的治疗，不应延迟启动。入院立即使用低分子量肝素进行全身抗凝，甚至在整个住院期间持续使用，这是大多数医院对AMVT的首先并必要的处理。虽然介入治疗显现出了良好的效益，但远期结局和并发症仍让人担心，且尚未得到充分的论证。另外，在实行非开放手术治疗时，需对患者进行密切监测，一旦临床检查、实验室检查或影像学检查出现肠坏死、肠梗死及肠穿孔等征兆，应立即启动开腹探查，肠管切除，不应延迟。针对该患者腹部无腹肌紧张及反跳痛，结合答案所给予的5个选项，首先应给予患者足量抗凝治疗。故首选B。

参考答案　B

**基本概念**

肠系膜静脉血栓形成：肠系膜上静脉内的血栓形成，包括向门静脉或脾静脉的蔓延。

**6.2** 患者，女性，48岁，理发员。5年前无明显诱因出现双下肢浅静脉蚯蚓状迂曲，伴有酸沉不适，休息后可缓解。查体可见双下肢小腿内侧浅静脉蚯蚓状迂曲团块，足靴区少量色素沉着，无破溃，双下肢未见明显肿胀，双下肢足背动脉搏动可，末梢循环可。该患者的诊断首先考虑什么：

A. 下肢静脉曲张

B. 髂静脉压迫综合征

C. KTS

D. PTS

E. 深静脉瓣膜功能不全

### 题目解析

该患者有静脉曲张的明显诱因，理发员的工作需要长久站立，加上患者双下肢小腿内侧浅静脉蚯蚓状迂曲团块，足靴区少量色素沉着，符合下肢静脉曲张临床分级中的C4级别，所以结合该患者的症状体征，诊断为下肢静脉曲张。其中B选项应该进一步造影明确诊断；C选项为一种先天性血管发育异常疾病，一般伴有患侧的皮肤葡萄酒色色斑；D选项应有患者既往的深静脉血栓病史；E选项患者同样需要进一步造影或彩超检查明确诊断。

参考答案　A

### 基本概念

1. 下肢静脉曲张：下肢静脉曲张是一种常见疾病，尤其多见于从事持久体力劳动或站立工作的人员。主要表现为下肢大隐静脉扩张、伸长、迂曲，产生患肢酸胀、乏力、沉重等症状，严重者常伴有小腿溃疡或浅静脉炎等并发症。

2. 髂静脉压迫综合征：髂静脉受压迫和/或并发腔内增生导致的下段和盆腔静脉回流障碍及静脉高压而引起的一系列临床表现。常见临床表现为：下肢水肿、静脉曲张、皮肤色素沉着甚至溃疡形成。

3．KTS：Klippel-Trenaunay综合征，又称"先天性静脉畸形骨肥大综合征"，是一种先天性的血管发育异常疾病，以葡萄酒色斑痣、浅静脉曲张及肢体肥大三联征为主要表现，一般可分为以下几种类型。

（1）静脉型：以静脉异常为主，包括浅静脉曲张、静脉瘤、深静脉瓣膜功能不全、深静脉瓣缺如或深静脉缺如等。

（2）动脉型：包括动脉堵塞、缺如或异常增生等。

（3）动－静脉瘘型：主要以患肢异常的动－静脉瘘为主。

（4）混合型。

4．PTS：下肢深静脉血栓后综合征，DVT后最常见的慢性并发症，是继发于DVT后深静脉瓣膜功能受损所导致的慢性静脉功能不全，一般在急性DVT 6个月后出现，大多数患者出现轻度至中度的PTS，常见症状包括患肢酸胀、沉重、水肿、痉挛、皮肤瘙痒、足靴区皮肤色素沉着、静脉扩张（包括毛细血管扩张、网状静脉扩张、环状静脉扩张、静脉曲张）、湿疹等。5%～10%的患者会出现严重的PTS，表现为剧烈疼痛、顽固性水肿和慢性静脉溃疡。

5．深静脉瓣膜功能不全：是指深静脉瓣膜不能紧密关闭，引起血液反流。

---

**6.3 患者，女性，48岁，理发员。5年前无明显诱因出现双下肢浅静脉蚯蚓状迂曲，伴有酸沉不适，休息后可缓解。查体可见双下肢小腿内侧浅静脉蚯蚓状迂曲团块，足靴区少量色素沉着，无破溃，双下肢未见明显肿胀，双下肢足背动脉搏动可，末梢循环可。该患者的CEAP分级为几级：**

A．C3

B．C4a

C．C4b

D．C5

E．C6

## 题目解析

目前临床最常用的针对慢性静脉疾病的分级标准是 CEAP 分级，该分级标准是1994年由美国静脉论坛所指定。

2020年美国静脉论坛的更新，增加了 C4c 级别，表示冠状静脉炎，另增加了 C 分级中复发情况的描述，使用后缀"r"表示。

参考答案　B

---

**6.4 患者，女性，48岁，理发员。5年前无明显诱因出现双下肢浅静脉蚓状迂曲，伴有酸沉不适，休息后可缓解。查体可见双下肢小腿内侧浅静脉蚓状迂曲团块，足靴区少量色素沉着，无破溃，双下肢未见明显肿胀，双下肢足背动脉搏动可，末梢循环可。针对该患者的 CEAP 分级可采取什么治疗方案：**

A. 硬化剂注射治疗

B. 大隐静脉射频闭合术＋硬化剂注射治疗

C. 深静脉瓣膜修补术

D. 大隐静脉高位结扎＋浅静脉点式剥脱术

E. 腘静脉肌袢代瓣术

## 题目解析

根据中华医学会外科学分会血管外科学组2019年指定的《中国慢性静脉疾病诊断与治疗指南》推荐：①治疗 CVD 时，应将浅静脉曲张手术作为基础。传统的隐静脉高位结扎联合隐静脉抽剥术是基本的手术方式。②对于浅静脉功能不全的治疗，有条件时可以优先选择腔内热消融治疗，但术者应通过规范化操作培训。③术者应根据病变情况、部位及自己的操作技能和经验合理地选择个体化的治疗方案。结合实际治疗经验：对于 C0 分级的患者可以保守治疗，密切随访观察；对于 C1 分级的患者可以选择表面激光疗法或硬化剂注射疗法；对于 CEAP ≥ C2 的患者可根据曲张静脉直径选择硬化剂、腔内热损伤闭合、传统开放手术三者单独或联合使用治疗。深静脉瓣膜修复术及腘静脉肌袢代瓣术是针对原发性深静脉瓣膜功能不全患者的手术治疗。针对该患者中年女性，大隐静脉病变程度已达 C4a，手术治疗为基础，可优先考虑微创的大隐静脉射频消融＋硬化剂注射治疗。基于大隐静脉高位结扎的手段在许多基层单位是常用的，但应结合大隐静脉主干剥脱以保证疗效，因此 D 选项不恰当。故选 B。

参考答案　B

## 基本概念

1. 深静脉瓣膜修复术：原发性深静脉瓣膜功能不全的标准术式，接受此术式的患者 70% 可取得良好的疗效，常选择股静脉第一对瓣膜进行修复，如疗效不佳，可再修复第二对瓣膜。

2. 腘静脉肌袢代瓣术：又称半腱肌-股二头肌腱袢腘静脉瓣膜代替术，人在行走时，半腱肌和腓肠肌是交错进行收缩和松弛的。在摆动相时，半腱肌处于收缩状态，而腓肠肌处于松弛状态。深静脉瓣膜功能不全患者在该时期即出现血液倒流。利用半腱肌和股二头肌缝合的"U"形腱袢在行走时的交替收缩与松弛，不断对腘静脉产生滑动压迫作用，从而阻断血液反流。

6.5 患者，女性，72岁。2个月前因左侧股骨颈骨折拟行手术治疗，术前发现下肢深静脉血栓形成，行下腔静脉滤器植入术治疗，术后给予口服利伐沙班 20mg qd 治疗，恢复良好。1个月前下肢深静脉血栓稳定后行下腔静脉滤器取出术，术后给予口服利伐沙班 20mg qd 抗凝治疗。此次复查：查体双下肢未见明显肿胀；彩超提示左小腿肌间静脉血栓；凝血检查：D-二聚体 2.05mg/L。该患者的后续治疗方案：

A. 停用利伐沙班

B．停用利伐沙班后改口服拜阿司匹林

C．改用低分子量肝素抗凝治疗

D．继续口服利伐沙班治疗，1个月后复查

E．利伐沙班减量服用

### 题目解析

该患者为老年骨折患者，患者目前抗凝治疗已持续两个月，复查下肢静脉彩超可见深静脉血栓转为肌间静脉血栓，提示该方案抗凝有效。D-二聚体仍高，且患者高龄、骨折术后，目前仍存在下肢静脉血栓复发风险；目前下肢深静脉血栓形成治疗的指南推荐抗凝疗程为3个月，因此该患者建议继续目前口服利伐沙班抗凝治疗，1个月后复查凝血指标及下肢深静脉彩超决定是否停止抗凝。

参考答案 D

### 基本概念

下肢深静脉血栓形成：血液在深静脉系统内不正常凝结，堵塞管腔，导致静脉回流障碍的疾病。

---

**6.6** 患者，男性，60岁。20天前无明显诱因出现左下肢肿胀，于当地医院行下腔静脉可回收滤器置入术，并行外周静脉溶栓治疗，术后给予口服利伐沙班10mg qd抗凝治疗，4天前拟行下腔静脉滤器取出术，术前复查彩超发现下腔静脉及左下肢广泛深静脉血栓形成；查体可见左下肢肿胀明显（图6-6-1），行下肢静脉造影检查如图6-6-2、图6-6-3所示，D-二聚体12.6mg/L。该患者下一步应如何治疗：

A．继续口服利伐沙班抗凝治疗

B．改用其他抗凝药物抗凝治疗

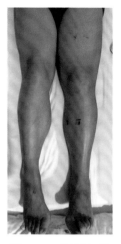

图6-6-1 术前左下肢

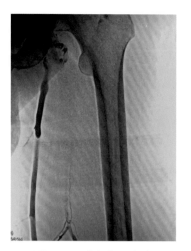

图6-6-2 术中造影（一）

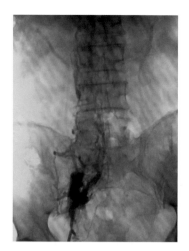

图6-6-3 术中造影（二）

C. 再次经外周静脉溶栓治疗

D. 仅行下腔静脉滤器取出术治疗

E. 积极行下肢静脉及下腔静脉滤器血栓清除术

## 题目解析

该患者因下肢深静脉血栓形成置入下腔静脉可回收滤器，目前下腔静脉、双髂静脉、左下肢静脉血栓，且血栓负荷量较大，肢体肿胀明显，为迅速缓解肢体肿胀症状，降低因下腔静脉及髂静脉闭塞造成静脉血栓后综合征（PTS）的出现概率，该患者有明确手术治疗指征；有条件应积极行机械性血栓清除（PMT）治疗，如无相应血栓清除设备，亦建议行导管接触性溶栓（CDT）治疗。

参考答案　E

## 基本概念

1. 经皮机械性血栓清除（PMT）：是指利用穿刺技术将特殊的导管装置送入血管腔内，这些特殊的导管装置可以起到消融血栓的作用。目前常用的PMT根据原理不同可分为机械旋切血栓清除装置（包括Amplatz血栓消融器、PTD血栓消除装置、Straub Rotarex血栓旋切器等）、流体动力血栓清除装置（包括Angiojet、Hydrolyser、Oasis

导管等）、超声消融装置（包括Acolysis系统等）。

2. 导管接触性溶栓（CDT）：利用血管腔内技术将溶栓导管插入血栓部位，通过导管侧孔直接灌注溶栓药物溶解血栓。该技术的优势在于将高浓度的溶栓药物直接与血栓接触，达到最佳的溶栓效果的同时减少了全身出血并发症的发生。

**6.7** 接上题，该患者经积极血栓清除治疗，开通闭塞的下腔静脉，清除下腔静脉血栓后，成功显露原下腔静脉滤器（Cordis Optease）回收钩，造影如图6-7-1所示。该患者下一步应如何治疗：

A. 留置下腔静脉滤器继续抗凝治疗

B. 取出下腔静脉滤器后继续抗凝治疗

C. 置换长回收时间窗腔静脉滤器后继续清除残余血栓

D. 留置CDT导管继续溶栓治疗

E. 置换长回收时间窗滤器后抗凝治疗

### 题目解析

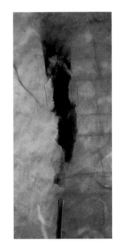

**图6-7-1　下腔静脉造影**

Cordis Optease滤器说明书指示回收时间窗为14天，该患者放置下腔静脉滤器已超过回收时间窗，如不及时取出，则需永久留置，但患者较年轻，永久留置下腔静脉滤器仍有出现相关并发症可能；如继续留置滤器进行CDT导管溶栓治疗，则有可能因时间进一步延长，无法取出滤器；因此不建议继续留置原腔静脉滤器，应置换为长回收时间窗腔静脉滤器，进一步清除髂静脉及下肢深静脉的血栓。

参考答案　C

**6.8 接上题，该患者成功置换长回收时间窗腔静脉滤器后经进一步血栓清除治疗，开通双侧髂静脉及股总静脉，恢复静脉血流，使用球囊扩张后造影如图6-8-1所示。该患者下一步应如何治疗：**

A．行左侧髂静脉支架植入术

B．行双侧髂静脉支架植入术

C．结束手术，术后口服利伐沙班规范抗

凝治疗 15mg bid

D．双侧髂静脉留置CDT导管继续溶栓

E．外周静脉继续溶栓

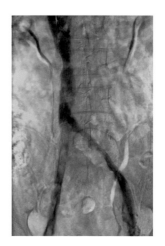

**图6-8-1　术中造影**

### 题目解析

本患者行血栓清除及双侧髂静脉球囊扩张术治疗后双侧髂静脉下腔静脉血流通畅，但双侧髂静脉均可见附壁血栓残留，此时如单纯行左侧髂静脉支架植入术，则很有可能因双侧髂静脉残留血栓造成支架植入术后近期出现支架内血栓形成；如行双侧髂静脉支架植入术，势必需行双侧髂静脉支架植入术，支架近段需深入下腔静脉较多，考虑本患者下腔静脉亦有血栓残留，因此行双侧髂静脉支架植入术术后远期通畅率较低，因此综合考量本患者目前情况，暂不植入髂静脉支架，给予足量规范抗凝。但应注意1个月后及时复查，择期取出下腔静脉滤器，并再次评估髂静脉受压狭窄情况，决定是否需行髂静脉支架植入术治疗。

参考答案　C

**6.9 患者，女性，27岁。妊娠34周，因前置胎盘而卧床，随后发生了左下肢深静脉血栓，血栓蔓延至股静脉中段。目前，最佳的处理策略应该是：**

A．低分子量肝素抗凝，择期行剖宫产时暂停抗凝

B．低分子量肝素抗凝，可回收滤器置入，择期行剖宫产时暂停低分子量肝素

C．永久肾下下腔静脉滤器置入

D．可回收肾下下腔静脉滤器置入

E．可回收肾上下腔静脉滤器置入

### 题目解析

此题考查妊娠合并深静脉血栓（DVT）的方案选择，妊娠期间静脉血栓栓塞症（下肢深静脉血栓－肺栓塞）是孕产妇死亡的主要原因之一。在大多数情况下，推荐对此类患者给予单纯抗凝治疗，首选药物为低分子量肝素，分娩期间暂停用药，往往可以达到很好的预防和治疗效果。此病例中，患者前置胎盘诊断明确，予以抗凝治疗显著增加出血风险，即该患者存在抗凝治疗禁忌（A和B选项排除），但患者深静脉血栓在持续进展，考虑选择下腔静脉滤器置入；患者年轻，血栓病因明确，分娩后出血风险可控，可予以安全抗凝治疗，无需置入长期下腔静脉滤器，因此不考虑永久性下腔静脉滤器置入（C选项排除）。妊娠期间放置肾下下腔静脉滤器存在妊娠子宫压迫下腔静脉产生并发症的问题（D选项排除）；基于此，该患者建议予以可回收肾上下腔静脉滤器置入。

参考答案　E

### 基本概念

静脉血栓栓塞症：深静脉血栓形成（deep vein thrombosis，DVT）是血液在深静脉内异常凝结引起的静脉回流障碍性疾病，常发生于下肢。血栓脱落可引起肺动脉栓塞（pulmonary embolism，PE），而静脉血栓栓塞症（venous thromboembolism，VTE）是DVT和PE的统称，也可理解为是同种疾病在不同阶段的表现形式。

## 6.10 门静脉系统问题：胃（底）静脉曲张的首选治疗是：

A. 硬化剂治疗

B. 套扎治疗

C. TIPS

D. 氰基丙烯酸酯聚合物（强力胶）

E. 外科分流

### 题目解析

结合各大指南推荐意见，将不同治疗方案的适应证总结如下：轻度食管、胃底静脉曲张的肝硬化代偿期患者：仅在有较大出血风险时（红色征阳性或 Child-Pugh C 级）推荐使用非选择性 β 受体阻滞剂。内镜下套扎及硬化剂注射：中、重度食管静脉曲张虽无出血但有明显的出血危险倾向；急性食管静脉曲张破裂出血；手术治疗后食管静脉曲张复发；既往有食管静脉曲张破裂出血史。对于胃底静脉曲张，内镜下套扎及硬化剂注射操作困难且硬化剂注射后局部胃黏膜已出现坏死、糜烂，增加出血风险。组织黏合剂：急性胃底静脉曲张出血；胃静脉曲张有红色征或表面糜烂且有出血史。TIPS：食管、胃底静脉曲张破裂出血经药物和内镜治疗效果不佳（挽救性 TIPS），HVPG＞20mmHg 和 Child-Pugh B、C 级高危再出血患者（早期 TIPS），外科手术后曲张静脉再度破裂出血，肝移植等待过程中发生静脉曲张破裂出血。外科分流、断流术：主要用于食管、胃底静脉曲张破裂出血，不宜行内镜或 TIPS 治疗或治疗无效（5 天内再次出血）的 Child-Pugh A、B 级患者。综上所述，本题最佳选项为 D。

参考答案　D

### 基本概念

胃底静脉曲张：各种原因引起的门静脉系统回肝血流发生障碍导致门静脉高压，进而引起作为门静脉属支的胃底静脉扩张、迂曲，形成静脉曲张。

## 6.11 下肢深静脉血栓的危险因素有哪些：

A. 低凝状态

B. 动脉粥样硬化

C. 内皮细胞损伤

D. 静脉血液淤滞

E. 高凝状态

F. 静脉血流增加

**题目解析**

深静脉血栓的危险因素也就是我们常说的Virchow三角，包括内皮细胞损伤、静脉血液淤滞和高凝状态。静脉血液淤滞是诱发下肢深静脉血栓形成最主要机制，以左侧下肢多见。血管内皮损伤常见的损伤因素包括：静脉内注射各种刺激性溶液和高渗溶液，导致静脉炎和静脉血栓形成。静脉局部挫伤、撕裂伤、骨折碎片创伤。股骨颈骨折损伤股总静脉，盆骨骨折和盆腔手术损伤髂静脉或分支，均可并发髂-股静脉血栓形成。血液高凝状态；各种大型手术是引起血液高凝状态的最常见原因。烧伤或者严重脱水、长期口服避孕药、大剂量使用止血药和脱水剂，也可增加血液的凝固性。此外，蛋白C、蛋白S、抗凝血酶缺乏等先天性疾病也是引起血液高凝的重要因素。此题考查Virchow三角的内容，因此选择CDE。

参考答案　CDE

**基本概念**

下肢深静脉血栓危险因素，包括内皮细胞损伤、静脉血液淤滞和高凝状态。

**6.12** 患者，男性，82岁。因胃黏膜内高级别上皮内瘤变，在全麻下行经胃镜肿瘤切除术（ESD）。术后第2天，患者咯血伴血氧饱和度一度下降，经吸氧和活动后，好转。患者合并多种疾病：甲状腺多发结节、双肺多发结节（不除外肺癌，未治疗）、结肠多发绒毛管状腺瘤、动脉粥样硬化、COPD、高血压、房室传导阻滞、2型糖尿病。超声检查：右下肢肌间静脉血栓（最大直径6.8mm）；CTPA，未见明确肺栓塞迹象，左下肺灌注较对侧稍差，肺结节同前，双侧胸腔少量积液；D-二聚体：2618ng/ml（术前：351ng/ml；正常值为 < 255ng/ml）。目前的治疗选择为：

A. 低分子量肝素抗凝治疗

B. 放置下腔静脉滤器

C. 溶栓治疗

D. 物理治疗——弹力袜、运动

E. 药物、机械血栓清除治疗

**题目解析**

此题考查下肢深静脉血栓的诊断与治疗。根据Wells评分，此例患者是一名中危VTE患者，需要进行进一步影像学检查，根据超声结果明确诊断为：右下肢肌间静脉血栓。指南中对于症状性小腿静脉血栓推荐3个月抗凝治疗，首选应用直接口服抗凝药。此例患者为ESD术后，ESD可视为一个医源性溃疡，术后2周之内禁用抗凝治疗。指南中指出，抗凝与否取决于症状、疾病进展的危险因素以及出血风险三个方面。此例患者无症状，手术及卧床危险因素可以去除，出血风险较高，可进行物理治疗并密切随访。因此，本题最佳选项为D。

参考答案 D

**基本概念**

Wells评分：深静脉血栓和肺栓塞疑诊时，需结合深静脉血栓形成或肺栓塞的危险因素、体征和症状进行临床评估，这是诊断疑似静脉血栓栓塞的第一步，称为临床预测概率评估，并指导后续诊断检测的选择。但临床实践中，推荐首选使用临床评分的标准化评估。深静脉血栓形成的Wells评分是最广泛应用的临床预测概率评估，将患者发生深静脉血栓分为可能或不可能。

---

**6.13 患者，男性，56岁。双下肢水肿伴溃疡30年，腹胀、腹壁静脉曲张20余年；平卧抬高肢体后水肿症状缓解（图6-13-1）。超声提示：肝大、肝回声不均，脾大，少量腹水。临床可能的诊断是：**

    A. 髂静脉压迫综合征

    B. 慢性下肢静脉血栓后遗症

    C. 下腔静脉血栓形成

    D. 慢性右心功能不全

    E. 巴德-基亚里综合征

### 题目解析

髂静脉压迫综合征指右髂总动脉跨越左髂静脉时对其产生压迫和回流障碍，并导致的一系列临床症状。通常情况下无明显症状，当继发下肢深静脉血栓时可有下肢肿胀和疼痛，一般出现在左下肢。慢性下肢静脉血栓后遗症（PTS）常发生于未经良好治疗的下肢深静脉血栓患者，主要病因是长期下肢静脉高压和下肢静脉瓣膜破坏，可有慢性疼痛、下肢沉重感、瘙痒、水肿、静脉曲张、皮肤色素沉着甚至溃疡等症状。下腔静脉血栓形成是深静脉血栓形成的一种形式，常继发于下腔静脉滤器置入术后。其症状取决于血栓形成快慢、阻塞部位等因素，可出现下肢沉重、疼痛、水肿，背部、腹部、盆腔疼痛不适感，甚至肺栓塞及肾静脉栓塞等症状，当后腹膜及椎旁的静脉回流受阻时可出现腰痛、盆腔神经痛乃至马尾综合征等一系列神经症状。慢性右心功能不全可有胃肠道淤血、肾脏淤血、肝区疼痛、肢体颜面水肿等症状。巴德-基亚里综合征（BCS）是由各

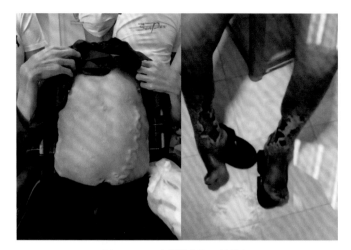

**图6-13-1　患者腹部及下肢体征**

种原因所致的肝静脉和/或其开口近心端的下腔静脉狭窄或闭塞，引起的常伴有下腔静脉高压为特点的一种肝后性门静脉高压症。急性期患者可有发热、右上腹痛、迅速出现大量腹水、黄疸、肝大，肝区有触痛。慢性病程的患者常有腹壁静脉曲张、肝硬化伴腹水、下肢水肿伴溃疡形成等症状。结合以上各疾病特征，本题应当选择E。

**参考答案　E**

## 基本概念

巴德-基亚里综合征：指肝后段下腔静脉和/或肝静脉狭窄或完全闭塞的病变。临床上主要表现为肝大、肝功能损害和腹水，严重患者可有上消化道出血、呕血和黑便，晚期患者均并发肝硬化。可伴有胸腹壁静脉曲张、下肢肿胀、下肢静脉曲张及溃疡形成。

6.14 患者，女性，55岁。3个月前开始感觉左下肢肿胀、发痒、沉重，患肢抬高后症状可以缓解。还表现为小腿和脚痉挛，同样可以经过抬高、活动或者按摩而缓解。体格检查提示：浅静脉曲张，非凹陷性水肿，轻度压痛。足踝上方可见皮疹（图6-14-1）。该患者的最可能诊断是：

A. 单纯性静脉曲张

B. 淋巴回流障碍

C. 深静脉功能不全

D. 动脉供血不足

E. 穿支静脉功能不全

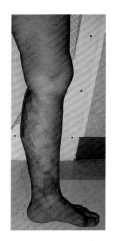

**图6-14-1　患者下肢体征**

### 题目解析

　　淋巴回流障碍可导致淋巴水肿，导致受累肢体全部或局部肿胀，伴有沉重感、活动受限、反复感染以及皮肤变硬、增厚。动脉供血不足常表现间歇性跛行、疼痛，抬高肢体反而加重。A、B选项可首先除外。而穿支静脉功能不全多表现为局部症状，以足靴区溃疡形成为主要表现。单纯性静脉曲张可有下肢酸胀、不适、疼痛，伴有浅静脉曲张，除非病情严重且病程进展至后期，多无患肢特别是小腿下段踝关节部位肿胀。如果出现肿胀，则应考虑有深静脉病变存在的可能。本题中患者病程为3个月，早期出现患肢肿胀，伴有浅静脉曲张及足踝区皮疹的表现，应考虑为深静脉功能不全。

参考答案　C

## 基本概念

1. 单纯性静脉曲张：是指病变范围仅限于下肢浅静脉者，包括小隐静脉、大隐静脉及其分支，以大隐静脉最多见。表现为浅静脉伸长、扩张、迂曲蜿蜒。

2. 穿支静脉：又称为交通静脉，连通下肢深静脉和浅静脉，内有单向开放的瓣膜，引导血液从浅静脉流入深静脉，是除大隐静脉和小隐静脉外，另一条浅静脉回流的途径。

---

**6.15** 患者，女性，65岁。突发腹痛2周，伴有恶心、呕吐，不能正常进食；无黑便、呕血。2天前外院给予低分子量肝素抗凝治疗，腹痛有所缓解。查体：血压正常、体温正常，心率93次/分，呼吸平稳；腹部稍隆起，未见静脉曲张；腹胀，有轻压痛，无肌卫，肠鸣音可闻及、弱。白细胞$10.74 \times 10^9$/L，LDH 209U/L，D-二聚体652ng/ml。CT造影如图6-15-1所示。该患者最佳的治疗选择是：

A. 抗凝治疗，观察腹部体征变化

B. 肠系膜上动脉插管溶栓治疗

C. 经皮经肝肠系膜上静脉门脉置管溶栓

D. 经TIPS途径机械血栓清除

E. 剖腹探查，肠切除吻合

## 题目解析

结合本题中患者的症状、体征及辅助检查，考虑患者为肠系膜上静脉、门静脉血栓

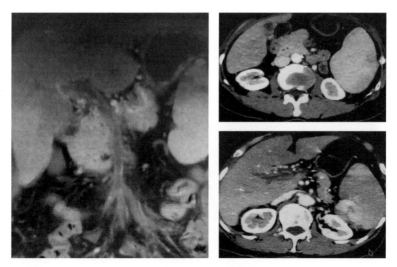

**图6-15-1 患者CTA**

形成，同时无明显腹膜炎体征，且患者经低分子量肝素抗凝治疗后腹痛症状有所缓解，考虑暂无肠管缺血及坏死。根据《2020中国急性肠系膜缺血诊断与治疗专家共识》推荐，对于无腹膜炎或病情未见持续恶化的情况下，肠系膜上静脉血栓形成（VAMI）通常选择抗凝等保守治疗，否则仍应考虑手术。在手术方式的选择上，经肠系膜上动脉插管间接溶栓、经皮经肝肠系膜上静脉门静脉置管溶栓以及经TIPS途径机械血栓清除均为可选择的术式，而一旦出现腹膜炎体征，则应高度警惕肠管缺血坏死，必要时可行剖腹探查、肠切除吻合术。综上所述，本题应当选择A。

参考答案 A

6.16 患者，女性，29岁。剖宫产术后6天，发热伴下腹部胀痛3天。体温38.2℃。行盆腔B超检查提示：盆腔游离积液伴血块，白细胞$10 \times 10^9$/L，中性粒细胞比例78%。血培养（−）。D-二聚体18.29mg/L。行CT造影检查如图6-16-1所示。请问该患者的最佳治疗方案：

A. 抗凝治疗

B. 溶栓治疗

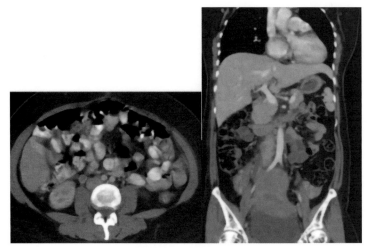

**图6-16-1　腹部CTA**

C．下腔静脉滤器置入术

D．机械血栓清除术

E．保守治疗

### 题目解析

本题中患者为育龄期女性，剖宫产术后6天，出现发热伴下腹部疼痛3天，查血结果提示D-二聚体升高。结合患者CT造影图像，可见右侧生殖静脉管腔扩张伴管腔内充盈缺损，应当诊断为右侧生殖静脉血栓形成（OVT）。产褥期OVT是产后罕见、严重的并发症，80%～90%发生于右侧生殖静脉，剖宫产术分娩高于阴道分娩。相关原因包括：右侧生殖静脉较长且薄，静脉瓣缺如；妊娠子宫生理右旋压迫右生殖静脉；产后机体处于高凝状态；产褥期静脉淤滞等。对于症状性产褥期OVT，应当行抗凝治疗3～6个月。对于无症状性产褥期OVT，则可以选择保守治疗，只有当存在血栓进展或肺栓塞证据时才考虑行抗凝治疗。当存在抗凝禁忌时，应当进行下腔静脉滤器置入以避免发生致死性肺栓塞，考虑到双侧生殖静脉开口部位，滤器置入位置应当较常规位置更高。结合本题患者，应当诊断为症状性产褥期OVT，最佳治疗方案应当为抗凝治疗。

参考答案　A

**6.17 患者，女性，75 岁。BMI 17.9。3 天前被蚊子咬伤右腿后，出现局部疼痛及水疱，休息 3 天后发现右下肢水肿。既往有动脉粥样硬化病史，间断服用阿司匹林治疗。患者下一步需要做的事情是：**

A. 抽血查 D- 二聚体

B. 下肢静脉多普勒超声检查

C. 抗凝治疗

D. 继续制动，抬高

E. 抗感染治疗

### 题目解析

本题中患者在下肢休息制动后出现肢体水肿，应当疑诊下肢深静脉血栓形成。对于此类患者，可应用 Wells 评分进行下肢深静脉血栓形成的风险评估。

（1）肿瘤 1 分。

（2）瘫痪或近期下肢石膏固定 1 分。

（3）近期卧床＞ 3 天或近 12 周内大手术 1 分。

（4）沿深静脉走行的局部压痛 1 分。

（5）全下肢水肿 1 分。

（6）与健侧相比，小腿肿胀周径长＞ 3cm 1 分。

（7）既往有下肢深静脉血栓形成病史 1 分。

（8）凹陷性水肿（症状侧下肢）1 分。

（9）有浅静脉的侧支循环（非静脉曲张）1 分。

（10）类似或与下肢深静脉血栓形成相近的诊断 −2 分。

本题中患者存在卧床休息 3 天、右下肢水肿、症状侧凹陷性水肿，可得 3 分；而蚊虫叮咬可产生类似症状，属于类似相近诊断，应当减去 2 分。故该患者 Wells 评分为 1 分，按照更新后的指南，DVT 的临床可能性评估中，Wells 评分 0 ～ 1 分属于低度可能性患者，≥2分为高度可能性患者。对于低度可能性患者，应当首选D-二聚体检测，阴性可排除DVT诊断，若为阳性则进一步行下肢静脉多普勒超声检查。故本题应当选择A。

参考答案　A

**6.18** 患者，女性，75岁，BMI 17.9。3天前被蚊子咬伤右腿后，出现局部疼痛及水疱，休息3天后发现右下肢水肿。经超声检查证实为腘静脉及胫前静脉血栓。既往有动脉粥样硬化病史，间断服用阿司匹林治疗。患者下一步需要做的事情哪项是不对的：

　　A．带新型口服抗凝剂回家治疗

　　B．下腔静脉滤器置入

　　C．恢复日常运动锻炼

　　D．治疗局部蚊虫叮伤

　　E．叮伤部位水疱、疼痛缓解后可以穿戴弹力袜

**题目解析**

本题中患者经由超声检查证实为腘静脉及胫前静脉血栓，明确诊断为急性下肢深静脉血栓形成。对于DVT的治疗，最首要的三要素包括抗凝药物、恢复活动以及穿着弹力袜加压治疗。而下腔静脉滤器虽然可以预防和减少肺栓塞（PE）的发生，但对于单纯抗凝治疗的DVT患者，不推荐常规应用下腔静脉滤器，对于抗凝治疗有禁忌或有并发症，或在充分抗凝治疗的情况下仍发生PE者，建议置入下腔静脉滤器。同时对于下列情况可以考虑置入下腔静脉滤器：①髂、股静脉或下腔静脉内有漂浮血栓；②急性DVT拟行保留导管接触性溶栓（CDT）、经皮机械血栓清除术（PMT）或手术取栓等血栓清除术者；③具有急性DVT、PE高危因素的行腹部、盆腔或下肢手术的患者。本题中患

者不存在抗凝禁忌，可行单纯抗凝治疗，故不应常规置入下腔静脉滤器。

参考答案　B

### 基本概念

1. 保留导管接触性溶栓：通常被称为介入性溶栓，一般是在近端深静脉放置导管逆行插入肢体远端的深静脉，利用导丝和导管对血管腔中的物理性开通部分，使得静脉回流的梗阻消除。之后再次放置溶栓导管，使药物直接接触血栓进行溶解。

2. 经皮机械血栓清除术：指通过介入技术，将吸栓导管留置于血栓内部，喷涂小剂量的溶栓药物后，依靠高速水流和导管内的负压，将血栓击碎，并同时抽吸出体外，恢复血管腔的通畅。

---

### 6.19 患者，女性，69岁，BMI 21。3天前右踝关节扭伤，行踝关节制动，今日突发右下肢水肿，伴小腿腓肠肌压痛。患者下一步需要做的事情是：

A. 抽血查D-二聚体

B. 下肢静脉多普勒超声检查

C. 启动抗凝治疗

D. 继续制动，抬高患肢

E. 抗感染治疗

### 题目解析

本题中患者在下肢外伤后行踝关节制动，突发患肢水肿及腓肠肌压痛，应当高度怀疑下肢深静脉血栓形成。对于此类患者，需应用Wells评分进行下肢深静脉血栓形成的风险评估。本题中患者因下肢外伤后卧床休息3天，行踝关节制动，伴右下肢水肿及腓肠肌压痛，Wells评分应为4分，≥2分属于高度可能性患者。对于高度可能性患者，首选下肢静脉多普勒超声检查，若为阳性则DVT诊断成立，若超声为阴性结果则需完善造影或CTV等影像学检查，必要时再次复查下肢静脉超声。指南同时推荐，高度怀疑DVT者，如无禁忌，在等待检查结果期间，可先行抗凝治疗，然后根据确诊结果决定是否继续抗凝。综上所述，本题应当选择C。

参考答案　C

**6.20** 患者，男性，35岁。饮酒后发生坏死性胰腺炎，经积极保守治疗后好转。在恢复过程中出现呕血、黑便。急诊胃镜检查发现孤立性胃底静脉曲张，予以临时止血治疗。进一步CTV门静脉显像如图6-20-1所示，请问该患者下一步的治疗策略是：

A．抗凝治疗，预防门静脉血栓

B．继续保守观察

C．脾动脉栓塞术

D．脾脏切除术

E．胃冠状静脉栓塞术

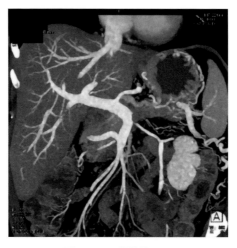

**图6-20-1　门静脉CTV**

## 题目解析

根据2020年《胰腺炎相关内脏静脉血栓诊治专家指导意见》，急性胰腺炎相关SVT的发病率为1%～24%，多发生在中度重症和重症胰腺炎发病后的1～2周，与胰腺坏死程度和范围密切相关，其中脾静脉是胰腺炎导致SVT最常累及的静脉，其次为门静脉和肠系膜上静脉。

胰腺炎并发SVT的主要临床表现分为急性血栓相关症状，以及门静脉高压相关症状，具体包括：

（1）腹痛，主要与血栓蔓延至肠系膜静脉有关。

（2）消化道出血，主要与SVT导致的区域性门静脉高压有关，发病率为10%～20%。

（3）脾大，偶伴脾功能亢进。少数患者也可表现为腹水等其他临床表现。

彩色多普勒超声可作为诊断SVT的初筛影像学检查方法，可通过增强CT或MRI进一步明确诊断，血管造影是诊断的金标准。诊断SVT后，建议择期完善胃镜检查，以评估食管胃静脉曲张及其严重程度。对于胰腺炎合并孤立性脾静脉血栓、未累及肠系膜静脉、无门静脉高压并发症的患者，可继续胰腺炎的原发病治疗，暂无需抗血栓治疗，若胰腺炎患者SVT累及肠系膜静脉且存在肠缺血表现，应考虑积极抗凝治疗。对于胰腺炎合并SVT和胃静脉曲张出血患者，则建议行脾切除术或脾动脉栓塞术，以治疗SVT的同时减轻周围静脉曲张。本案例中，患者有胃底静脉曲张出血，一般情况可，建议行脾切除术减轻门静脉高压症状。

参考答案　D

## 基本概念

1. 脾动脉栓塞术（SAE）：通过血管介入技术，向脾动脉或其远端分支放置弹簧圈、吸收性明胶海绵等材料，达到栓塞脾动脉、减少脾脏血供，以治疗脾破裂出血、脾功能亢进等相关疾病的治疗手段。按照栓塞的范围可进一步分为完全的脾动脉栓塞和部分脾动脉栓塞。

2. 胰腺炎相关内脏静脉血栓（SVT）：指在胰腺炎基础上发生门静脉、脾静脉和 / 或肠系膜静脉血栓。脾静脉是胰腺炎导致 SVT 最常累及的静脉，其次为门静脉和肠系膜上静脉，患病率分别约为 11.2%、6.2% 和 2.7%。

---

**6.21** 患者，女性，55岁。3个月来感觉左侧肢体肿胀、沉重、瘙痒，这些症状在抬高肢体后好转。睡眠中也会因为左小腿和足部抽搐而惊醒，同样抬高后可以缓解。体检发现，左侧肢体浅表静脉曲张，非凹陷性水肿，轻压痛，内踝上方5cm处可见2cm大的溃疡。请问该患者最可能的诊断是：

A. 单纯的症状性下肢静脉曲张

B. 淋巴水肿

C. 深静脉功能不全

D. 下肢动脉缺血

E. 穿支静脉功能不全

### 题目解析

根据2022年欧洲血管外科学会发布的《下肢慢性静脉疾病的管理指南》，患者出现的肢体疼痛、沉重和酸痛，为典型的静脉疾病的症状。依据慢性静脉疾病的诊断和分级体系即CEAP（表6-21-1）中的各项参数，患者的临床分级为C6。尚不能对病原学分级、解剖学分级和病理生理学分级进行划分。针对这样的情况，推荐使用改良的静脉临床严重程度评分（r-VCSS）（表6-21-2）进行评估。依据表6-21-2中的各项参数，患者最终得分8分，考虑深静脉功能不全可能性大。根据最新的《中国慢性静脉疾病诊断与治疗指南》，推荐使用血管多普勒超声检查、静脉造影等明确患者是否有深静脉反流或回流障碍病变。

**表6-21-1　慢性静脉疾病的诊断和分级体系（CEAP）**

| 分级 | 症状 |
| --- | --- |
| 临床分级C | |
| C0 | 无可见的静脉疾病症状 |
| C1 | 毛细血管扩张症和/或网状静脉丛 |
| C2 | 静脉曲张 |
| C2r | 复发性静脉曲张 |
| C3 | 水肿 |
| C4 | 皮肤或皮下组织的改变 |
| C4A | 色素沉着 |
| C4B | 皮下脂肪硬化症或白色萎缩症 |
| C4C | 环状静脉扩张 |
| C5 | 愈合期溃疡 |
| C6 | 活动性溃疡 |
| C6r | 复发性溃疡 |
| 病原学分级E | |
| Ep | 原发性 |
| Es | 继发性 |
| Esi | 继发性－血栓形成后综合征 |
| Ese | 继发性－创伤 |
| Ec | 先天性（Klipel-Trenaunay综合征） |
| En | 无明确血管原因 |
| 解剖学分级A | |
| As | 浅表的 |
| Ad | 深的 |
| Ap | 交通支 |
| An | 无明确血管位置 |
| 病理生理学分级P | |
| Pr | 反流 |
| Po | 阻塞、血栓 |
| Pr，o | 反流和阻塞 |
| Pn | 无静脉病理生理学改变 |

**表6-21-2 改良的静脉临床严重程度评分（r-VCSS）**

| 属性 | 无＝0分 | 轻度＝1分 | 中度＝2分 | 重度＝3分 |
|---|---|---|---|---|
| 疼痛 | 无 | 偶发 | 每天，干扰但不妨碍正常活动 | 每天，活动严重受限 |
| 静脉曲张 | 无 | 几乎无，散发的或环状静脉扩张 | 局限于小腿或大腿 | 广泛的，包括小腿和大腿 |
| 静脉水肿 | 无 | 局限于足踝部 | 踝部以上，膝以下 | 膝以上 |
| 皮肤色素沉着 | 无或局部 | 仅限于近端关节周围 | 弥漫分布，小腿下1/3大部分 | 范围更广，超出小腿的1/3 |
| 炎症 | 无 | 仅限于近端关节周围 | 弥漫分布，小腿下1/3大部分 | 范围更广，超出小腿的1/3 |
| 硬结 | 无 | 仅限于近端关节周围 | 弥漫分布，小腿下1/3大部分 | 整个小腿超出下1/3 |
| 溃疡数 | 无 | 1个 | 2个 | ＞2个 |
| 溃疡期 | 无 | ＜3个月 | ＞3个月～＜1年 | ＞1年 |
| 溃疡规模 | 无 | ＜2cm | 2～6cm | ＞6cm |
| 加压治疗 | 没有或依从性差 | 间断的 | 大部分时间 | 依从性好 |

参考答案 C

## 基本概念

深静脉功能不全（DVI）：是指静脉瓣膜功能不全、腿部静脉阻塞或两者同时发生使静脉血回流不畅、静脉压力过高导致的一系列症状和体征为特征的综合征，以下肢沉重、疲劳和胀痛、水肿、静脉曲张、皮肤营养改变和静脉溃疡为主要临床表现。

6.22 患者，女性，55岁。左侧肢体肿胀、沉重、瘙痒3个月，在睡眠中会出现左小腿和足部抽搐，抬高后可以缓解。体检发现，左侧肢体浅表静脉曲张，非凹陷性水肿，轻压痛，内踝上方5cm处可见2cm大的溃疡。诊断为深静脉功能不全，该患者下一步的治疗应该是：

A. 尽快进行曲张静脉高位结扎、抽剥术联合压力治疗

B. 溃疡清创，曲张静脉抽剥，植皮术

C. 穿支静脉结扎术

D. 静脉瓣膜修复术

E. 卧床抬高患肢，压力治疗

**题目解析**

根据2019年发布的《中国慢性静脉疾病诊断与治疗指南》，对于合并浅、深静脉功能不全的病例应将浅静脉曲张手术作为基础，在治疗浅静脉系统病变的同时，可以有效改善深静脉和穿通静脉功能，达到改善血流动力学指标和促进溃疡愈合的疗效。传统的隐静脉高位结扎联合隐静脉抽剥术是基本的手术方式。此外，压力治疗简单高效，在慢性静脉功能不全的临床各级病例均可使用。对于穿支静脉功能不全的患者，若CEAP分级在C4～C6，应在浅静脉手术的基础上，加做功能不全穿通静脉的结扎术或热闭合术。对于有浅静脉和穿通静脉功能不全，合并深静脉瓣膜功能差的患者，如临床分级C4以上，可一期行浅静脉手术和/或穿通静脉手术，如果复发或一期手术后仍有严重症状，如疼痛、水肿、皮肤改变和溃疡，经保守治疗无效，辅助检查证实深静脉反流达到Ⅲ～Ⅳ度者（Kistner分级），可考虑二期深静脉瓣膜修复重建术。

参考答案　A

**基本概念**

Kistner分级：Kistner分级是评估深静脉反流程度和反流范围的常用评估标准，可用于彩色多普勒超声和静脉造影评估，总共分为5级（表6-22-1）。

**表6-22-1 深静脉反流程度和反流范围评估标准（Kistner分级）**

| 分级 | 反流程度 | 反流范围 |
|---|---|---|
| 0 | 无反流 | |
| 1 | 轻度反流 | 股浅静脉近侧段 |
| 2 | 中度反流 | 至股浅静脉远侧，不超过膝平面 |
| 3 | 明显反流 | 至腘静脉，越过膝平面 |
| 4 | 瀑布状反流 | 直至小腿深静脉 |

**6.23** 患者，男性，50岁。因多发伤、复合外伤入院，已行脾切除术，目前拟行多发腰椎、股骨骨折、尺骨骨折内固定术。查体：双下肢肌力3级，活动受限，双下肢中度凹陷性水肿，双侧足背动脉可触及。超声检查提示：双下肢肌间静脉血栓形成。D-二聚体6140μg/L，PLT 464×10⁹/L。请问该患者的治疗方案应为：

A. 高危患者围手术期抗凝治疗

B. 为减少围手术期出血，采用预防剂量抗凝治疗

C. 抗凝治疗，同时行临时下腔静脉滤器置入术

D. 行CDT治疗

E. 吸栓治疗

**题目解析**

根据2017年血管外科学组发表的《深静脉血栓形成的诊断和治疗指南（第三版）》，该患者的Wells评分为4分，有高度可能性发生DVT。对于DVT，抗凝是基本治疗。另外，欧洲血管外科学会于2021年发表的《静脉血栓管理临床实践指南》也提出，对于有症状的肌间静脉血栓形成的非肿瘤的、需要抗凝治疗的患者建议进行3个月的抗凝治疗。因此综合考虑，该患者需要接受抗凝治疗。然而值得注意的是，该患者同时还接受腰椎手术，为预防术后硬膜外血肿，应减少抗凝用量。为预防术后DVT，应术前行临时

下腔静脉滤器置入术。

参考答案　C

## 基本概念

Wells 评分：由 Wells 在 2003 年发表的用于预测下肢深静脉血栓形成的临床模型，共计 9（−2）分，评分 ≤0 分时下肢深静脉血栓形成低度可能，1～2 分为中度可能，≥3 分为重度可能。

---

**6.24** 患者，女性，35 岁。无特殊诱因出现左下肢水肿 5 天，就诊当地医院，行超声检查提示左侧腘静脉血栓形成。转运至上级医院，查血常规正常，APTT 47.1s；D-二聚体：985μg/L。请问患者下一步应该采取的措施是：

A. 抗凝治疗

B. 抗凝治疗＋滤网植入术

C. 抗凝治疗＋PMT血栓清除术

D. 继续观察＋ESR、CRP和抗磷脂抗体检查

E. 抗凝治疗＋ESR、CRP和抗磷脂抗体检查

## 题目解析

D-二聚体升高的常见原因包括：①静脉血栓栓塞；②主动脉夹层；③心肌梗死；④溶栓治疗；⑤弥散性血管内凝血；⑥恶性肿瘤；⑦肾功能不全；⑧肝病；⑨妊娠。该患者已明确患有左侧腘静脉血栓形成，开始要启动抗凝治疗。

APTT 延长的常见原因：

1. 超过 50% 是因为存在狼疮抗凝物。

（1）常见于结缔组织病、肿瘤。

（2）病毒感染、药物也可致一过性增高。

2．内源性凝血因子（FVⅢ、FIX、FXI、FXⅡ、PK、HMWK）活性减低或存在因子抑制物。

（1）先天或获得性内源凝血因子缺陷症。

（2）肝病、胃肠疾病。

3．标本污染。

参考答案　E

## 基本概念

D-二聚体：是纤维蛋白降解产物的一种，其水平升高提示体内存在高凝状态和继发性的纤维蛋白溶解亢进，对血栓性疾病的诊断、疗效评估和预后判断具有重要意义。

---

**6.25** 患者，男性，65岁。上腹部持续性疼痛3天，急诊就医。同时伴有恶心、呕吐咖啡样胃液，肠蠕动消失。10年前曾诊断溃疡性结肠炎，行口服激素治疗（未再随访和治疗）。急诊检查发现：心率125次/分，血压110/80mmHg，呼吸35次/分，体温36.9℃，血氧饱和度98%。体检：腹胀，左上腹压痛；无腹膜炎体征。血常规和生化基本正常，CRP、降钙素原、乳酸轻度升高。在支持治疗中，行腹部增强CT扫描：如图6-25-1所示。请问进一步应该做什么：

---

A．抗凝治疗

B．剖腹探查

C．TIPS

D．经TIPS途径置管溶栓

E．经皮经肝门静脉置管溶栓

F．经肠系膜上动脉间接门静脉溶栓

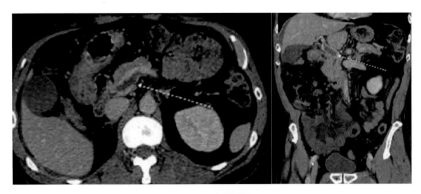

**图6-25-1 腹部增强CT**

## 题目解析

结合患者腹部增强CT来看，该患者可诊断为门静脉血栓形成。从急性肠系膜缺血治疗指南可知：①当诊断为AMI时，应立即开始液体复苏以增强内脏灌注，应纠正电解质异常，并开始鼻胃管减压（1B）；②应立即给予广谱抗生素，除非有禁忌证，否则患者应使用静脉内普通肝素进行抗凝（1B）；③对于明显的腹膜炎患者，应及时进行剖腹手术（1A）；④肠系膜静脉血栓通常可以通过连续输注普通肝素成功治疗（1B）。张鸿坤教授在《急性肠系膜缺血笔谈》中亦指出肠系膜静脉侧支循环丰富，无明显腹膜炎及肠坏死证据的一般以保守治疗为主。抗凝是MVT的一线治疗，若MVT的危险因素是短暂的，抗凝治疗可持续6个月，而危险因素无法消除或特发性MVT患者可考虑终身抗凝治疗，因为MVT的复发率很高，而复发MVT是高度致命的。对于严重肠道缺血的MVT，腔内治疗能取得较好的结果，包括机械血栓清除、导管接触性溶栓以及支架植入等，主要是经颈静脉门静脉入路或者经皮肝穿入路，腔内治疗可减少肠坏死以及门静脉高压的发病率。抗凝失败的MVT需要积极的外科干预。综上所述，本题的最佳答案为A。

参考答案 A

## 基本概念

门静脉血栓形成：是指发生于门静脉主干、肠系膜上静脉、肠系膜下静脉或脾静脉的血栓。门静脉血栓可造成门静脉阻塞，引起门静脉压力增高、肠管淤血，是导致肝前门静脉高压的一个重要原因。

---

**6.26** 患者，男性，52岁。因血小板减少被诊断为肝炎后肝硬化，脾大、脾功能亢进。患者年幼时曾因外伤输异体血；饮酒30年（600ml 啤酒/天）。入院检查发现：肝功能B级，其他结果如图6-26-1所示。增强CT扫描图6-26-2提示：肝萎缩、脾大、少量腹水。胃镜见食管静脉曲张［Form 3 Red Color sign 1（F3RC1）］。请问该患者应选择如下何种治疗：

A. TIPS

B. 部分脾栓塞

C. 静脉曲张套扎

D. 保守治疗

E. 脾切除术

| Peripheral blood | | | Biochemistry | | | Hepatitis virus markers | | |
|---|---|---|---|---|---|---|---|---|
| WBC | 3,300 | /μL | AST | 62 | IU/L | HBsAg | (-) | |
| RBC | 328 | g/dL | ALT | 50 | IU/L | HBcAb | (-) | |
| Hb | 12.9 | g/dL | LDH | 148 | IU/L | HBV - DNA | (-) | |
| Plt | 3.3×10⁴ | g/dL. | ALP | 538 | IU/L. | HCVAb (3rd) | (+) | |
| | | | γ-GTP | 55 | IU/L | HCV - RNA | 5.1 | Log IU/mL |
| **Coagulation** | | | T-Bil | 2.55 | mg/dL | IICV genotype | 2a | |
| PT | 36 | % | TP | 6.1 | g/dL | HIV | (-) | |
| HPT | 45 | % | Alb | 3.7 | g/dL | | | |
| ICG-15min | 32.5 | % | BUN | 10.2 | mg/dL | **Tumor markers** | | |
| | | | Cre | 0.62 | mg/dL | AFP | 75.3 | ng/mL |
| | | | P-Glu | 109 | mg/dL | | (L3　0.7%) | |
| | | | HbA1c | 4.3 | % | PIVKA II | 15 | mAU/mL |
| | | | IgG | 1,010 | mg/dL | CEA | 2.5 | ng/mL |
| | | | IgM | 95 | mg/dL | CA19-9 | 11 | U/mL |
| | | | IgA | 122 | mg/dL | | | |
| | | | ANA | (-) | | | | |
| | | | AMA | (-) | | | | |
| | | | Iron | 83 | μg/dL | | | |
| | | | ferritin | 144 | ng/mL | | | |

图6-26-1　化验结果

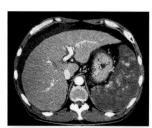
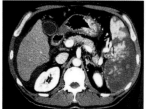

图6-26-2　腹部增强CT

## 题目解析

根据该患者病史及相关辅助检查，该患者诊断为肝硬化（丙肝、酒精肝）、脾功能亢进、门静脉高压、食管静脉曲张、腹水（少量），目前无消化道出血病史。关于食管胃底静脉曲张的分型如下：

食管静脉曲张。

（1）EV1（栅栏型）。

（2）EV2型（管型）。

食管胃静脉曲张（GOV）分两型。

（1）GOV1，此型GV是EV的延续，沿胃小弯延伸至胃食管连接处以下2～5cm，曲张静脉较直，在GV中最常见，胃静脉曲张主要位于贲门下胃体上段小弯侧。

（2）GOV2型，静脉曲张位于胃底，与食管静脉曲张相连接，常呈结节状或瘤样隆起。

孤立性胃底静脉曲张（IGV）分两型。

（1）IGV1，静脉曲张孤立位于胃底，又称孤立性胃底静脉曲张。

（2）IGV2，异位静脉曲张，位于胃体、胃窦、幽门周围、十二指肠等。

该患者食管静脉曲张"红色征"并不明显，因此出血风险相对不高。TIPS的手术适应证为：①肝硬化门静脉高压症，近期发生过食管胃底静脉曲张破裂大出血者；②患者虽经内科治疗效果欠佳，一般情况及Child-Pugh分级又难以接受外科治疗者；③多次接受经内镜硬化治疗无效或外科治疗后再出血者；④重度胃底静脉曲张，一旦破裂将致患者死亡者；⑤有难治性腹水者；⑥肝移植术前对消化道做预防性治疗的患者也应列为适应证。结合该患者症状，暂无TIPS的手术适应证。

部分脾动脉栓塞（partial splenic embolization，PSE）的适应证：①PSE可用于门静脉高压并发症，如脾功能亢进、肝性脑病和静脉曲张出血；②门静脉高压中的血小板减少症是由于脾血小板固存和肝细胞功能降低的双重机制；③PSE对脾脏有直接影响，可能导致肝功能改善，而改善的原因可能是免疫机制或脾静脉血流量减少，导致肝动脉和肠系膜上静脉血流量的代偿性增加；④PSE可能比脾切除术更好，特别是在严重脾功能亢进患者（血小板计数＜75 000/μl和/或白细胞计数＜2 000/μl伴有脾大）；⑤PSE已被用于控制脾大和自发性脾肾分流患者的肝性脑病的治疗；⑥如果肝性脑病对保守治疗无反应，并且不容易获得包括肝移植在内的手术选择，则PSE可能特别有益；

⑦一般而言，TIPS是治疗继发于门静脉高压的静脉曲张出血的首选技术，优于PSE，然而，PSE联合球囊闭塞逆行酒精栓塞术在脾静脉血栓形成等TIPS可能无效的病例中特别有用。结合题中患者症状，最好的手术方式应为部分脾栓塞。故选择B。

参考答案　B

### 基本概念

TIPS：经颈静脉肝内门体静脉分流术，主要是指经颈静脉肝内门体静脉内支架分流术，它的原理是采用特殊的介入治疗器械，在X线透视引导下经颈静脉入路，建立肝内位于肝静脉及门静脉主要分支之间的人工分流通道，并与金属内支架维持其永久性的通畅。达到降低门静脉高压后，控制和预防食管胃底静脉破裂出血，促进腹水的吸收。

---

**6.27** 患者，女性，54岁。突发左髋和左腿疼痛2小时，轮椅入急诊。2个月前发现非小细胞腺癌，行化疗中。无心悸、心律失常病史，吸烟29年，左小腿静脉曲张。查体生命体征平稳，腹部柔软，无压痛；肢体运动尚可，但因疼痛活动受限。神经系统检查无异常，但自述左侧肢体麻木、刺痛。肢体末端花斑。左侧股动脉搏动较对侧弱，腘动脉和远端动脉搏动未触及。右侧动脉搏动均可及。请问患者最可能的诊断是：

A．急性左下肢动脉缺血

B．急性腰椎小关节功能紊乱

C．急性腰椎间盘突出

D．左髋关节病理性骨折

E．急性左下肢深静脉血栓形成

### 题目解析

急性肢体动脉缺血（栓塞或血栓形成）主要包括5P征：持续性疼痛（pain），同时伴有患肢苍白（pallor）、无脉（pulselessness）、感觉异常（paresthesia）、运动障碍（paralysis）。2020年ESVS急性下肢缺血指南中纳入了第6个P，也就是冰冷（poikilothermia）。

小关节紊乱：一种腰部损伤，伤后立即发生异乎寻常的剧烈腰痛。患者往往屈身侧卧，腰不能挺直，不敢动弹，唯恐别人触碰，常被误诊为急性腰肌扭伤。确切的诊断应是腰椎关节滑膜嵌顿，或称腰椎后关节紊乱症。

急性腰椎间盘突出：突出物压迫神经，导致神经水肿和局部炎性反应，并进而引发腰部及下肢的疼痛、麻木、无力等症状。腰椎间盘突出急性期会导致腰部活动受限，可能是某一个方向的动作受到限制，也可能是多个方向的。少见原因为肿瘤累及椎弓、峡部、上下关节突，使椎体后结构稳定性丧失，发生病理性滑脱，导致相应症状。

病理性骨折：骨的原发性或转移性肿瘤是病理性骨折最常见的原因，特别是溶骨性的原发性或转移性骨肿瘤。原发性骨肿瘤如多发性骨髓瘤、骨巨细胞瘤及溶骨性成骨肉瘤等；属于转移性骨肿瘤的如转移性肾癌、乳腺癌、肺癌、甲状腺癌及神经母细胞瘤等。不少原发性和转移性骨肿瘤有时因病理性骨折后才被发现。临床表现有休克、软组织伤、出血、疼痛。

急性下肢深静脉血栓：患肢肿胀的发展程度，需每天用卷带尺精确地测量，并与健侧下肢对照粗细才可靠，单纯依靠肉眼观察是不可靠的。这一体征对确诊深静脉血栓具有较高的价值，小腿肿胀严重时，常致组织张力增高；静脉血栓部位常有压痛。因此，下肢应检查小腿肌肉、腘窝、内收肌管及腹股沟下方股静脉；Homans征为将足向背侧急剧弯曲时，可引起小腿肌肉深部疼痛。小腿深静脉血栓时，Homans征常为阳性。这是由于腓肠肌及比目鱼肌被动伸长时，刺激小腿血栓静脉而引起；浅静脉曲张、深静脉阻塞可引起浅静脉压升高。

参考答案　A

**6.28** 患者，女性，55岁。双下肢肿胀、瘙痒、沉重感多年，抬高后症状缓解。夜间睡眠时，时常出现小腿和足部抽筋，经抬高肢体、行走和按摩后缓解。体检腹部无浅静脉曲张，双下肢浅静脉曲张，非凹陷性水肿，轻压痛，内踝上方可见2cm大的溃疡面。请问该患者最可能的诊断是：

A. 单纯性静脉曲张

B. 淋巴梗阻

C. 深静脉功能不全

D. 下肢动脉缺血

E. 巴德-基亚里综合征

**题目解析**

根据2022年欧洲血管外科学会发布的《下肢慢性静脉疾病的管理指南》，患者出现的肢体疼痛、沉重和酸痛，为典型的静脉疾病的症状。依据慢性静脉疾病的诊断和分级体系即CEAP中的各项参数，患者的临床分级为C6。尚不能对病原学分级、解剖学分级和病理生理学分级进行划分。针对这样的情况，推荐使用改良的静脉临床严重程度评分（r-VCSS）进行评估。依据r-VCSS中的各项参数，患者最终得分8分，考虑深静脉功能不全可能性大。根据最新的《中国慢性静脉疾病诊断与治疗指南》，推荐使用血管多普勒超声检查、静脉造影等明确患者是否有深静脉反流或回流障碍病变。

参考答案 C

**基本概念**

深静脉功能不全：指静脉瓣膜功能不全、腿部静脉阻塞或两者同时发生使静脉血回流不畅、静脉压力过高导致的一系列症状和体征为特征的综合征，以下肢沉重、疲劳和胀痛、水肿、静脉曲张、皮肤营养改变和静脉溃疡为主要临床表现。

**6.29** 患者，女性，55岁。双下肢肿胀、瘙痒、沉重感多年，抬高后症状缓解。夜间睡眠时，时常出现小腿和足部抽筋，经抬高肢体、行走和按摩后缓解。体检腹部无浅静脉曲张，双下肢浅静脉曲张，非凹陷性水肿，轻压痛。左侧内踝上方可见2cm大小的溃疡面。超声检查提示：双侧髂静脉血流通畅，左侧髂总管腔狭窄约50%；双侧股静脉、腘静脉通畅，未见血栓，反流右侧5s、左侧3s；双侧大隐静脉迂曲扩张，隐股瓣重度反流。溃疡周围未见到异常交通支。请问该患者深静脉功能不全的临床分级为：

A．C6

B．C5

C．C6EpAdPro

D．C5EcAdPro

E．C6EpAdPr

**题目解析**

慢性静脉疾病CEAP分型由来已久。2020年美国《血管外科杂志》更新了慢性静脉疾病CEAP的分级方法，临床分级分为C0：无可见或可触及的静脉疾病体征；C1：毛细血管扩张或者网状静脉扩张；C2：静脉曲张；C2r：复发性静脉曲张；C3：水肿；C4：继发于慢性静脉病变（CVD）的皮肤和皮下组织改变，现分为3个亚级以更好地区分静脉疾病的程度；C4a：色素沉着或者湿疹；C4b：皮肤脂肪硬化症或者白色萎缩症；C4c：冠状静脉炎；C5：愈合的静脉性溃疡；C6：活动性的静脉性溃疡；C6r：复发的活动性的静脉性溃疡。病因学分级分为Ep：原发性；Es：继发性；Esi：继发性－静脉内；Ese：继发性－静脉外；Ec：先天性；En：未发现静脉性病因。解剖学分级为As：浅静脉；Ap：穿通静脉；Ad：深静脉；An：未发现静脉病变部位。病理生理学分级分为Pr：反流；Po：阻塞性；Pr,o：反流和阻塞；Pn：未发现静脉性病理生理改变。根据病因学分级、解剖学分级和病理生理学分级可知，有一部分慢性静脉性疾病和静脉本身并没有太大的关系，例如心力衰竭。对于这部分疾病病因学的追踪仍然是非常重要的一个部分。回到本题，根据题中病史和左侧内踝可见2cm大小的溃疡面可知临床分级为C6；病因学分级为原发性，也就是Ep；根据超声检查左侧髂总静脉狭窄约为50%，可知解剖学分级属于Ad；最后我们根据超声情况可知，深静脉不但有阻塞而且同时伴有反流，故病理生理学分级应为Pr,o。故本题答案应为C。

参考答案　C

## 基本概念

慢性静脉疾病（CVD）：是常见的血管疾病，发病率随着年龄的增长而增加。CVD是指静脉的结构或功能异常使静脉血回流不畅、静脉压力过高导致的一系列症状和体征为特征的综合征，以下肢沉重、疲劳和胀痛、水肿、静脉曲张、皮肤营养改变和静脉溃疡为主要临床表现。

---

**6.30** 患者，女性，55岁。双下肢肿胀、瘙痒、沉重感多年，抬高后症状缓解。夜间睡眠时常出现小腿和足部痉挛，经抬高肢体、行走和按摩后缓解。体检腹部无浅静脉曲张，双下肢浅静脉曲张，非凹陷性水肿，轻压痛。左侧内踝上方可见2cm大小的溃疡面。超声检查提示：双侧髂静脉血流通畅，左侧髂总管腔狭窄约50%；双侧股静脉、腘静脉通畅，未见血栓，反流右侧5s、左侧3s；双侧大隐静脉迂曲扩张，隐股瓣重度反流。溃疡周围未见到异常交通支。请问该患者的最佳治疗策略是：

---

A．抬高患肢，药物治疗

B．压力治疗＋药物治疗

C．右侧压力治疗，左侧因溃疡不能压力治疗＋药物治疗

D．浅静脉曲张手术＋压力治疗＋药物治疗

E．一站式：左髂静脉支架＋浅静脉曲张手术＋压力治疗＋药物治疗

## 题目解析

根据题中双下肢浅静脉曲张，左侧内踝上方可见2cm大小的溃疡面和左髂总静脉管腔约50%狭窄，可知此患者为浅静脉功能不全合并活动性溃疡合并深静脉功能不全。2022年版欧洲血管外科指南明确指出：对于浅静脉功能不全和活动性或已愈合的下肢静脉溃疡的患者，即使存在深静脉功能不全时，也建议治疗功能不全的浅静脉（1a级）。因此，此题应选D。此题的争议点在于E选项，虽有相关文献证实E选项符合一站式手术的标准。但笔者认为一站式手术过于激进，可以先处理浅静脉功能不全，结合患者实际情况和术中造影情况来决定是否进行左髂静脉的支架植入。

参考答案　D

## 参考文献

1. TILSED JV, CASAMASSIMA A, KURI-HARA H, et al. ESTES guidelines: acute mesenteric ischaemia [J]. Eur J Trauma Emerg Surg, 2016, 42 (2): 253-270.

2. BJÖRCK M, KOELEMAY M, ACOSTA S, et al. Editor's choice-management of the diseases of mesenteric arteries and veins: clinical practice guidelines of the European Society of Vascular Surgery (ESVS) [J]. Eur J Vasc Endovasc Surg, 2017, 53 (4): 460-510.

3. ANDRASKA E, HAGA L, REITZ K, et al. Acute superior mesenteric venous thrombosis results in high rates of readmission and morbidity [J]. J Vasc Surg Venous Lymphat Disord, 2020, 8 (5): 748-755.

4. 中华医学会外科学分会血管外科学组，中国医师协会血管外科医师分会，中国医疗保健国际交流促进会血管外科分会，等. 中国慢性静脉疾病诊断与治疗指南 [J]. 中华医学杂志，2019, 99 (39): 3047-3061.

5. RABE E, PANNIER F. Clinical, aetiological, anatomical and pathological classification (CEAP): gold standard and limits [J]. Phlebology, 2012, 27 (Suppl 1): 114-118.

6. LURIE F, PASSMAN M, MEISNER M, et al. The 2020 update of the CEAP classification system and reporting standards [J]. J Vasc Surg Venous Lymphat Disord, 2020, 8 (3): 342-352.

7. KAKKOS SK, GOHEL M, BAEKGAARD N, et al. Editor's Choice-European Society for Vascular Surgery (ESVS) 2021 Clinical Practice Guidelines on the Management of Venous Thrombosis [J]. Eur J Vasc Endovasc Surg, 2021, 61 (1): 9-82.

8. 中华医学会外科学分会血管外科学组. 深静脉血栓形成的诊断和治疗指南（第三版）[J]. 中华普通外科杂志. 2017, 32 (9): 807-

812.

9. 中华医学会外科学分会血管外科学组. 腔静脉滤器临床应用指南解读［J］. 中华血管外科杂志，2019，4（3）：9.

10. KEARON C，AKL EA，COMEROTA AJ，et al. Antithrombotic therapy for VTE disease: antithrombotic therapy and prevention of thrombosis, 9th ed: American College of Chest Physicians Evidence-Based Clinical Practice Guidelines［J］. Chest，2012，141（2 Suppl）：e419S-e496S.

11. LINNEMANN B，SCHOLZ U，ROTT H，et al. Working Group in Women's Health of the Society of Thrombosis and Hemostasis. Treatment of pregnancy-associated venous thromboembolism-position paper from the Working Group in Women's Health of the Society of Thrombosis and Haemostasis（GTH）［J］. Vasa，2016，45（2）：103-118.

12. MAZZOLAI L，ABOYANS V，AGENO W，et al. Diagnosis and management of acute deep vein thrombosis: a joint consensus document from the European Society of Cardiology working groups of aorta and peripheral vascular diseases and pulmonary circulation and right ventricular function［J］. Eur Heart J，2018，39（47）：4208-4218.

13. 中华医学会外科学分会脾及门静脉高压外科学组. 肝硬化门静脉高压症食管、胃底静脉曲张破裂出血诊治专家共识（2019版）［J］. 中华消化外科杂志，2019，12（18）：1087-1093.

14. GARCIA-TSAO G，SANYAL AJ，GRACE ND，et al. Prevention and management of gastroesophageal varices and variceal hemorrhage in cirrhosis［J］. Hepatology，2007，46（3）：922-938.

15. JAKAB SS，GARCIA-TSAO G. Evaluation and Management of Esophageal and Gastric Varices in Patients with Cirrhosis［J］. Clin Liver Dis，2020，24（3）：335-350.

16. REIBERGER T，PÜSPÖK A，SCHODER M，et al. Austrian consensus guidelines on the management and treatment of portal hypertension（Billroth Ⅲ）［J］. Wien Klin Wochenschr，2017，129（Suppl 3）：135-158.

17. KUSHNER A，WEST WP，KHAN SUHEB MZ，et al. Virchow Triad［J］，2022，In: StatPearls［Internet］. Treasure Island（FL）：StatPearls Publishing.

18. KEARON C，AKL EA，ORNELAS J，et al. Antithrombotic therapy for VTE disease: CHEST Guideline and Expert Panel Report［J］. Chest，2016，149（2）：315-352.

19. BERGAN JJ，SCHMID-SCHÖNBEIN GW，SMITH PD，et al. Chronic venous disease［J］. N Engl J Med，2006，355（5）：488-498.

20. ALKHOULI M，MORAD M，NARINS CR，et al. Inferior Vena Cava Thrombosis［J］. JACC Cardiovasc Interv，2016，9（7）：629-643.

21. 中国医师协会急诊医师分会，解放军急救医学专业委员会，中华医学会急诊医学分会，等. 2020年中国急性肠系膜缺血诊断与治疗专家共识［J］. 中华急诊医学杂志，2020，29（10）：1273-1281.

22. BANNOW BTS，SKEITH L. Diagnosis

and management of postpartum ovarian vein thrombosis [J]. Hematology Am Soc Hematol Educ Program，2017（1）：168-171.

23. 中华医学会消化病学分会胰腺病学组. 胰腺炎相关内脏静脉血栓诊治专家指导意见（2020年，沈阳）[J]. 中华消化杂志，2020，40（10）：664-668.

24. DE MAESENEER MG，KAKKOS SK，AHERNE T，et al. Editor's Choice-European Society for Vascular Surgery（ESVS）2022 clinical practice guidelines on the management of chronic venous disease of the lower limbs [J]. Eur J Vasc Endovasc Surg，2022，63（2）：184-267.

25. KISTNER RL，FERRIS EB，RANDHAWA G，et al. A method of performing descending venography [J]. J Vasc Surg，1986，4（5）：464-468.

26. 中华医学会外科学分会血管外科学组，李晓强，王深明. 深静脉血栓形成的诊断和治疗指南 [J] 中华普通外科杂志，2013，23（1）：235-238.

27. WELLS PS，ANDERSON DR，RODGER M，et al. Evaluation of D-dimer in the diagnosis of suspected deep-vein thrombosis [J]. N Engl J Med，2003，349（13）：1227-1235.

28. 中华医学会呼吸病学分会肺栓塞与肺血管病学组，中国医师协会呼吸医师分会肺栓塞与肺血管病工作委员会，全国肺栓塞与肺血管病防治协作组. 肺血栓栓塞症诊治与预防指南 [J]. 中华医学杂志，2018，98（10）：1060-1087.

29. BALA M，CATENA F，KASHUK J，et al. Acute mesenteric ischemia：updated guidelines of the World Society of Emergency Surgery[J]. World J Emerg Surg，2022，17（1）：54.

30. 何杨燕，张鸿坤. 急性肠系膜缺血笔谈 [J]. 中华血管外科杂志，2021，6（3）：152-155.

31. BJÖRCK M，EARNSHAW JJ，ACOSTA S，et al. Editor's choice-European Society for Vascular Surgery（ESVS）2020 clinical practice guidelines on the management of acute limb ischemia [J]. Eur J Vasc Endovasc Surg，2020，59（2）：173-218.

32. LURIE F，PASSMAN M，MEISNER M，et al. The 2020 update of the CEAP classification system and reporting standards [J]. J Vasc Surg Venous Lymphat Disord，2020，8（3）：342-352.

第七章

# 血 管 炎

07

**7.1 患者，女性，77岁。主诉发热、不适，活动后上肢无力。左侧肱动脉搏动消失。MRI图像如图7-1-1所示。实验室检查：红细胞沉降率升高。以下哪种是针对此患者的可能诊断和最佳初始治疗：**

A．多发性大动脉炎，PTA 治疗

B．巨细胞动脉炎，激素治疗

C．巨细胞动脉炎，自体静脉移植重建血管

D．动脉粥样硬化，自体静脉移植重建血管

E．多发性大动脉炎，激素治疗

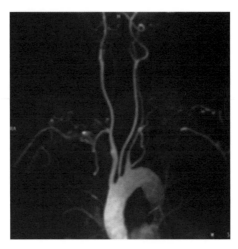

**图 7-1-1 MRI 影像**

### 题目解析

此题旨在考查不同疾病的诊断及治疗。分别解析如下。

1．如果满足以下至少两项，则考虑患者病因为动脉粥样硬化。

（1）至少存在1个动脉粥样硬化的危险因素，包括年龄＞40岁、高血压、糖尿病、高脂血症、吸烟。

（2）至少符合2条动脉粥样硬化的影像学特征，包括：①斑块状不规则性狭窄；

②偏心狭窄；③锥形病变；④血管钙化；⑤病变主要位于动脉开口或近段；⑥其他外周动脉粥样硬化的证据。

2．大动脉炎的诊断标准（需满足以下3项，每项至少1条）。

（1）发病年龄≤40岁，女性多见。

（2）具有血管受累部位的症状和／或体征（受累器官供血不足、病变血管狭窄相关体征、急性期可出现受累血管疼痛和炎症指标明显升高。

（3）发现特征性的病变影像（主动脉、一级分支血管病变：特征性的光晕征；PET-CT炎症聚集）。

3．巨细胞动脉炎：巨细胞动脉炎患者往往年龄较大，男性和女性分布均等。巨细胞动脉炎影响更远端的血管，其中腋动脉是最常累及的。血管炎活动期的表现包括：系统性炎症表现，如发热、肌痛、皮疹和乏力、不适等；实验室检查会发现ESR升高。免疫抑制治疗应该是疾病的初始治疗策略，减缓炎症反应，避免疾病进展而导致血管闭塞。目前，近一半的巨细胞动脉炎患者对糖皮质激素免疫抑制疗法反应良好，而其余的患者，往往反应不佳，需要其他免疫抑制剂的调整，如硫唑嘌呤、氨甲蝶呤、骁悉或环磷酰胺辅酶。在少数情况下，抗TNF-α的单克隆抗体（英夫利希单抗）会表现出优异的效果。缺血部位的血运复通通常依赖外科开放性手术重建。

根据以上内容，此题病例可以诊断为巨细胞动脉炎，由于ESR升高，疾病仍处于活动期，免疫抑制治疗应为初始策略。因此，本题最佳选项为B。

参考答案 B

## 基本概念

1．多发性大动脉炎（TAKA）：主动脉及其分支的慢性非特异性炎症性疾病。常引起多发性动脉狭窄和闭塞，导致相应器官和组织缺血，多发生于40岁以下女性。病因可能为感染后引起体内免疫反应。急性炎症期出现发热、盗汗、乏力等全身症状。以应用糖皮质激素治疗和进行血管病治疗为主（图7-1-2）。

2．巨细胞动脉炎：好发于老年人，临床表现为头痛、发热、视力下降、缺血性脑血管病等症状的系统性动脉炎。病因不清，辅助检查可见红细胞沉降率明显增快和贫血等。可应用糖皮质激素等进行治疗。

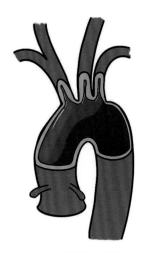

图7-1-2　多发性大动脉炎

## 7.2 患者，女性，23岁。主诉发热，乏力，食欲不佳，伴有高血压。左侧上肢发凉，无力。血管造影（图7-2-1）提示多发锁骨下动脉和肾动脉狭窄。以下哪项是正确的：

A．行冠脉血管造影检查，应能发现冠脉问题

B．狭窄部位行内膜剥脱术

C．狭窄部位行球囊成形术

D．诊断可能是贝赫切特综合征

E．应进行糖皮质激素治疗

### 题目解析

依据中华医学会风湿病学分会提出的大动脉炎诊断及治疗指南，40岁以下女性，

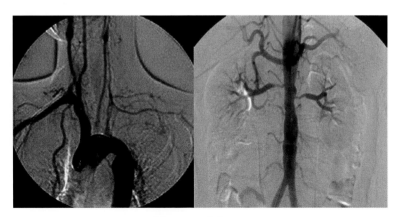

**图7-2-1 术中DSA**

具有下列表现1项以上者，应怀疑本病。

（1）单侧或双侧肢体出现缺血症状，表现为动脉搏动减弱或消失，血压降低或测不出。

（2）脑动脉缺血症状，表现为单侧或双侧颈动脉搏动减弱或消失，以及颈部血管杂音。

（3）近期出现的高血压或顽固性高血压，伴有上腹部Ⅱ级以上高调血管杂音。

（4）不明原因低热，闻及背部脊柱两侧或胸骨旁、脐旁等部位或肾区的血管杂音，脉搏有异常改变者。

（5）无脉及有眼底病变者。

本题中患者具有左上肢缺血症状，伴有发热、高血压，造影见多发锁骨下动脉及肾动脉狭窄，应高度怀疑大动脉炎诊断。

采用1990年美国风湿病学会的分类标准：

（1）40岁前出现症状或体征。

（2）活动时1个或多个肢体出现逐渐加重的乏力和肌肉不适，尤以上肢明显。

（3）一侧或双侧肱动脉搏动减弱。

（4）双侧上肢收缩压差＞10mmHg。

（5）一侧或双侧锁骨下动脉或腹主动脉闻及杂音。

（6）血管造影异常，主动脉一级分支或上下肢近端的大动脉狭窄或闭塞，病变常为局灶或节段性，且不是由动脉硬化、纤维肌发育不良或类似原因引起。

符合上述6项中的3项者可诊断本病。同时，需要重点鉴别贝赫切特综合征——可累及主动脉及其他血管的大血管炎性病变，贝赫切特综合征常有口腔溃疡、外阴溃疡、葡萄膜炎、结节红斑等，针刺反应阳性；以及结节性多动脉炎——主要累及中小动脉，起病年龄也不尽相同。本题患者结合症状、体征及辅助检查，应当诊断为大动脉炎。第一阶段治疗应当选用糖皮质激素＋传统免疫抑制剂。故本题应当选择E。

参考答案　E

### 基本概念

贝赫切特综合征：是一种全身性免疫系统疾病，属于血管炎的一种。其可侵害人体多个器官，包括口腔、皮肤、关节肌肉、眼、血管、心脏、肺和神经系统等，主要表现为反复口腔和会阴部溃疡、皮疹、下肢结节红斑、眼部虹膜炎、食管溃疡、小肠或结肠溃疡及关节肿痛等。

---

**7.3** 患者，女性，20岁。两年前入大学体检时发现高血压；进一步检查发现肾血管狭窄（图7-3-1）；随即行球囊扩张术，术后1个月复查，血管再狭窄至术前状态。目前服用培哚普利叔丁胺和盐酸阿罗洛尔治疗，血压可以控制在130/90mmHg（不服药140/90mmHg）；筛查其他血管床未见异常；筛查免疫指标未见异常；生化指标未见异常；无不良生活习惯。请问患者的最可能临床诊断是：

---

A．硬化性肾动脉狭窄

B．多发性大动脉炎肾血管狭窄

C．肌纤维发育不良

D．肾动脉动脉瘤

E．中主动脉综合征

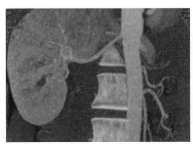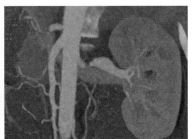

图7-3-1　CTA检查

## 题目解析

结合本题患者临床症状及影像学检查，考虑患者肾动脉狭窄（RAS）诊断明确，需进行RAS病因鉴别。RAS的病因诊断一般分为两类。

（1）动脉粥样硬化性：大多数RAS由动脉粥样硬化所致，多见于有多种心血管危险因素的老年人。

（2）非动脉粥样硬化性RAS病因包括：大动脉炎、结节性多动脉炎、贝赫切特综合征、肌纤维发育不良、血栓形成、栓塞、主动脉夹层累及、外伤、放射治疗后瘢痕形成、周围组织肿瘤以及束带压迫等。

患者为年轻女性，无不良生活习惯，生化指标未见异常基本排除动脉硬化性RAS；筛查其他血管床未见异常；筛查免疫指标未见异常，初步排除免疫相关的RAS（大动脉炎、结节性动脉炎、贝赫切特综合征等）。而中主动脉综合征为一类先天性或非特异性血管炎性疾病（主要合并结核）导致的主动脉中段（降主动脉下段和腹主动脉段）狭窄性疾病，与本题所示影像不符。综上所述，本题应当考虑肾动脉肌纤维发育不良所致RAS。

参考答案　C

## 基本概念

中主动脉综合征：又称主动脉中段综合征、不典型性主动脉缩窄，在1963年由Sen教授团队报道，是一类先天性或非特异性血管炎性疾病（主要合并结核）导致的主动脉中段（降主动脉下段和腹主动脉段）狭窄性疾病。

---

**7.4 患者，女性，20 岁。两年前入大学体检时发现高血压；进一步检查发现肾血管狭窄（图7-3-1）；随即行球囊扩张术，术后1个月复查，血管再狭窄至以前状态。目前服用培哚普利叔丁胺和盐酸阿罗洛尔治疗，血压可以控制在130/90mmHg（不服药140/90mmHg）；筛查其他血管床未见异常；筛查免疫指标未见异常；生化指标未见异常；无不良生活习惯。请问患者的最佳治疗方案是：**

---

A. 维持现有药物治疗

B. 再次肾动脉球囊扩张术

C. 肾动脉支架植入术

D. 主肾动脉架桥术

E. 肾动脉压迫松解术

### 题目解析

对于现有药物治疗，盐酸阿洛罗尔属于β受体阻滞剂，通过减慢心率来降低血压，而培哚普利叔丁胺属ACEI类，对于双侧肾动脉狭窄属于相对禁忌证；对于单侧肾动脉狭窄，指南提出可以应用，但需要密切监测肾功能变化。患者目前服药后血压控制尚不理想，且左侧肾动脉仍存在狭窄，为避免左肾进行性萎缩，应当行手术治疗。通过上一题的分析，该患者初步诊断考虑为肾动脉肌纤维发育不良，再次进行球囊扩张是可行的。通常情况下，肌纤维发育不良导致的肾血管狭窄，介入扩张是首选的方案，如果发生再狭窄，仍然可以选择再次介入干预。对于非动脉硬化性肾动脉狭窄，无论是炎症性病变还是发育异常，单纯的球囊扩张仍是一线治疗策略。但是如果出现夹层或弹性回缩，支架植入应是可备选择的方案。对于本例患者，患者在球囊扩张治疗后短期内再次出现血管狭窄，支架植入应是不错的选择。针对介入治疗失败的患者，主肾动脉架桥是一项重要的选择。关于外科肾血管重建，可以说是介入治疗的重要补充，其长期通畅率已经得到了文献的证实，然而手术创伤较大是其弊端所在。对于肾动脉压迫松解术，诊断应该是考虑了肾动脉陷迫综合征，通过上一题的分析，诊断应为肌纤维发育不良，故暂不考虑此选项。综上所述，本题最佳治疗方案应当选择肾动脉支架植入术。

参考答案　C

### 基本概念

肾动脉压迫松解术：对于肾动脉陷迫综合征（renal artery entrapment），肾动脉压迫松解术是其有效治疗手段。通过对患侧压迫肾动脉的膈肌脚进行松解，达到解除肾动脉压迫的治疗效果。

---

**7.5** 患者，女性，31岁。因贝赫切特综合征导致腹主动脉、双髂动脉管壁增厚、不规则；肠系膜上动脉轻度狭窄；双肾动脉狭窄，闭塞不除外。应用药物治疗后，贝赫切特综合征得以良好控制，但血压在三联降压治疗时（β受体阻滞剂、钙离子阻滞剂、利尿剂）仍高，（180 ~ 200）/（90 ~ 95）mmHg。请问该患者进一步的治疗策略是：

A．维持免疫治疗，继续观察

B．增加降压药物的剂量

C．肾动脉球囊扩张术

D．肾动脉射频消融术

E．外科手术重建肾动脉

### 题目解析

影像学检查可见患者因贝赫切特综合征引发了双侧的肾动脉狭窄/闭塞。肾动脉狭窄/闭塞可导致肾脏的血流动力学改变，继而引发肾性高血压。免疫治疗作为贝赫切特综合征的基础治疗，无法逆转双侧肾动脉狭窄/闭塞引发肾性高血压的过程，会将患者置于高血压引发的出血性脑卒中等危险中。《肾动脉狭窄的诊断和处理中国专家共识》指出，药物降压是肾高血压性高血压的基础治疗，可选用的药物有 ACEI/ARB、钙拮抗剂、β受体阻滞剂等。已往的研究表明，钙拮抗剂是治疗肾血管性高血压的安全有效药物。ACEI/ARB 是最有针对性的降压药物，对大部分患者推荐使用，但这类药物有可能使单功能肾或双侧 RAS 患者的肾功能恶化，因此 ACEI/ARB 可用于单侧 RAS，而单功能肾或双侧 RAS 慎用。该患者为双侧肾动脉狭窄/闭塞，因此谨慎再加用 ACEI/ARB。该患者已经使用三联降压治疗仍无法有效控制血压，提示需要进行肾血管的重建。肾动脉射频消融术为治疗交感神经兴奋而造成的高血压的有效方式，但同样无法逆转肾脏的血流动力学改变。对比介入与开放手术，还是来自《肾动脉狭窄的诊断和处理中国专家共识》的意见显示，目前一般推荐经皮介入治疗作为肾动脉血管重建的首选方法，血管外科直视手术仅适用于某些特殊情况：病变不适合行介入治疗，病变肾动脉附近腹主动脉需要外科重建，介入治疗失败的补救措施，对比剂严重过敏，服用抗血小板药物有禁忌等。综上所述，本题应当选择 C。

参考答案 C

## 基本概念

肾动脉射频消融术：肾动脉交感神经射频消融术（RDN）是一种使用微创手术通过射频能量对分布于肾动脉外交感神经进行消融，在一定程度上阻断高血压患者大脑和交感神经之间异常兴奋的信号传导，实现一次微创手术达到长期降压的效果的手术。

**7.6** 患者，女性，31岁，因贝赫切特综合征导致腹主动脉、双髂动脉管壁增厚、不规则；肠系膜上动脉轻度狭窄；双肾动脉狭窄，闭塞不除外。应用药物治疗后，贝赫切特综合征得以良好控制，但血压无法良好控制，尝试行介入治疗未成功，行双肾动脉架桥。血压曾一度下降，现血压再次升高，应用硝苯地平缓释片20mg bid不能良好控制。复查发现左肾桥血管通畅，右肾动脉桥血管闭塞。右肾长径8.1cm，GFR 13.8ml/min。外周肾素和醛固酮水平均升高。请问该患者最佳的治疗措施为：

A. 加用ARB/ACEI类药物

B. 再次行外科血管重建

C. 右肾切除

D. 再次尝试肾动脉球囊扩张

E. 维持现状，继续观察

**题目解析**

对于肾动脉狭窄（renal artery stenosis，RAS）的患者，美国心脏病学会/美国心脏协会、欧洲心脏病学会都推荐药物治疗作为RAS的一线治疗。美国心脏病学会/美国心脏协会和欧洲心脏病学会推荐使用ACE抑制剂、ARBs和钙通道阻滞剂治疗单侧RAS，但欧洲心脏病学会建议，在开始使用ACE抑制剂或ARBs时，需要非常仔细地监测双侧重度RAS或孤肾肾血管狭窄患者的肾功能变化。肾动脉狭窄的诊断和处理中国专家共识中也持相同意见。本患者左侧桥血管通畅，仅右侧桥血管闭塞，因此适合加用ARBs/ACEI类药物，一方面可以降低肾性高血压，另一方面可能进一步降低右侧肾脏的血流，起到药物自截肾的效果。

参考答案　A

## 7.7 患者，女性，26岁。已确诊血管炎，以下哪项对于确诊大动脉炎有最强的提示意义：

A．成对血管的对称受累

B．血管杂音

C．两个区域的动脉受累

D．双上肢收缩压差别＞20mmHg

E．影像显示腹主动脉受累伴肾动脉受累

### 题目解析

根据2022年更新的美国风湿协会大动脉炎诊断标准，标准分为必要项和赋分项。其中必要项是满足大动脉炎诊断所必需的，包括：发病年龄小于60岁及有影像学的血管炎证据。赋分项目分值在1分到3分不等，满足的赋分项目分值加和≥5分即满足大动脉炎的诊断。其中分值1分的项目包含：女性；双上肢收缩压差别＞20mmHg；仅一个血管区域受累；成对血管的对称受累。分值2分的项目包含：心绞痛或颈痛；肢体跛行；血管杂音；上肢脉搏搏动减弱；两个区域的动脉受累。分值3分的项目包括：3个以上的血管区域受累，影像显示腹主动脉受累伴随肾动脉受累或肠系膜动脉受累。因此，E选项对于大动脉炎的诊断有最强的提示意义。

参考答案　E

### 基本概念

大动脉炎（TAKA）：又称多发性大动脉炎，是一种累及主动脉及其主要分支的肉芽肿性炎。其临床表现为发热、肌肉痛、内脏或肢体缺血等。最主要的治疗手段是糖皮质激素等免疫抑制剂，当药物无法控制炎症进展，出现危及生命风险或器官损害的表现时，手术治疗是有效的治疗手段。

**7.8 患者，女性，18岁。已确诊大动脉炎，下列哪项对于评估大动脉炎活动性意义最小：**

A．新发或加重的发热、肌肉痛（已排除其他可能的原因）

B．近期ESR升高或CRP升高

C．持续无脉

D．新发或加重的典型大动脉炎影像学表现

E．新发或加重的肢体跛行

### 题目解析

目前临床上应用最广泛的判断大动脉炎活动期的标准是Kerr标准，该标准的优点是简单易用、综合且包含血管造影信息。包括以下4项。

（1）系统症状：包括发热、肌肉痛等（已排除其他原因）。

（2）ESR或CRP升高。

（3）血管缺血或炎症的表现：包括肢体跛行、无脉、双上肢血压不对称等。

（4）典型的影像学表现。

以上4条中有2条以上为新发或者加重则认为该患者的疾病为活动期。C选项中的持续无脉不属于新发的或者加重的症状，对于判断患者大动脉炎的活动性的意义不大。大动脉炎活动期的其他评价手段包括ITAS标准、PET-CT等，但受使用更复杂、成本更高等限制，相比于Kerr标准未能得到广泛使用。

参考答案 C

**7.9 患者，女性，20岁。已确诊大动脉炎。行CTA示：双侧颈动脉中度狭窄，胸主动脉动脉瘤，其余血管未见异常。患者属于大动脉炎解剖分型的哪一型：**

A. Ⅰ型

B. Ⅱa型

C. Ⅱb型

D. Ⅲ型

E. Ⅳ型

## 题目解析

1994年东京国际会议根据血管造影结果对TA进行了分型。Ⅰ型：仅累及主动脉弓上分支；Ⅱa型：累及升主动脉和/或主动脉弓，主动脉弓分支或受累，其余主动脉未受累及；Ⅱb型：累及降主动脉胸段，升主动脉或主动脉弓及其分支受累或未受累，腹主动脉未累及；Ⅲ型：降主动脉胸段和腹段、肾动脉受累，升主动脉和主动脉弓及其分支未受累；Ⅳ型：仅累及腹主动脉和/或肾动脉；Ⅴ型：综合型，具有多种其他类型的特征。患者仅颈动脉及胸主动脉受累，属于Ⅱb型。

参考答案　C

**7.10 患者，女性，24岁。因血压升高2年余，持续上肢"跛行"1年余就诊，患者仍能完成日常工作，未服用抗高血压药物。入院后诊断大动脉炎，CTA发现右锁骨下动脉狭窄及右肾动脉狭窄。下列处理不合适的有：**

A. 即刻行手术复通右锁骨下动脉

B. 使用免疫抑制治疗

C. 评估患者大动脉炎活动性

D．使用抗高血压药物

E．即刻行手术复通肾动脉

**题目解析**

2021年美国风湿病学及血管炎学会颞动脉炎及大动脉炎临床指南指出：对于已知TAKA并有持续性肢体"跛行"，且无持续活动性疾病证据的患者，建议不进行外科干预。因为TAKA患者可形成侧支循环，绕过引起肢体跛行的狭窄，因此可能不需要手术干预。但对于活动受到肢体跛行明显影响的患者，可考虑手术干预。该患者仍能完成日常工作，因此暂不建议即刻行手术干预，而是尝试通过药物手段使患者症状得到缓解。

该指南还指出：对于患肾血管性高血压和肾动脉狭窄的TAKA患者，有药物指征的建议药物治疗，而非手术干预。药物治疗包括抗高血压药物和免疫抑制治疗。在最佳免疫抑制治疗下，仍存在难治性高血压或肾功能恶化的患者，外科干预可能是必要的。因此，题干中的AE两个选项属于不合适的处理。

参考答案　AE

**基本概念**

1．TAKA缓解：处于或不处于免疫抑制治疗下，患者可归因于活动期TAKA的临床体征或症状消失。

2．难治性TAKA：尽管进行了适当的免疫抑制治疗，但仍存在持续性活动性疾病的TAKA。

---

**7.11 患者，女性，19岁。因发热、头晕及重度上肢跛行2个月入院，入院后完善检查及检验，确诊大动脉炎。下列药物治疗最不合适的是：**

A．给予小剂量糖皮质激素单药治疗

B．给予大剂量糖皮质激素单药治疗

C．给予糖皮质激素合用氨甲蝶呤

D．给予糖皮质激素合用肿瘤坏死因子抑制剂

E．给予糖皮质激素合用硫唑嘌呤

## 题目解析

2021年美国风湿病学及血管炎学会《颞动脉炎及大动脉炎临床指南》指出对于新发活动性重症TAKA患者，建议开始使用大剂量糖皮质激素，而非小剂量糖皮质激素治疗。由于可能发生器官损伤或危及生命的事件，建议使用较大剂量的糖皮质激素。仅对于新发活动性非重症疾病患者（如有全身症状且无肢体缺血的患者），可考虑使用较小剂量的糖皮质激素。指南中还提到：对于活动性TAKA患者，建议使用非糖皮质激素免疫抑制剂联合糖皮质激素，而不是单独使用糖皮质激素，以最大限度地减少糖皮质激素相关毒性。轻度疾病或诊断不确定时可考虑糖皮质激素单药治疗。该患者已确诊大动脉炎且处于活动期并有明显的肢体缺血症状，因此仅使用小剂量的糖皮质激素单药治疗最不合适。

参考答案　A

## 基本概念

1．重症TAKA：有危及生命风险或器官损害的表现（如视力丧失、脑血管缺血、心脏缺血、肢体缺血）的TAKA。

2．非重症TAKA：无危及生命风险或器官损害的表现（如仅表现为发热、头痛、咀嚼乏力、肌痛等）的TAKA。

3．大剂量口服糖皮质激素（high-dose oral GCs）：泼尼松1mg/（kg·d），至多80mg，或同效剂量的其他糖皮质激素。

**7.12** 患者，女性，26岁。间断腰腹部疼痛3月余，发现腹主动脉瘤1天，3个多月前无诱因出现腰背部疼痛，无发热，VAS 7～8分，当地医院骨科考虑腰肌劳损，予理疗对症处理，症状略减轻。2个月前腹部及背部疼痛，妇科就诊未发现异常。此后因腹泻就诊于消化科，行腹盆CT平扫发现"胸腹主动脉交界区类圆形密度影"，ESR 90mm/h，CRP 37.9mg/L，进一步CTA检查发现"腹主动脉假性动脉瘤"。既往史：10年前开始反复口腔溃疡，约1周自愈；2年前出现面部痤疮；否认肝炎、结核、疟疾等病史。查体：神志清，精神可。面部可见毛囊角栓、血痂，上肢静脉穿刺点部位可见脓丘疹。未见口腔溃疡及会阴部溃疡。腹平坦，全腹软，无压痛和反跳痛，未触及异常搏动包块，肝脾肋下未触及，肠鸣音正常，移动性浊音阴性。双侧股动脉、足背动脉、肱动脉及桡动脉搏动好。该患者的主要诊断为：

A．多发性大动脉炎

B．贝赫切特综合征

C．巨细胞动脉炎

D．系统性红斑狼疮

E．孤立性中枢神经系统血管炎

**题目解析**

根据中华医学会风湿病学分会关于贝赫切特综合征的诊疗规范中指出，贝赫切特综合征的诊断主要依据2014年贝赫切特综合征国际研究小组分类和诊断标准。该标准主要包括以下几点。

（1）反复口腔溃疡：1年内反复发作3次。

（2）反复外阴溃疡。

（3）眼病变。

（4）皮肤病变：结节性红斑、假性毛囊炎或丘疹性脓疱或未服用糖皮质激素的非青春期患者出现痤疮样结节。

（5）针刺试验阳性。

上述表现需要除外其他疾病。

参考答案　B

**基本概念**

1. 贝赫切特综合征（Behçet's syndrome）：俗称"白塞病"，是由1937年土耳其医生 Hulusi Behçet 首次报道。是一种以血管炎为病理改变的慢性自身免疫性炎症疾病。主要表现为反复发作的口腔溃疡、生殖器溃疡、葡萄膜炎和皮肤损害，也可累及周围血管、心脏、神经系统、胃肠道、关节、肺、肾等器官。贝赫切特综合征没有特异性生物标志物或病理组织学特征。

2. 针刺反应实验：采用20号无菌针头在前臂屈面斜行刺入约5mm，并纵向捻转后退出。24～48小时后，如果观察局部出现直径＞2mm的毛囊炎样小红点或脓疱疹样改变，则为阳性。是诊断贝赫切特综合征的特异性体征。

---

**7.13** 患者，女性，66岁。全身肌肉酸痛伴乏力半年，双上肢血压低3个月，双上肢无脉2周。无高血压、糖尿病、高脂血症等病史。化验：Hb 88g/L，ESR 95mm/h，CRP 89.9mg/L，IgA 5.1，IgG 20.7。检查：CTA提示双侧锁骨下动脉狭窄（图7-13-1）。请问如何考虑诊断：

A. 动脉硬化闭塞症

B. 锁骨下动脉窃血综合征

C. 多发性大动脉炎

D. 结节性动脉炎

E. 巨细胞动脉炎

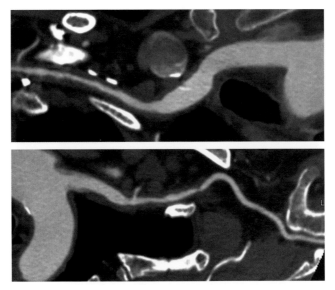

**图7-13-1 CTA检查**

## 题目解析

脑卒中已成为当今全球致残和死亡最重要的病因之一。其中缺血性脑卒中占50%以上。我国每年新发脑卒中患者超过200万，死于脑卒中的人群约150万。25%～40%的短暂性脑缺血（transient cerebralischemic attack，TIA）或者脑卒中发生在后循环。其中约20%的后循卒中是由颅外椎动脉狭窄引起的。锁骨下动脉狭窄还会影响同侧上肢的血液供应，从而引发一系列症状或综合征，导致患肢功能障碍甚至截肢。具备对应症状或体征。

（1）表现为相关区域上肢缺血：运动耐力差，运动时加重，休息后缓解；缺血加重时出现患肢发凉或肩周部位酸胀不适，严重缺血发生时患肢远段苍白、冰冷麻木、无力，静息痛和局部组织坏死。

（2）后循环缺血：头晕/眩晕、呕吐、头痛、复视、视觉障碍、肢体/头面部麻木或感觉异常、构音/吞咽障碍、肢体无力或瘫痪、行走不稳或跌倒、短期意识丧失、Horner综合征等临床表现。

（3）窃血综合征：冠状动脉旁路移植术使用左侧内乳动脉桥的患者，出现同位素运动心肌显像前壁缺血性改变；因腹主动脉远段和/或髂动脉闭塞行腋股动脉旁路外科手术的患者也可能由于近段SS导致移植血管血流无法维持而跛行加重；肾衰竭患者使用前臂动静脉痿行血液透析，则通道血流量不足甚至废用。

锁骨下动脉狭窄的血运重建的指征：狭窄≥70%和/或跨狭窄收缩压差20mmHg者，如伴有下述情况时，建议行血运重建治疗。①有症状；②无症状但伴有如下任一项者：a.计划使用患侧内乳动脉行冠状动脉旁路移植术；b.已使用患侧内乳动脉行冠状动脉旁路移植术，如锁骨下动脉近段狭窄导致心肌相应部位缺血；c.血液透析患者使用患侧人工动静脉痿进行透析治疗；d.双侧SS无法通过上肢血压测量准确反映中心动脉实际血压。

此患者无动脉粥样硬化的危险因素，故暂不考虑动脉粥样硬化。

巨细胞动脉炎（GCA）在50岁或以上的人群中是血管炎的常见形式。颈动脉颅外分支常受累。最常见的严重后果是不可逆的失明。主动脉瘤和大血管狭窄可能长期存在。颞动脉活检是确诊的决定性试验。下颌运动障碍、复视和颞动脉检查异常的颞动脉活检阳性可能更提示巨细胞动脉炎。泼尼松龙是有效的治疗方法。等待活检期间，不应延迟治疗。托珠单抗是一种新型生物制剂，在治疗巨细胞动脉炎时，具有一定的疗效并且可以减少皮质类固醇药物的使用。

结节性多动脉炎（polvarteritis nodosa）是一种累及中、小动脉全层的坏死性血管炎，可有肾小动脉血管炎，而没有肾小球肾炎以及微动脉、毛细血管和小静脉的血管炎。随受累动脉的部位不同，临床表现多样，可仅局限于皮肤（皮肤型），也可波及多个器官或系统（系统型），以肾脏、心脏、神经及皮肤受累最常见。可发生于任何年龄，男性多于女性（约4∶1）。TAKA和巨细胞动脉炎（GCA）都涉及大血管，但他们在患者的临床特点和解剖分布不尽相同。TAKA多以年轻女性患者为主。GCA则往往年龄较大，男性和女性分布均等。在解剖分布方面，TAKA通常累及主动脉和其主要分支动脉；而GCA则影响更远端的血管，其中腋动脉是最常累及的血管床。

参考答案　E

## 参考文献

1. ABOYANS V，RICCO JB，BARTELINK　MEL，et al. 2017 ESC Guidelines on the Di-

agnosis and Treatment of Peripheral Arterial Diseases，in collaboration with the European Society for Vascular Surgery（ESVS）：Document covering atherosclerotic disease of extracranial carotid and vertebral，mesenteric，renal，upper and lower extremity arteriesEndorsed by：the European Stroke Organization（ESO）The Task Force for the Diagnosis and Treatment of Peripheral Arterial Diseases of the European Society of Cardiology（ESC）and of the European Society for Vascular Surgery（ESVS）［J］．Eur Heart J，2018，39（9）：763-816.

2. KERR GS，HALLAHAN CW，GIORDANO J，et al．Takayasu arteritis［J］．Ann Intern Med，1994，120（11）：919-929.

3. CIOFALO A，GULOTTA G，IANNELLA G，et al．Giant Cell Arteritis（GCA）：Pathogenesis，Clinical Aspects and Treatment Approaches［J］．Curr Rheumatol Rev，2019，15（4）：259-268.

4. 中华医学会风湿病学分会．大动脉炎诊断及治疗指南［J］．中华风湿病学杂志，2011，15（2）：119-120.

5. SEN PK，KINARE SG，ENGINEER SD，et al．The middle aortic syndrome［J］．Br Heart J，1963，25（5）：610-618.

6. BÜNGER CM，SCHARECK W，KLAR E，et al．Laparoscopic treatment of renal artery entrapment［J］．J Vasc Surg，2010，52（5）：1357-1361.

7. 中国医疗保健国际交流促进会血管疾病高血压分会专家共识起草组．肾动脉狭窄的诊断和处理中国专家共识［J］．中国循环杂志，2017，32（9）：835-844.

8. GERHARD-HERMAN MD，GORNIK HL，BARRETT C，et al．2016 AHA/ACC Guideline on the Management of Patients With Lower Extremity Peripheral Artery Disease：A Report of the American College of Cardiology/American Heart Association Task Force on Clinical Practice Guidelines［J］．Circulation，2017，135（12）：e726-e779.

9. 大动脉炎性肾动脉炎诊治多学科共识专家组．中国大动脉炎性肾动脉炎诊治多学科专家共识［J］．中华风湿病学杂志，2019，23（9）：581-587.

10. GRAYSON PC，PONTE C，SUPPIAH R，et al．2022 American College of Rheumatology/EULAR classification criteria for Takayasu arteritis［J］．Ann Rheum Dis，2022，81（12）：1654-1660.

11. HATA A，NODA M，MORIWAKI R，et al．Angiographic findings of Takayasu arteritis：new classification［J］．Int J Cardiol，1996，54 Suppl：S155-163.

12. MAZ M，CHUNG SA，ABRIL A，et al．2021 American College of Rheumatology/Vasculitis Foundation Guideline for the Management of Giant Cell Arteritis and Takayasu Arteritis［J］．Arthritis Rheumatol，2021，73（8）：1349-1365.

13. 郑文洁，张娜，朱小春，等．白塞综合征诊疗规范［J］．中华内科杂志，2021，60（10）：860-867.

第八章

# 其　他

08

**8.1** 患者，女性，56岁。因左锁骨下动脉狭窄行经股动脉穿刺左锁骨下球囊扩张支架植入术。术后1周发现穿刺点红肿，伴有搏动性包块。超声证实股动脉假性动脉瘤。10天后局部破溃，有脓液流出，行细菌学检查提示：金黄色葡萄球菌感染。给予局部换药。20天后，患者突发高热、寒战，随即出现局部伤口出血。当地医院行局部缝合并加压包扎后转运入院。请问患者下一步的处理方案是：

A. 避开感染部位的血管旁路手术＋清创＋即刻VSD

B. 避开感染部位的血管旁路手术＋清创＋换药观察＋择期VSD

C. 原位血管重建＋清创＋即刻VSD

D. 原位血管重建＋清创＋换药＋择期VSD

E. 覆膜支架植入＋清创＋换药

**题目解析**

对于本题中患者，考虑诊断为股动脉穿刺部位感染性动脉瘤破溃出血，合并全身感染状态。首要处理原则是局部清创、重建下肢血供以及控制感染。对于重建下肢血供的方式，避开感染部位行血管旁路手术、原位血管重建以及覆膜支架植入都是可选用的术式。原位血管重建、覆膜支架植入均在感染伤口之中引入了新的移植物，既不利于术后控制感染，也为创面换药和护理带来了难度，故应当选择避开感染部位行血管旁路手术。同时应当对创面进行清创，密切换药观察，待伤口情况初步稳定，伤口内可见新鲜肉芽组织后择期行VSD治疗。故本题应当选择B。

参考答案　B

**基本概念**

VSD：负压封闭引流技术，是一种处理浅表创面和用于深部引流的技术手段，使用聚氨酯薄膜（生物半透膜）和聚乙烯酒精水化海藻盐泡沫（VSD敷料），通过创面持续负压引流，将各种渗出物经VSD敷料中的微孔和引流管及时排出，可有效促进创面愈合。

**8.2 患者，女性，32岁。反复鼻出血20余年。患者7岁左右外部刺激后反复出现鼻出血，可自行止血，3年前体检时发现肝内血管畸形，血管瘤可能？进一步完善增强CT后提示：肝内血管发育畸形，1年前妊娠16周出现活动后气短及反复鼻出血，后引产，进一步完善CTPA提示：左肺下叶基后底段肺动静脉瘘，心脏超声提示：肺动脉高压。请问患者目前最可能的诊断为：**

A．Klippel-Trenaunay综合征

B．先天性肺动－静脉畸形（pulmonary arteriovenous malformation，PAVM）

C．遗传性出血性毛细血管扩张症（HHT）

D．先天性肝血管瘤（congenital hepatic hemangioma，CHH）

E．Parkes-Weber综合征

**题目解析**

　　遗传性出血性毛细血管扩张症（HHT）是一种常染色体显性遗传病，患病率约为1/5000，其特点是鼻腔、胃肠道、脑、肺及肝脏的皮肤和黏膜血管畸形（vascular malformations，VMs）。VMs可导致急性和慢性大量出血、动静脉畸形。HHT最常见的症状是鼻出血，而且随年龄增长而逐渐外显。公认的临床诊断标准是发布于2000年的库加索（Curaçao）标准。肺脏AVMs（PAVMs）所致血液在肺脏从右向左分流，诱发低氧血症、呼吸困难及反常栓子的传播，从而导致短暂性脑缺血发作、缺血性卒中和脑脓肿；肝脏AVMs（HAVMs）可能导致高流量低阻力动静脉和/或门静脉分流，从而导致高输出心力衰竭、贫血、门静脉高压和胆管坏死；胃肠道AVMs中小的毛细血管扩张可能会因轻微创伤或压力增加而出血，而大的结肠AVMs可能导致腹膜内出血；脑AVMs（CAVMs）可能因动静脉分流或出血引起癫痫发作以及更多的缺血事件发生。鉴于HHT为罕见疾病，发病率低且疾病临床表现变异大，患者可以单纯的鼻出血或者反复的咯血等症状就诊于专科，内脏的AVMs在早期无合并症时难以被发现，加之医师对于疾病的认识不够深入，使得HHT早期明确诊断较为困难，在过去的10年中，HHT的

基因检测在可行性和有效性方面都有了显著提高。由于患者的表型差异大，基因检测在患者的早期诊断中起着越来越重要的作用，已成为该疾病家庭临床管理、咨询和风险评估的重要工具。目前已明确的HHT的致病基因均为转化生长因子-β（TGF-β）通路相关基因，包括ENG（HHT1）、ACVRL1（ALK-1；HHT2）和SMAD4。本题中患者符合诊断标准中的3条，因此本题首选C。

参考答案　C

## 基本概念

1. 遗传性出血性毛细血管扩张症（hereditary hemorrhagic telangiectasia，HHT）：是一种罕见的系统性血管性疾病，主要症状来源于动静脉吻合畸形，表现为反复的鼻出血、皮肤黏膜毛细血管扩张、动静脉畸形，可合并严重的并发症。然而，由于HHT患者发病年龄和表型变异大，临床对于该病的早期诊断存在困难。HHT是一种常染色体显性遗传性疾病，常见的致病基因包括ENG、ACVRL1和SMAD4，这几种基因的突变和90%以上的患者发病有关（表8-2-1）。

2. Parkes-Weber综合征（PWS）：是一种复杂的先天性血管畸形综合征，由Weber于1907年首先报道，又称为血管扩张性肥大综合征，其临床特点为：患肢肥大、浅静脉曲张、皮肤血管痣（KTS三联征），并伴动静脉瘘。本症临床少见，易与先天性静脉畸形骨肥大综合征（Klippel-Trenaunay syndrome，KTS）和先天性动静脉畸形（congenital arteriovenous malformation，CAVM）相混淆。本症除有先天性动静脉瘘的相应临床症状外，尚有骨、软组织肥大、皮肤葡萄酒色色斑、静脉曲张等症状，与KTS颇为相似。

3. KT综合征（KTS）：是一种少见疾病，以血管畸形、静脉曲张和软组织及骨肥大三联征为主要表现。血管畸形中最常见的是葡萄酒色色斑（鲜红斑痣），尤以下肢多见。

**表8-2-1 HHT诊断标准**

| 症状 | 症状描述 |
|---|---|
| 鼻出血 | 自发性，反复发作 |
| 毛细血管扩张 | 皮肤黏膜毛细血管扩张，尤其见于手指、舌、嘴唇、颊黏膜 |
| 亚内脏损伤 | 内脏动静脉畸形，可发生于肺脏、肝脏、消化道、脑及骨髓等 |
| 家族史 | 一级亲属中有确诊的HHT患者 |
| 诊断 | |
| 不可能诊断 | 仅符合上述症状中1条 |
| 疑似诊断 | 仅符合上述症状中2条 |
| 明确诊断 | 符合上述症状中3条或4条 |

**8.3** 患者，男性，47岁。4天前因胸背疼痛在当地医院诊断为B型主动脉夹层并行TEVAR手术，术后腹腔干远端及分支未见血流迹象，再次植入腹主动脉支架后开通失败。急诊转入院后查CTA提示主动脉内膜套叠，腹主动脉支架内血栓形成，腹腔干开口、肠系膜上动脉和髂动脉发生闭塞或狭窄，双侧肾动脉由假腔供血。请问患者下一步的诊疗计划为：

A．急诊行主动脉支架"开窗"重建内脏分支及双侧髂动脉

B．入院后行心率、血压、肾功能监测，完善术前准备后限期行内脏分支动脉和髂动脉的重建手术

C．急诊行开放手术治疗

D．定期随访观察，若患者有腹痛症状加重，再行手术治疗

E．无需随访

**题目解析**

　　主动脉内膜套叠（AoII）多见于A型主动脉夹层，B型主动脉夹层少见。胸主动脉支架释放后，其内膜可能被强大的径向力撕裂，导致腹主动脉闭塞，无血流迹象。AoII

的表现因部位和套叠程度不同而不同。对于位于升主动脉的AoII，脱离的内膜可能折叠回左心室流出道，导致主动脉反流及其并发症。它还可能导致弓的3个主要分支闭塞，这可能导致卒中。而对于B型主动脉夹层患者，如果内膜大量套叠，则可能发生灌注不良。AoII可以通过不同的血管成像方法明确诊断，如CTA、超声心动图和磁共振。处理TEVAR相关性降主动脉AoII的方法包括立即转开手术、经皮腔内支架"开窗"、吸入性取栓等。在这个病例中，尽管当地医生用主动脉支架"开窗"技术开通腹主动脉，但内脏分支及髂动脉闭塞情况并没有好转。尽管现在的腔内介入技术很先进，但很难在主动脉和主动脉支架之间建立通道，同时修复重建4个内脏分支动脉。另外，该患者出现腹部灌注不良，需要尽快处理。因此，对于该患者AoII腔内介入失败后，伴有内脏分支及髂动脉闭塞，应及时行主动脉内膜切除术并重建髂动脉，积极挽救生命，因此本题首选C。

参考答案　C

## 基本概念

主动脉内膜套叠：是一种罕见的潜在威胁生命的疾病，通常继发于主动脉夹层，由内膜脱离其起源而发展，一旦形成可引起灌注不良，对生命构成极大威胁。目前，AoII病变根据其在不同主动脉节段的位置分为3型：

Ⅰ型：AoII局限在预期的支架覆盖段内。

Ⅱ型：AoII发生在覆膜支架引入或展开后，脱落的内膜超出预定SG覆盖段但未影响腹主动脉内脏支。

Ⅲ型：AoII发生在覆膜支架引入或展开过程中，脱落的内膜下降到腹主动脉段，影响内脏分支。

**8.4** 患者，男性，56岁。6个月前因下肢疼痛伴麻木转入院，CTA提示主动脉弓与降主动脉相交处严重管腔狭窄、多发溃疡伴血栓形成，给予TEVAR手术并病理诊断为原发性主动脉肉瘤。现因症状加重再次住院，查双侧上肢血压高达190/95mmHg。ABI0.37，CTA提示支架腔内血栓形成并中重度狭窄，既往高血压、高脂血症、易栓症和重度吸烟史，家属拒绝原发病灶切除。请问患者下一步的诊疗计划为：

- A．行腔内主动脉支架内血栓清除并球囊扩张成形术
- B．完善术前准备后限期行解剖外血管重建手术
- C．行开放手术胸升主动脉－腹主动脉血管重建
- D．定期随访观察，若患者有下肢症状加重或溃疡形成，再行手术治疗
- E．无需随访

**题目解析**

原发性主动脉肉瘤极为罕见，自1873年Brodowski描述主动脉肉瘤以来，仅190例主动脉肉瘤被报道。肉瘤可位于主动脉的不同部位，从胸降主动脉（34.9%）到腹主动脉（27.3%）、胸腹主动脉（26.5%）和主动脉弓（11.3%）。原发性主动脉肿瘤的临床表现多样，体征和症状包括临床栓塞事件（33.9%）、体质症状（32.1%）和跛行（28.5%）、腹部不适（28.5%）、动脉瘤或假性动脉瘤（26.7%）、背痛（22.4%）、高血压（18.2%）等。内膜型约占原发性主动脉肉瘤的80%，主要表现为主动脉梗阻。原发性主动脉肿瘤的检测方法CT、CTA、经食管超声心动图（TEE）、MR、PET/CT，影像上主要与血栓或斑块鉴别，主动脉肉瘤表现为隆起赘生物，缺乏动脉粥样硬化样表现。目前病理诊断仍是金标准。原发性主动脉肿瘤的治疗主要是手术根治性切除、姑息性手术和化疗、放疗。手术根治性切除是治疗主动脉肉瘤最有效的方法。在本题，患者及其家属拒绝开放手术切除原发病灶，更倾向于微创手术，但再次腔内血管介入治疗预后较差，因此选择解剖外腋－双股交叉搭桥术血管重建，以改善双侧下肢血供。因此本题首选B。

参考答案　B

**基本概念**

原发性主动脉肉瘤：一种非常罕见的疾病。由于各种临床表现和影像学检查无特异性特征，诊断往往被延误。组织病理检查可显示梭形细胞排列松散，免疫组化分析波形蛋白阳性，提示肌纤维细胞分化。其他免疫组化标志物AE1/AE3、CD31、CD34、Desmin、SMA均为阴性。组织病理可明确诊断。依据组织病理，原发性主动脉肉瘤可分为两型。Ⅰ型：内膜型。息肉状腔内生长，表现与血管阻塞或栓塞性疾病有关。Ⅱ型：管壁型。起源于动脉的中层或外层，侵犯主动脉周围组织。

---

**8.5 患者，男性，60岁。右腹股沟搏动性包块伴右下肢跛行加重5个月；患者半年前曾因左下肢动脉缺血行"翻山"介入治疗。ABI测定提示：左侧0.9、右侧0.46；超声如图8-5-1所示。请问该患者最可能的诊断是：**

A. 右下肢动脉缺血

B. 右腹股沟区假性动脉瘤

C. 右股动脉假性动脉瘤、右下肢动脉缺血

D. 右侧股动脉夹层、右下肢动脉缺血

E. 右侧股动脉血肿、右下肢动脉缺血

**题目解析**

根据题干可知右侧下肢ABI为0.46存在下肢动脉缺血，根据病史因为患者半年前进行过右翻左的"翻山"介入治疗可知，患者的波动性包块处做过介入操作。根据影像学检查，超声显示为无回声的囊性的搏动性的包块，伴随血流。成为阴阳征。故诊断为右股动脉假性动脉瘤、右下肢动脉缺血。故答案为C。当我们做完诊断之后，我们应该对解剖学和病因学做出进一步诊断。假性动脉瘤的病因常有：①损伤，除了一般创伤损伤外，我们尤其应该关注医源性损伤，随着微创时代的到来，医源性损伤也越来越常见。②感染，结核、细菌性心内膜炎和脓毒血症、梅毒。③动脉炎性疾病。④先天性动脉中

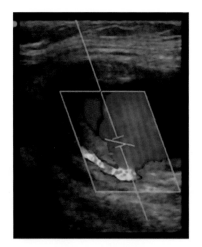

图8-5-1 超声检查

层缺陷，动脉瘤常见的表现有波动性肿块和杂音，压迫症状。

参考答案 C

**基本概念**

1．假性动脉瘤：指动脉管壁被撕裂或穿破，血液自此破口流出而被主动脉邻近的组织包裹而形成血肿。

2．踝肱指数（ABI）：指脚踝处（足背动脉或胫后动脉）测量的收缩压与肱动脉测量收缩压比值，肱动脉的收缩压取双臂较高者，踝部收缩压取患肢。常在静息、平卧时测量ABI。

8.6 患者，男性，60岁。右腹股沟搏动性包块伴右下肢跛行加重5个月；患者半年前曾因左下肢动脉缺血行翻山介入治疗。超声如图8-5-1所示。请问该患者该如何选择治疗：

A．首选超生引导压迫

B．首选假性动脉瘤瘤腔内凝血酶注射

C．首选外科手术瘤体切除缝合术

D．首选覆膜支架植入

E．首选血管缝合器缝合治疗

## 题目解析

1．假性动脉瘤是血管造影后最常见的通路并发症：发病率范围为0.2%～8.0%。

2．危险因素包括抗血小板药物、抗凝剂、鞘较大、股总动脉下方穿刺部位和急诊操作、肥胖、女性、高血压、动脉钙化和年龄＞75岁。

3．症状可能包括腹股沟肿胀、异常疼痛、瘀伤、皮肤变化、股神经压迫，以及罕见的肢体缺血或栓塞或动脉压迫引起的跛行。破裂可伴有剧烈疼痛和血流动力学不稳定。

4．体格检查可能发现腹股沟或肢体肿胀、压痛、肿块、瘀伤、皮肤坏死或杂音。

5．双功超声联合B型成像、彩色血流成像和多普勒脉搏波分析是首选的诊断性检查。

6．治疗选择包括观察、超声引导下加压、超声引导下凝血酶注射或手术：

（1）对于小而稳定的假性动脉瘤（＜2cm），每周进行多普勒超声观察直至血栓形成。

（2）如果假性动脉瘤为＞2cm、颈宽短（＜4mm）、增大、伴有明显疼痛或7天内的假性动脉瘤，需要持续抗凝治疗，则应考虑更积极的治疗。超声引导下加压，通常仅用于观察一段时间后无自发血栓形成的较小假性动脉瘤。用超声探头以10分钟为周期施加压；平均需要37分钟才能实现血栓形成。大多数患者需要镇痛。成功率为63%～88%。超声引导下凝血酶注射，优于超声引导下加压。手术成功率为93%～97%，并发症罕见（1.2%），远端栓塞发生率约为0.5%。对于快速扩张、感染或与皮肤坏死或压迫症状（如缺血或神经病变）的需手术修复。对于此题患者，我们认为超声压迫或者凝血酶注射均可选，但因为此患者有下肢缺血，故B为最佳答案。

参考答案　B

# 参考文献

1. 刘三风，刘志豪，戴志波. 负压封闭引流技术（VSD）对各种复杂创面修复的临床研究[J]. 当代医学，2009，15（6）：3.

2. FAUGHNAN ME，MAGER JJ，HETTS SW，et al. Second International Guidelines for the Diagnosis and Management of Hereditary Hemorrhagic Telangiectasia [J]. Ann Intern Med，2021，174（7）：1035-1036.

3. 籍灵超，贾婧杰，张静，等. 遗传性出血性毛细血管扩张症诊断和治疗国际指南[J]. 中国医学文摘－耳鼻咽喉科学，2014，29（1）：40-55.

4. 张静，王洪田.《遗传性出血性毛细血管扩张症诊断和治疗国际指南（第2版）》介绍[J]. 国际耳鼻咽喉头颈外科杂志，2022，46（2）：63-67.

5. WU ZY，LI P，WANG JY，et al. Aortic intimal intussusception during acute type B aortic dissection endovascular repair [J].

Ann Transl Med，2019，7（22）：700.

6. MA T，LIU F，CHEN B，et al. Intraoperative Stent-Graft-Induced Aortic Intimal Intussusception During TEVAR for Type B Aortic Dissection [J]. J Endovasc Ther，2021，28（6）：860-870.

7. WU ZY，WENG LQ，CHEN ZG，et al. Primary aortic sarcoma in arch and descending aorta: a case report and literature review [J]. J Thorac Dis，2018，10（4）：E289-E295.

8. RUSTHOVEN CG，LIU AK，BUI MM，et al. Sarcomas of the aorta: a systematic review and pooled analysis of published reports [J]. Ann Vasc Surg，2014，28（2）：515-525.

9. WEBBER GW，JANG J，GUSTAVSON S，et al. Contemporary management of postcatheterization pseudoaneurysms [J]. Circulation，2007，115（20）：2666-2674.